我是救命的果汁书

——只用蔬果汁就能防治身体常见病的实用指南

（美）切丽·卡伯　著

王冰营　毕凤春　译

辽宁科学技术出版社 ·沈阳·

The Juice Lady's Guide to Juicing for Health

U0352344

TITLE: THE JUICE LADY'S GUIDE TO JUICING FOR HEALTH, REVISED EDITION
AUTHOR: CHERIE CALBOM, M.S.

Copyright ⓒ 2008 by Cherie Calbom, M.S.

All rights reserved including the right of reproduction in whole or in part in any form.
This edition published by arrangement with Avery, a member of Penguin Group (USA) Inc.

ⓒ2011，简体中文版权归辽宁科学技术出版社所有。

本书由美国 AVERY 出版社授权辽宁科学技术出版社在中国范围内独家出版简体中文版本。著作权合同登记号：06-2009 第 336 号。

版权所有·翻印必究

图书在版编目(CIP)数据

我是救命的果汁书 / （美）切丽·卡伯著；王冰莹，毕凤春译 .—沈阳：辽宁科学技术出版社，2011.8
　　ISBN 978-7-5381-7047-4

　　Ⅰ.①我… Ⅱ.①切… ②王… ③毕… Ⅲ.①果汁饮料—食物养生②蔬菜—饮料—食物养生 Ⅳ.①R247.1

中国版本图书馆 CIP 数据核字（2011）第 119835 号

出版发行：辽宁科学技术出版社
　　　　（地址：沈阳市和平区十一纬路 29 号　邮编：110003）
印 刷 者：沈阳市新友印刷有限公司
经 销 者：各地新华书店
幅面尺寸：168mm×236mm
印　　张：21.5
字　　数：300 千字
印　　数：1~10000
出版时间：2011 年 8 月第 1 版
印刷时间：2011 年 8 月第 1 次印刷
责任编辑：赵敏超　康　倩　姜　璐　宋秋菊
封面设计：魔杰设计
版式设计：袁　舒
责任校对：徐　跃

书　　号：ISBN 978-7-5381-7047-4
定　　价：35.00 元

联系电话：024-23284360
邮购热线：024-23284502
http://www.lnkj.com.cn
本书网址：www.lnkj.cn/uri.sh/7047

致　　谢

对于那些曾经在这本书上帮助过我的人们，我将铭记肺腑。

感谢麦克尔·里宾，你协助我进行了这本书的研究与写作，我对此充满感激。你是一位亲密的朋友，还是一位有前途的作家，感谢你对这个项目的贡献。

向我的编辑致谢，你为这本书增添了有价值的内容。

感谢我的文稿代理人米尔瑞姆·里奇，你又一次为我的作品找到了安身之处。

最后，我要对所有对这本书有所帮助的人表达我最深切和持久的感激之情。

切丽·卡伯

目 录

简 介

　　你想减肥吗？想甩掉脂肪团吗？想看起来年轻十几岁吗？要不要改善一下你的健康状况？你愿意为治愈疾病而尽到自己应尽的责任吗？无数的科学研究已经证实，你的食谱里如果有丰富的蔬菜和水果，那么你就会变得身材匀称，充满活力，体重减轻，精神百倍。你将在抗衰老的战斗中打个漂亮的胜仗，快乐幸福，越活越健康！现在，有了本书，你就可以运用蔬果汁的神奇力量达到最佳的健康状态了。

　　如果你得了本书里提到的某种病痛，那么阅读本书将为你提供一个痊愈的良机。你不仅能够找到致病原因，还能从中发现康复的良方。你没有任何病症？那当然是个好消息。不过你要是试一下那些美味的蔬果汁配方，领略一下制作果汁、短期蔬果汁断食、定期为全身各个器官排毒这类非同凡响的计划，那么你很快会感到精力倍增，活力四射，还能令疾病远离你。本书是以疾病编排的，需要时可以随时查阅。比如，你可以先找到感冒或流行性感冒这个条目，然后去看看什么样的蔬果汁和食谱能使你尽快康复。

　　自1990年起，我就开始在电视上频频露面，主持电视购物节目，撰写书籍和文章，并参加在全美举办的关于蔬果汁治疗能力的研讨会。想知道我为什么对制作蔬果汁充满热情吗？因为今天的我所享有的旺盛精力是我一生中很长一段时期所不曾拥有的。我在长年的制作果汁和排毒中学会了下面这条真理：为身体提供最好的营养，同时排除那些有损健康的毒素，我们就可以享有上佳的健康。

疾病竟然曾是我的生活方式

我不记得自己曾经有过非常健康或精力充沛的时候，甚至在小的时候也是如此。

我的祖母告诉我，我在童年的很长一段时期中总是病病歪歪的，常常因为感冒或流感休息在家。我坚信我的那些毛病在出生之前就已经存在了，因为我母亲那一边的遗传基因不够健康。我妈妈总是这不舒服那不舒服的，她在45岁的时候死于乳腺癌，当时我才6岁。

我的健康史上有着令人费解的一页，那就是，没有一个医生能弄清楚我为什么如此容易感到疲倦，我又为什么这么容易生病。有一次，一位医生指出我可能是对乳制品过敏，当我不再吃乳制品时，我的健康状况略有改观。

也许我该去看兽医。我是在爱荷华州长大的，很多亲戚在明尼苏达州务农，因此，当牛群或农场的其他动物生病时，我经常听到人们问起诸如它们吃了什么这类问题。然而却没有人曾经问过我一直在吃什么。

我以前所吃的东西甚至能毁掉一个体格强健的运动员。那时我爱吃垃圾食品、糖果、软饮料、肉桂卷、小甜饼、冰激凌、薯条、黄油玉米花——所有甜食和咸食。糖果是我最喜欢的食物，后来我发现，一个人对糖果的渴望（精神层面的）可以归因于这个人想要给自己的生活带来甜蜜这一愿望。在我小时候，由于失去了母亲，我当然会需要这份甜蜜感。

以前从没想过健康的饮食与健康的身体之间会有什么关联，因此我从来不会对塞进嘴里的食物多加考虑。我记得冬天的时候我们不怎么吃新鲜的绿色蔬菜。那时我和父亲与我的外祖父母生活在一起，我的外祖母有一个很大的花园，每年都会种有机蔬菜，夏天的时候会给我们做很多蔬菜，但那时我觉得多数蔬菜都不好吃。我喜欢吃刚从花园里摘下来的香豌豆和小胡萝卜，把刚从玉米棒上搓下来的玉米粒蘸着黄油吃，有时候还吃从藤上刚摘下来的新鲜浆果或葡萄，但仅此而已。多数时候，我感兴趣的是我外祖母亲手制作的放了好多黄油的面包，还有她做的令人流口水的肉桂卷、红枣面包、馅饼和小甜饼。

在整个初中阶段，每次学校里传播的感冒或流感我都无一次幸免。我常常因为生病或疲惫休息在家。有很多个早晨，我觉得自己筋疲力尽以至达到起不来床的程度。觉得疲惫和不舒服竟然成了一种很自然的状态，在很多年当中我毋庸置疑地接受了那种状况。

高中和二十几岁的时候，我的健康状况时好时坏。为了保持苗条的身材，我开始避免吃糖，这对我的健康有所帮助，但我也曾经尝试过快速减肥或饥饿减肥食谱。由于缺乏所需要的营养，我的身体不答应了。有一次，一位阿姨说服我吃了些维生素和矿物质补药。我吃了这些补药立即就觉得精力有所增强，但我还是经常感到疲惫不堪，不时地伤风感冒。我吃补药得到的那点儿益处完全被我的不良饮食习惯和对糖果的偶尔放纵抵消殆尽了。

我的健康之旅

当我到了 30 岁时，真正的健康危机出现了。我患上了慢性疲劳综合征，而且病情相当严重。我感觉自己总是在得流感，一年四季都昏昏欲睡。在长期的痛苦当中，我觉得自己就像被投入洗衣机中一样撞来撞去的。再加上被诊断出低血糖症，还感染了白色念珠菌（一种全身都可感染的酵母菌），我觉得自己简直没有希望了。我去看了一位全身治疗医生，他为我做了食物过敏试验，我离开他的办公室，手里拿着比我的胳膊还长的一大串过敏原名单。那是我生命中最令人沮丧的时刻。

在医学界没有找到改善我身体状况的答案，后来我去了一家健康食品商店。我和那里的雇员聊天，浏览书架上的书籍。在那里我找到了答案。很明显，我的饮食简直是一团糟，没有为我的身体提供康复和获得能量所需要的营养。更要紧的是，我了解到了蔬菜汁和水果汁给人们带来的益处，以及蔬果汁断食法的治疗和恢复效用。我明白了自己的身体含有很多毒素，因此需要排毒。我所收集到的信息给了我第一缕希望。我相信我能做点儿什么来恢复自己的健康了。

由于身体过于疲惫以致无法工作，我从加利福尼亚搬到了我爸爸在科罗拉多州的家里，去的时候我带了一台榨汁机。在那里，我的全职工作就是让自己健康起来。我开始实施自己制定的计划，第一步就是先进行一次为期 5 天的以蔬菜汁为主的蔬果汁断食。

在接下来的 3 个月当中，我开始实施素食主义，并且每天喝大量的蔬菜汁。但我没有觉得更好，情况反而更糟了。我没有意识到当时我正处于排毒阶段。由于效果不佳，我父亲对我的计划并不看好，但我决心要变得健康起来。绝望之中，我去看了一个按摩师（一位对足部穴位施压按摩的理疗师）。他从我的足部按摩疼痛反应中认定我需要清洗胆囊。清洗胆囊带来了令人惊喜的效果，我觉得好点儿了。但是我还是有很多"不那么舒服"的时候。

但是有一天早晨，在毫无前兆的情况下，我醒来很早，觉得自己神清气爽，精力非凡，甚致有想去跑步的冲动。我觉得好像有谁给了我一个全新的身体。"哇！这真是世界上最好的疗法。"我意识到那些新榨的蔬菜汁、素食系列、未加工的食品、定期排毒以及有营养的健康食谱可以成为我遵循的一种生活方式，它会为我带来我所需要的健康。我还意识到有些食物是我得放弃的，像糖果、面包和意大利面等精粉面食，还有乳制品，这样我才能保持上佳的健康状态。

有了我的榨汁机相伴左右，信奉着一种全新的生活方式，带着一系列令人激动的目标，我回到了南加州，回到了朋友们的身边。在接近一年的时间里，我向前迈上"十大步"，拥有全新的健康，充满了活力，享有前所未有的精力和耐力。

然后，突然之间，我经历了一次巨大的退步。

一次新的健康危机

在一次帮朋友看房子时，由于意外我受了严重的外伤。当时我遇到了一位有营养意识的内科医生，他用大量的维生素和矿物质为我恢复很慢的骨伤进行治疗，他给了我多种维生素饮汁。制作果汁、排毒、补充营养、接近完美的食谱、祈祷，再加上物理治疗，这些方法为我的骨头和其他伤口的愈合帮了大忙。

在遵循这种养生法 9 个月后，给我的手伤治疗的外科医生认为绝不可能发生的奇迹发生了，也就是说我的手完全恢复了，能够履行所有的功能。我的外科医生曾经告诉我说我再也用不了右手了，由于状况太差，也无法给我的手植入塑料指节。但是我的指节却真的重新长好了，而且我的手也恢复了功能。有一天，他告诉我说我已经完全好了，而且尽管他承认他不相信奇迹，他还是说了这样的话："你是我治疗过的病人中离奇迹最近的一个。"

在恢复的过程中同样重要的还有我的心灵康复——这是一个没有人能够确定伤得有多深的地方。我通过祈祷等情感治疗从痛苦的记忆和不时发作的精神创伤中慢慢恢复。在我的心灵中堆积的那些新旧伤口常常一起涌上心头，我的眼泪滔滔不绝，会想起我 6 岁丧母、9 岁失去外祖父、13 岁时父亲遇到的一次悲剧事件、这次意外带来的情感创伤，所有这一切都需要得到释放。我得诚实地面对自己的感受，我需要直面痛苦和内心深处堆积的那些有害的情感，我需要将它们释放出去。我觉得自己的眼泪加起来足有几大桶了。终于有一天，在经过了漫长的康复之旅后，我觉得自己得到了自由。我终于可以毫不畏惧地庆祝国庆节了（那也正是我身体受伤的日子）。

最后，我享受到了前所未有的平静和健康。我感受到了健康是怎么回事儿——完完整整、没有伤害、没有破碎、没有伤口、没有残疾，身体、心灵和精神真正痊愈，恢复到了健康的状态。我还明白了自己生活的目的——也就是我活着的原因：我可以帮助别人找到他们的健康之路。

从悲剧到目标

我对于给我带来健康、康复和活力的那一切变得如此热情——要知道不是一次，而是两次——最终我决定去研究生院并争取获得营养学方面的硕士学位。我希望当我告诉人们制作果汁、排毒和食用完整的有机食物对他们的身体会有何种影响时，可以为他们提供可靠的信息。我进入了西雅图的百思提尔大学，这是一家研究致力于改善人群健康的自然医药的学院。就是在那里，在临近毕业的时候，我遇到了某品牌榨汁机公司的老板们，他们正想找几个研究生写一本关于果汁配方和营养信息的小册子，随同果汁人牌榨汁机一同发放。我是入选这个项目的学生之一（那本小册子现在还附在该品牌榨汁机当中）。

好事接踵而来。到了我毕业并获得硕士学位的时候，我成了这家公司的一员。我周游全国，几乎每周都要举办讲座，教授人们关于健康和营养的内容，并告诉他们饮用蔬果汁能为他们带来什么。1992年，我的第一本果汁书籍发行了。《为了生命饮用果汁》成了国际畅销书，帮助数百万人通过蔬果汁的力量体验到更佳的健康状态。有一天我丈夫这样总结道："你真正做到了为生活目标而活，"他说，"你生活中的所有悲剧在你的心灵中形成了一种帮助别人找到他们健康之路的激情。"

你也可以体验活力四射的健康

饮用蔬果汁可以帮助你获得你一直向往的健康充沛的状态。本书里面所谈到的健康计划已经远不止于蔬菜色拉或者 V8 果汁了。实际上，所有罐装的、冷冻的或瓶装的蔬果汁都经过高温消毒，而那意味着能为人们提供活力的营养物质，如蛋白酶和维生素，已经在这个过程中被杀死。尽管这些经过加工的蔬果汁比碳酸饮料好些，但和新榨果汁相比，它们只能算是差强人意的替代品。生果汁能提供大量营养物质，它们使你的身体充满活力！

我希望你能了解到榨汁是多么容易。我希望你憧憬每天喝自己榨的新鲜蔬果汁，这样，你就能体验到我曾经体验过的那些益处，它们会让你充满生机。当我向你传授关于制作果汁、美味的配方和我已证明有益的食谱选择等知识的时候，我的心禁不住激动地战栗起来。这些是我在自己的健康之路上，通过我与客户的交流，通过其他人专注的科学研究所获得的。

我能给你的最好礼物就是有关蔬果汁如何提升活力的知识，此外还有排毒计划的康复效果以及我对疾病的预防和治疗方面的一些想法。为了这个目的，我撰写了本书。它能为你提供一个包括果汁疗法、食谱、补品等内容的全方位健康计划，将这些内容融入针对各种疾病和健康问题制定的全身健康计划之中。在疾病康复指南后面，我还撰写了关于排毒项目的内容。

你将了解到排毒项目如何能够帮助你自然而安全地排除体内毒素，以便让你的各个器官更高效地发挥它们的功能。这将帮你体验到更充沛的活力和更佳的健康状态。最不可思议的是，你会发现一种能够帮你每天都觉得充满活力和生机的全新生活方式。一个更健康的生活就在这里等着你!

关于果汁

你每天吃足够多的蔬菜和水果了吗？就在我们以为自己完成了每天 5 份水果和蔬菜的定额，觉得大功告成的时候，健康指南针又指出了新的方向。最新的营养指南提出，我们如果想要保持健康，那么每天摄入的蔬菜和水果应该在 9~13 份之间，根据个人的年龄和活动量略有差别。在众多蔬菜和水果中，我们应该特别关注深绿叶蔬菜、红色和黄色蔬菜及红色和黄色水果。

想知道 1 份食物到底是多少吗？这里所列的食物量都等于 1 份食物的份额：半杯生蔬菜或熟蔬菜、3/4 杯蔬菜汁或 1 杯生的绿叶蔬菜。1 杯大约 240 毫升。

如果你想达到每天 9 份蔬菜和水果的最小摄入额，那你大约需要吃 2 杯绿叶蔬菜（差不多是一大份色拉的量），此外还要吃 4 杯的水果和蔬菜。天啊！每天想要吃掉那么多的蔬菜和水果可绝非易事，一年 365 天你可能没几天能真正做到的。没有办法？这时候榨汁就可以大行其道了，它可以帮你填补水果和蔬菜摄入量的缺口。你只要每天能喝上一两杯新鲜蔬菜汁，吃上一两个新鲜水果，来上一份色拉和一两份蒸菜，就可以轻轻松松完成推荐的目标了。

让果汁成为你生活的一部分是件非常容易的事。顺利开始每一天，新鲜果汁是关键。喝果汁比喝咖啡更能让你精力充沛，有如充电。多榨点儿果汁，用密闭容器把它带到工作单位去，在上午间休的时候喝上那么一点儿，你就能精神百倍。晚饭前用一杯色拉开胃，而不是喝上一杯鸡尾酒或红酒——因为新鲜果汁和蔬菜汁所含有的那些营养成分更能令人平心静气，这样你就可以睡上一个好觉了。一旦你开始体会到喝新鲜果汁的好处，每天喝果汁就会成为你的生活习惯。

如果你有健康问题，那么将新鲜蔬菜榨成汁来食用就显得更为重要了。新鲜果汁能让你更加活力四射，还能提高免疫力，为加速你身体的彻底康复提供原动力。如果你想要预防疾病，那么通往无病一身轻这种生活方式的最好途径就是按照一个以植物食物为主的食谱进餐。榨汁可以将植物的营养优势高度集中，有利于人体的吸收。它既美味可口，又简单易行，还可以增加你对这些为生命加油的食物的摄入量。

在接下来的这个部分当中，你就将了解到为什么榨汁食物会对保持良好的健康状况如此重要。你也会找到几个关于榨汁食物常见问题的答案。我会告诉你怎样能买到最适合你需要的榨汁机，还会解释一下为什么有机食品永远是你的首选。

新鲜蔬果汁里都有啥

如果你想要来杯营养丰富并且富含维生素和矿物质的开胃饮料，那么新鲜果汁或蔬菜汁是你的首选。蔬果汁为你的身体提供水分和易于吸收的蛋白质、碳水化合物，不可或缺的脂肪酸、维生素、矿物质，各种人体所需要的酶以及植物性化学物质。研究者们正在继续探索蔬果汁中所含的营养是如何减轻某些人体功能紊乱失常现象的，下页中基于科学研究成果的果汁配方就是例证之一。

水分 果汁能提供大量的水分，而水分正是人体的最重要组成部分，占人体构成的 70%～75%。人体水分供给的 2/3 都存在于细胞当中，而其余水分则是用来运输营养成分的。水是关节的润滑剂，可以协助身体保持稳定的体温，通过一种我们称之为水解的过程形成化学反应，产生人体所需能量，参与细胞膜的构建，还有规范一切身体功能的作用。

蛋白质 蛋白质在人体中的含量仅次于水。我们用蛋白质来构建肌肉、韧带、肌腱、毛发、指甲和皮肤。此外，控制化学反应的酶的生成以及控制身体进程的激素的生成都需要蛋白质的参与。与肉类和乳制品等动物性食品比起来，水果和蔬菜所含有的蛋白质含量相对较低。

以科学为依据的果汁药房

科学研究证明，新鲜的果汁有益于身体健康。许多权威的医学杂志都曾刊登过有关蔬果汁中含有多种对人体有益的营养素的文章，很多研究也证明了某些特殊的蔬果汁中含有对人体有益的营养素，例如：

甜菜汁：伦敦的圣巴塞罗缪医院（St. Bartholomew）招募志愿者进行了一项研究：就是分别让这些志愿者喝大约 1 升的甜菜汁或水。那些喝甜菜汁的人一小时后血压开始下降，在两个半小时后，那些喝甜菜汁的人收缩压和舒张压都开始明显下降。这种变化和甜菜中含有硝酸钾有关，硝酸钾能够和口腔里的细菌发生化学反应，从而使血管扩张。

甘蓝汁：来自斯坦福大学医学院的加尼特医生作了几项关于甘蓝汁的研究，发现甘蓝汁对治疗消化性溃疡极其有效。

樱桃汁：樱桃汁对于减轻痛风和痛风性关节炎的发作有很好的效果，许多患者说樱桃汁使他们的手指和脚趾能更加自由地活动。樱桃中含有一种天然色素——花青素，这种天然色素是缓解病情的主要原因。

柑橘汁：一项研究表明，经常喝柑橘汁并减少盐的摄入量对于预防肾结石有很大的帮助。

蔓越莓汁：研究表明，蔓越莓汁对于治疗尿路感染有很好的效果。

番茄汁：一项来自哈佛大学的研究证明，每周至少吃 10 份含有番茄食物的男性患前列腺癌的概率至少能降低 45%，那些吃 4~7 份的男性则会降低 20%。番茄和番茄汁中含有大量功能强大的抗氧化剂——番茄红素。

另一项研究显示，给小白鼠喂食番茄汁可以使它们在长时间接触烟雾后免于患上肺气肿，而没有吃过番茄汁的对照组的小白鼠在同样情况下却得上了肺气肿。

蔬菜汁：在挪威的奥斯陆风湿病医院开展的一项研究中，风湿病关节炎患者把饮用新鲜胡萝卜汁、芹菜汁和甜菜汁作为一项特殊饮食计划的一部分。医生们发现患者的发病情况有所减少。

蔬果汁（蔬菜和水果）：Kame 项目表明，和每周饮用蔬果汁少于 1 次的人相比，每周饮用蔬果汁多于 3 次的人患老年痴呆症的比例要小 76%。

因此，肉类和乳制品被认为是较差的蛋白质来源。然而，蔬果汁是水果和蔬菜的浓缩形式，能提供大量容易吸收的氨基酸，而氨基酸正是蛋白质的基本成分。比如，500 毫升胡萝卜汁（1~1.5 千克胡萝卜）能提供大约 5 克蛋白质（相当于约 1 个鸡翅膀或 50 克豆腐）。蔬菜蛋白不能提供你的身体所需要的所有氨基酸，你会想为你每天的餐桌上增加其他的蛋白质来源，比如豆类（比如菜豆、小扁豆和裂豌豆）、坚果、蔬菜子和整谷，或散养动物的有机肉类以及野生鱼类。

碳水化合物　人体中大量含有的物质中排行第三的就是碳水化合物了。它们为人体提供燃料，人体依赖这些燃料来进行运动、产生热量并进行化学反应。碳水化合物的黏合剂锁住了植物吸收自太阳的能量，而当人体燃烧植物类食物作为燃料的时候，这种能量才最终得以释放。碳水化合物共有三种：单一碳水化合物（糖）、复合碳水化合物（淀粉和纤维）以及纤维。你应该让更加复杂的碳水化合物而不是单一碳水化合物成为你食谱的一部分。水果汁比蔬菜汁含有更多的单糖，因此你应该食用更多的蔬菜汁，一般情况下每天喝的果汁不应多于 100 毫升。完整的蔬菜和水果里既有不可溶纤维素也有可溶性纤维素，两种纤维都是良好的健康必不可少的要素。你说蔬果汁不含纤维素？可溶性纤维是以胶质、树胶以及植物黏液的形式存在于蔬果汁中，它们对于消化道十分有益。这种纤维同样有助于降低血液中的胆固醇含量，稳定血糖，还能提高肠道益生菌的数量。

必需脂肪酸　水果汁和蔬菜汁当中所含的脂肪量少之又少，但这些水果汁和蔬菜汁中所包含的少量脂肪对于你的健康来说是十分关键的。这些新鲜蔬果汁中所含有的必需脂肪酸（简称 EFAs）——特别是亚油酸和 α－亚油酸，是神经细胞、细胞膜及被称作前列腺素的类激素物质的重要组成部分，它们对于能量的产生也是不可或缺的。

维生素　主要的维生素就有十几种之多——维生素 A、维生素 C、维生素 D、维生素 E 和维生素 K，还有 B 族维生素——它们对于人体的健康都非常重要。维生素与矿物质和酶一同参加人体的化学反应。例如，维生素 C 与铁可以发生作用，促进铁的吸收。新鲜的水果汁和蔬菜汁是水溶性维生素（指多种 B 族维生素和维生素 C）、某些脂溶性维生素（胡萝卜素，被称为维生素 A 原，根据人体的需要被转换成维生素 A）、维生素 E 及维生素 K 的优质来源。

矿物质　你的身体通常需要二十几种矿物质才能正常运转。矿物质与维生素同是酶的主要成分。矿物质还是一部分骨骼和血液组织的组成物质，有助于保持正常的细胞功能。主要的矿物质包括钙、氯化物、镁、磷、钾、钠和硫。微量矿物质是指那些人体需要量非常小的元素，包括硼、铬、钴、铜、氟化物、锰、镍、硒、钒和锌。植物将土壤中以无机物形式存在的矿物质融入它们的组织当中去。在这一过程当中，矿物质与有机分子一起混合为容易被吸收的形式，使得植物类食物成为矿物质的优质食物来源。一般认为，饮用蔬果汁比吃完整的水果或蔬菜所提供的矿物质含量更高，这是因为榨汁的过程将更多的矿物质释放为更加容易被吸收的形式。

酶　新鲜的水果汁和蔬菜汁含有大量的酶——那些活性分子常常与维生素和矿物质一道加速人体正常运转所必需的化学反应的进程。如果没有酶的存在，我们的细胞就会失去活力。酶大量存在于未经加工的食物当中，但烹调或加热杀菌时所产生的高温会破坏它们。新鲜的蔬果汁有助于分解消化道中的食物，从而减轻人体的造酶负担。这种节约活动被称为"消化酶的适应性分泌规律"。根据这一规律，当你所食用的食物的一部分被食物本身所含有的酶所消化时，人体自身所分泌的消化酶就会减少，这使得人体的能量从实现消化功能转移到了修复功能与复原功能等其他功能当中去。消化新鲜的蔬果汁所需要的能量消耗非常少，这就是那些经常饮用新鲜蔬果汁的人很快就会报告说他们感觉更好、更加富有活力的原因之一。

植物性化学物质 植物包含一些使它们免于疾病、受伤和污染的物质，这些物质被称为植物性化学物质。这个术语中的"化学物质"指的是营养成分。在我们吃的食物中含有数以万计的植物性化学物质。例如，一般的番茄含有的植物性化学物质多达上万种，其中最著名的就是番茄红素。植物性化学物质赋予植物以颜色、气味和口感 （与维生素和酶不同，它们是耐热的成分，可以经受住烹调这样的加热过程）。研究者发现，大量食用富含植物性化学物质的水果和蔬菜的人罹患癌症和其他疾病的概率最低。饮用蔬菜汁能够为你提供浓缩形式的重要营养成分。以下仅列出此类"植物英雄"中的几种，并说明它们能为我们做些什么：

·烯丙基硫醚，存在于大蒜和洋葱之中，可以降低胃癌的风险。

·姜黄色素，存在于姜根和姜黄根粉末中，可以促进名为谷胱甘肽 S-转移酶的化学物质的活动，人们认为这种化学物质能够抑制癌症。

·鞣花酸，存在于葡萄与草莓当中，可以中和致癌物并且阻止这些致癌物改变细胞中的 DNA （改变细胞中的 DNA 是癌症形成过程的第一步）。

·姜辣素，存在于姜根中，已被证明有助于消炎、降低胆固醇含量和促进溃疡愈合。

·吲哚、异硫氰酸盐和萝卜硫素，存在于十字花科蔬菜 （西兰花、甘蓝和菜花） 中，被认为可以降低乳腺癌、肺癌和胃癌的风险。

·柠檬油精，存在于柑橘属水果中，有助于生成某些具有分解致癌物作用的酶。

·番茄红素，存在于番茄之中，已证实可以降低胃癌和前列腺癌的风险。

·单萜，存在于浆果之中，已证实可以降低乳腺癌、皮肤癌、肝癌、胃癌以及胰腺癌等多种癌症的风险。

一些关于制作蔬果汁的常见问题

现在你已经明白为什么蔬果汁有益于健康，你也许还会想问一些关于榨汁的问题，以下是一些最常见的问题。

*为了摄取更多的纤维素，吃完整的水果或蔬菜不是更好些吗？

我们当然需要吃完整的水果或蔬菜以获得纤维素。完整的水果和蔬菜既含有不可溶性纤维素，又含有可溶性纤维素。这两种纤维素对于结肠健康都是至关重要的。然而，研究证实，蔬果汁中含有以胶质、树胶以及植物黏液的形式存在的可溶性纤维素。这些可溶性纤维素对于消化道来说十分有益，它们还有助于降低血液中的胆固醇含量、稳定血糖以及促进肠道益生菌的产生。

*当营养成分与不可溶性纤维素混合在一起时是否会大量流失？

过去，一些人认为在榨汁之后大量营养成分会与不可溶性纤维素一起流失，但这一理论已被推翻。美国农业部对 12 种水果进行了分析，发现有90%的抗氧化活动存在于果汁当中而不是流失的纤维素当中。因此，我们认为果汁是高纤维食谱的重要补充成分。

*新鲜果汁比经过商业加工的果汁更好吗？

新鲜蔬果汁是"有活力的食物"，富含维生素、矿物质、植物性化学物质及酶等营养成分。它还含有"光能"这一活性成分，能令人体重新充满活力。当你饮用新鲜蔬果汁后会顿觉神清气爽。与之相比，经过罐装、瓶装、冷冻或包装等商业加工过程的果汁则经过加热杀菌法，这说明果汁已经被加热到高温，许多维生素和酶在这些过程中被杀死或流失，而这意味着这种果汁虽然可以存放更长时间，但它不能为你的身体提供你本可以从生果汁中得到的那种活力。自己制作蔬果汁还可以让你有机会食用各种各样的蔬菜和茎叶，这些新奇的蔬果汁是你在其他地方买不到的。比如，本书将为你提供的蔬果汁配方包括洋姜和豆薯、甜菜叶、绿甘蓝、芹菜叶和西芹，这些甜脆的块茎和健康的绿色蔬菜是在多数加工过的果汁中所找不到的。

*新鲜蔬果汁可以存放多久？

你做了蔬果汁后越快把它喝掉，你就会获得越多的营养成分。不过，你可以通过低温和加盖的方式保存果汁而不必担心会有过多的营养成分在这个过程中流失掉，比如，你可以将它放在密封的容器或冰箱及暖水瓶当中。

个人提示：当我的身体出现慢性疲劳综合征的时候，我会在下午榨些蔬果汁，然后把它盖上盖，放在冰箱里，在接下来的 24 小时中我就可以喝这些蔬果汁了，直到我下一回榨汁。

　　＊你需要多少农产品才能榨出一杯果汁或蔬菜汁？

　　人们总是问我榨出一杯果汁是否需要一大篮子的农产品。实际上，如果你用的是一台好的榨汁机，那么它所需要的农产品量会少得让你吃惊。比如，所有下列约重 500 克的农产品都能榨出容量为 200 毫升的一大杯果汁，例如 3 个中等大小的苹果、5~7 个胡萝卜或一大根黄瓜。以下这些农产品可以榨出 100 毫升蔬果汁：3 棵长芹菜 （33 厘米左右） 和 1 个橘子。蔬果汁既经济实惠又营养丰富。

选择合适的榨汁机

　　为了最大限度地获得榨汁的益处，你应该选择适合自己的榨汁机。榨汁机的好坏可以决定你会每天坚持榨汁还是再也不想榨汁。

　　首先，我需要告诉你搅拌机和榨汁机的区别。榨汁机能够将汁液从果肉（不可溶性纤维） 中分离出来，而搅拌机会将放在里面的所有东西都溶为液态，它不能将果汁和果肉分开。如果你觉得在果汁里保留一些胡萝卜、甜菜、西芹或芹菜的果肉以增加纤维素的摄入是个好主意的话，我得告诉你，根据我个人的经验，那种果汁的味道有点像加了汤汁的锯末子。如果你想做出每天都能坚持喝的可口蔬菜汁，我建议你还是使用一台榨汁机。请看以下这些特点：

　　＊选择功率适当的机器。我建议你选择一台 350 瓦的榨汁机。功率不足的榨汁机每分钟的转数会高得惊人。一台榨汁机的每分钟转数并不能准确地反映它有效运转的能力，因为每分钟转数是以榨汁机空转时的速率来计算的，并非按照它榨汁时的转数来计算。当你将农产品放入低功率的榨汁机时，它的每分钟转数就会大幅度下降，有时这台榨汁机甚至会完全停下来。我自己曾经用过的好几台机器就是在我榨第一根胡萝卜时就挂掉了。

　　＊榨汁时恒定的叶片速度。应该买一台电子电路设计合理的机器，这样才能保障榨汁时的叶片速度保持不变。

　　＊可以将各种农产品榨汁。选择一台能够将较硬的蔬菜和水果榨成汁的

机器，这台榨汁机应该可以将胡萝卜和甜菜根以及西芹、生菜和香草等较脆的绿色蔬菜榨成汁。要确保它不需要一个特别的附件才能运转。如果想榨芽草汁，那你就得买台芽草榨汁机。能够同时制作芽草汁和其他蔬菜汁的机器清洁和使用起来都非常耗时费力。

　　*进料管要长。买台进料管长的机器，这样你就不用在榨汁前将水果蔬菜切成一片片的，这将为你节约许多时间。

　　*排出果肉。选择一台可以将果肉排到一个接渣杯当中的榨汁机。这种设计远远优于那种果肉留在机器内部的榨汁机，那样的话你就得时不时将果肉从机器中舀出去。那些将果肉留在中央篮筐的榨汁机不能持续榨汁，你得经常将机器停下来并去除这些果肉。此外，你可以将果肉接收容器连到超市里那种免费塑料袋上，这样你就不用每次都清洗这个接渣杯了。当你榨好汁之后，你既可以倒掉这些果肉，也可以用它们做饭或当肥料。

　　*需要清洗的部件要少。买一台仅有少数部件需要清洗的榨汁机。榨汁机的部件越多，这些部件清洗起来就越费事，清洁榨汁机并重新安装它所费时间就越长。如果是那样，你就不大可能愿意每天使用它。此外，要确保这些零部件放进洗碗机里不会损坏。

　　不建议使用松刀片的工具。现在市场上很流行那种需要工具将刀片放松的榨汁机。我曾经用过这种榨汁机，然后发现这样的榨汁机使用起来很麻烦。除此之外，一旦你丢失了用于松刀片的工具，那么在你重新订购一把该种工具之前，将无法再使用该榨汁机。

充分利用你的榨汁机

　　榨汁是一个非常简单的过程，如果你对榨汁具备一定的常识，那么就可以更好地利用榨汁机，获得更好的结果。

　　*在榨汁之前要先将所有蔬果洗干净。要将蔬果上面发霉的、撞伤的或者损坏的部分切掉去除。

　　*在榨取橘汁、柑橘汁和葡萄柚汁之前，应该先去皮，因为这些柑橘类水果的外表皮中含有可能导致消化问题的苦味油（如果是有机柠檬和酸橙，

则可以带皮榨汁，但是很可能会给果汁加入一种独特的味道。在大部分蔬果汁配方中，我并不喜欢加入这种味道，因此，我一般都会先将它们去皮）。尽可能多地将柑橘类水果表面的那一层白色物质留下，因为这层物质中含有最多的维生素 C 和生物黄酮素。应该将芒果和木瓜去皮，因为它们的表皮中含有一种刺激剂，大量食用会对身体造成伤害。除此之外，即使蔬果的表皮是蔬果本身最富含营养素的地方，也还是建议大家将所有不带有机品标签的农产品去皮后再进行食用或榨汁。那些喷过农药的蔬果表皮上含有大量杀虫剂。

*去除类似于桃、李子、杏、樱桃和芒果这类水果上的纹孔、果核和硬皮种子。那些类似于橘子、柠檬、西瓜、香瓜、黄瓜、葡萄和苹果的果核较软，可以进行榨汁。由于苹果种子的化学成分对儿童有一定影响，因此，孩子们不能够大量饮用含有苹果种子的果汁，而成人则可以任意饮用。

*大部分农产品的茎叶可以被用来榨汁。例如，甜菜的茎叶、草莓梗、芹菜叶和小的葡萄茎都能够榨汁，而且它们还可以提供对身体有益的营养素。将那些较大的茎部扔掉，因为它们会钝化刀片。但是，榨汁时，要去除胡萝卜和大黄的叶子，因为其中含有有毒物质。

* 将蔬果切割成适合放入榨汁机机筒的大小。经过多次榨汁的实践，你可以知道将水果切割成多大块最适合你的榨汁机。如果你的家用榨汁机的机筒很大，那么你就不需要对大部分的农产品进行切割。

* 一些蔬果并不适合榨汁。大部分的农产品内部含有大量的水分，很适合榨汁。然而，那些类似于香蕉、芒果、木瓜和鳄梨等蔬果内部只含有较少量的水分，并不适合榨汁。但是，可以将它们用在沙冰或者冷汤之中。例如，一种冷汤的做法是，先将其他农产品榨汁，然后将蔬果汁倒入搅拌机，再掺入鳄梨，这样便做好了一道冷汤。

*尽可能在榨取蔬果汁后马上饮用。如果你不马上饮用你所榨的蔬果汁，那么你应该将它放入类似于暖壶或者其他密封不透明的容器中，最多在冰箱中存放 24 小时。光、热和空气都会很快地破坏其中的营养素。应该注意的是，在我们饮用鲜榨蔬果汁之前，蔬果汁放置的时间越长，那么丢失的营养素也越多。当发现蔬果汁呈现棕色的时候，就说明它已经被氧化，丧失

了大量的营养。24 小时之后，蔬果汁会变质。甜瓜汁和甘蓝汁不宜储藏，应该在榨汁之后尽快饮用。

选择有机农产品

得到最健康蔬果汁的最好方式就是尽可能使用有机农产品。近几年来有机食品受欢迎的程度激增，并且有越来越高的趋势。很明显，很多人想要避免食入喷洒到农作物上的杀虫剂和除草剂，而这些杀虫剂和除草剂的使用量每年不低于 50 万吨。因此多加小心确实是上策。据估计，这个数量的杀虫剂和除草剂中只有 2% 真正用来对抗害虫或杂草，而剩下的部分被吸收进了我们的空气、土壤和水当中。这些杀虫剂残留物会造成长期的健康威胁。

经常有人问我有机农产品是否比传统方法种植的农产品更有营养，研究表明确实如此。根据一项耗资 2500 万美元的有机食品研究的结论——这是迄今为止最大规模的一次研究——有机食品完全超越了传统方法生产出的农产品。一项为期 4 年、由欧盟提供资金的研究发现，有机水果和蔬菜含有的抗氧化物高于普通农产品 40%，它们的铁和锌等有益矿物质的含量更高。有机牛群出产的牛奶含有的抗氧化剂成分比普通牛奶高 90%。这些研究者是通过在邻近的有机农场和非有机农场同时种植水果和蔬菜并且养牛而得出这些研究结论的。他们说吃有机食物甚至能帮助那些每天的水果和蔬菜食用量不足的人增加营养摄入量。

此外，一项于 2001 年由约翰斯·霍普金大学的博士生进行的研究涵盖了41 项相关研究的成果，这些研究涉及田地试验、温室盆栽试验、菜篮子调查及对农民的调查。这些调查中被研究最多的营养成分有钙、铜、铁、镁、锰、磷、钾、钠、锌、β－胡萝卜素和维生素 C。这项研究表明，有机农产品中的维生素 C 含量明显高于传统方法种植的蔬菜（27%），而铁含量则高出 21%，镁含量高出 29%，磷含量高出 13%。因为用有机方法种植而比传统种植方式营养增加最多的蔬菜是生菜、菠菜、胡萝卜、土豆和甘蓝。如果把这些好处和农药残留物减少的优势一起权衡，你会觉得买用有机方法种植的食物可以说是物有所值。

你选择有机食物的时候，要看商品上是否有"有机认证"的标签。这个标签意味着这个农产品是严格按照政府或私人组织认证的统一标准种植的。认证过程包括对农场和加工设施进行检查，进行详细的种植记录登记，化验土壤和水中的杀虫剂含量以确保种植者和操作者是在严格执行政府标准。你可能偶尔会看到标签上写着"转向有机"，这个标签的意思是这种食物是由一个最近刚刚从传统的化学农场转变为有机农场的地方出产的。

如果让你把菜篮子里所有的东西都换成有机的，你可能会觉得消费不起。如果情况真是这样，那你可以作出明智的选择。一个名为"环境研究小组"的非营利性研究机构认为，商业化模式生长出的水果和蔬菜的农药残留物含量不尽相同。西兰花、芦笋和洋葱，还有带果皮的食物，比如鳄梨、香蕉和橘子的农药残留量与其他水果和蔬菜相比要少一些。然而，某些水果和蔬菜却含有大量的农药残留物。

四种必须选择有机产品的食物

土豆：土豆是美国人食谱中的主要原料。一项研究发现，土豆消耗占蔬菜整体消费的 30％。转而购买有机土豆可能会为你的健康带来巨大变化，因为土豆是受到杀虫剂污染最大的蔬菜之一。美国农业部于 2006 年进行的一次测试发现，81% 的受检土豆在经过清洗和去皮后仍然含有杀虫剂等有害成分，而且"环境研究小组"的说法，在受检的 43 种水果和蔬菜当中，土豆是农药残留量最高的品种之一。

花生酱：孩子们最爱的食物你应该选择有机的，比如花生酱。根据美国农业部的说法，美国的花生种植量比其他豆类、水果、蔬菜或坚果都要多。99%以上的花生种植农场使用传统的种植法，包括使用杀真菌剂来对付霉菌，因为霉菌问题是花生种植中的一个常见问题。考虑到有些孩子几乎每天都吃花生酱，改吃有机花生酱似乎算得上是又简单又实用的一种转变。各种品牌的有机花生酱在普通的杂货店随时都可以买到。

番茄沙司：对于一些家庭来说，番茄沙司占全家蔬菜摄入量比重的很大一部分。大约 75%的番茄是以加工的形式被消耗的，包括番茄汁、番茄酱和番茄沙司。值得注意的是，最近的研究表明，有机番茄沙司的抗氧化剂含量是传统番茄沙司的 2 倍。

　　苹果：苹果是消费量仅次于香蕉的第二重要的新鲜水果。除橙汁外，苹果汁是最受人们欢迎的。但是苹果也是受农药污染最多的水果之一。让人高兴的是，你可以非常容易地在常规的杂货店买到有机苹果。

　　当你买不到想要的有机蔬菜和水果时，可以让杂货店主帮你进货。你也可以在你的居住地附近找找那些规模较小的农场，然后及时看看他们有什么卖的。许多小农场不能像那些大型商业化农场那样买得起那么多化学农药，这样他们的农产品会安全一些。另一种选择则是通过邮购的方式订购有机食品。

避免食用"最差的 12 种食物"黑名单上的农产品

　　尽管我强烈建议你购买所有种类的有机农产品，但在不能实现的情况下，我建议你要特别注意避开那些被列在"最差的 12 种食物"黑名单上的农产品。如果你负担不起将所有食品换成有机的，那你完全可以购买"最干净的食物"名单上的那些用传统方法种植的农产品。环境研究小组定期作出关于农产品中的杀虫剂引起的健康威胁的报告，他们指出，你只要不吃被证实受污染程度最高的 12 种用传统方式种植的水果和蔬菜，就会将摄入杀虫剂的危险减少 90%。研究发现，吃这 12 种受污染的农产品会使人平均每天受到多达 14 种杀虫剂的毒害，而吃 12 种受污染最小的农产品则只会让每人每天接触到 2 种以下的杀虫剂。这 12 种最安全和最差农产品的名单每天都有所不同，你可以登录 www.foodnews.org 得到最新的名单。

最差的 12 种食物	最干净的食物
·桃子	·木瓜
·苹果	·奇异果
·柿子椒	·香蕉
·芹菜	·西兰花
·油桃	·洋葱

·草莓	·芦笋
·樱桃	·香豌豆
·梨	·芒果
·葡萄（特别是进口品种）	·菜花
·菠菜	·菠萝
·生菜	·鳄梨
·土豆	·甜玉米

辐照食品如何？

要远离辐照水果和蔬菜。有些食品生产商为了杀死存储在食物中的害虫和细菌而使用 γ 射线，这样做的另一个好处是增加食品的存放时间。尽管美国食品与药品监督局已经认可了这种做法，但是食用辐照食品仍然算不上明智的选择。用来防止食品污染的辐照剂量通常能达到普通的胸部 X 光射线扫描辐射量的 500 万倍！这种做法会破坏维生素、植物性化学物质和酶。辐照还会产生一种叫做自由基的有害副产品，这些自由基能够破坏人体细胞的毒素。此外，辐照还能产生被称为辐射分解物产品的有害化学物质，例如苯和甲醛。

辐照水果和蔬菜比其他的辐照食品危害更大，因为这些农产品中的大量水分使得自由基的产生变得更加容易。解决以食品为载体的疾病的方法不应该是使用辐照，而是停止滥用杀虫剂、改造过度拥挤的工厂型动物饲养场，还有确保食品加工厂的工作条件更加清洁卫生。

对转基因食品说不

在可能的情况下，要避免吃转基因生物（也叫 GMs 或 GMOs）。健康界各个领域中的许多科学家、医生和教育者早就警示过转基因农产品对人和动物的健康可能造成的危害。澳大利亚的一项旨在开发一种具有先天抗害虫能力的转基因豌豆的项目不得不中途放弃，因为实验表明这种转基因豌豆给实验鼠的肺部造成了过敏性病变。在 20 世纪 90 年代初期进行的一次实验中也出现了类似情况，当时人们发现一种转基因大豆能够使巴西坚果过敏者产生过敏反应。

一个名为《环境污染与毒理学档案》的杂志 2007 年第三期的一篇文章报道了由"绿色和平"环保组织委托进行的一项研究。在这项研究中，实验鼠被连续 90 天喂食由化学巨人蒙萨托研制出的转基因玉米。这些实验鼠出现了肝中毒和肾中毒的迹象。在对同一项研究的报告中，《科学美国》杂志援引"绿色和平"环保组织发言人阿诺德·阿波泰克的说法这样写道："这是一项独立研究，发表在有同行评论的科学期刊上，它有史以来第一次证明了经过有关部门认证可以供人类食用的转基因食品具有毒性。"

转基因生物是一种基因物质受到过基因工程技术改变的生物体。这些转基因食品已经引起了广泛关注，因为它们依靠某种非自然的方法让其他物种的基因信息强行越过某物种为自己设置的保护性屏障。换句话说，大自然并不支持它们。这些新的生物体多数情况下都没经过任何测试，但它们却堂而皇之地摆在任何地方的货架上，也不贴任何警示标志。我们根本不会知道是谁在购买这些食品。

美国是全世界转基因生物种子的主要供货商，这个国家农作物基本处于无人监管状态。另一方面，世界上有许多国家禁止使用转基因生物，包括一些欧盟的国家，它们正致力于保护本国农作物的纯净。匈牙利是欧洲最大的谷物生产国，它于 2005 年宣布种植蒙萨托转基因玉米违法，成为东欧第一个禁止转基因生物或食品的国家。按照现在的情况，我们随便拿起一个农产品，里面含有转基因成分的机会高达 70％~75％，而我们却懵然不知。这真令人惊骇！当我们选择食物让自己更健康或排除体内的毒素时，我们应该格外小心。

我们如何能避开转基因食品呢？首先我们得知道什么样的食品更容易与转基因技术有关，什么产品是用转基因产品生产出来的。最重要的转基因农作物有大豆、玉米和甜菜，有千千万万种食品是用这些原料加工的。买食品时要看看标签，看看它们是否含有玉米粉、玉米、大豆粉、玉米淀粉、粗纤维蔬菜蛋白、玉米浆或转基因食品淀粉等成分。在众多产品中，要特别注意查看这些食品的标签，它们是：酱油、豆腐、豆浆、大豆蛋白分离物、豆奶、大豆冰激凌、人造黄油及大豆卵磷脂。如果这些食品上面没说明是有机食品，那么它们很可能就是转基因食品，不要买这些东西。

　　确保你选择的是有机大豆和有机玉米特别重要，因为这样才能保证它们不是转基因食品。除了玉米和大豆，其他在美国种植的转基因食品包括棉花、菜子油、南瓜和木瓜。当食品或其副产品很可能来自转基因农作物时，你更要只购买有机产品。

　　许许多多的美国人希望政府强令所有转基因产品加上标志，但美国食品药品管理局拒绝让基因工程产品贴上转基因标签。在这种情况下，我们要做耳聪目明的消费者。因为政府机构拒绝保护我们，现在有些公司开始采取行动，将某些产品或成分加上"非转基因"的标志，这意味着这种产品的加工生产与转基因生物无关。美国也许很快就会成为世界上唯一不要求转基因食品加注的国家。

疾病是净化的危机与排毒的危机。疾病的症状其实就是人体对自身采取的天然防御措施。我们称之为疾病，但实际上它们是对疾病的治疗。

让果汁帮你康复

世界各地的人们都发现饮用水果汁和蔬菜汁以及膳食结构的改变对于癌症、慢性疲劳综合征、纤维肌痛综合征、高血压、心脏病、关节炎和其他疾病都有一定的康复作用。人体本身生来就有自愈功能，如果你为它提供修复和重获青春的必要材料，去除促成病变的刺激性物质，那么人体的自愈过程就开始了。所以，无论你的医生建议你采用何种治疗计划，都不要忘了加上新鲜果汁和健康合理的膳食。

越来越多的科学研究表明饮食结构与康复进程之间的直接关系。在这部分我们要谈到的膳食与蔬果汁对于身体功能紊乱的作用就是以这些研究为基础的，其中许多研究都是近几年的成果。我希望你能够从最新的科学知识中受益。此外，我推荐的饮食和蔬果汁还包括一些经过人们的长期实践证实有用，代代相传的配方。我还推荐了一些营养补药和汉方药草。最后，我还有一些生活方式方面的建议，因为我希望你的健康计划是全方位的。我希望这本书能够成为治疗疾病的指南，希望你可以不必像我一样花费很长时间去研究解决自己健康问题的方法。我希望你可以轻而易举地从书中找到你想要的东西。

在阅读这一章之前，有几个小建议要告诉你。食用有机农产品永远是对的，但其中一些水果和蔬菜（见 21 页最差的 12 种食物）更要选择有机的。如果你有不止一种疾病，也许你会发现一些相互矛盾的建议，比如在某种病况下推荐增加水果汁的摄入，但在另一种病况下则要求避免食用任何水果。如果遇到这种情况，一定要遵照建议避免吃那些东西。

要知道恢复健康有时候更像是试图拆开纠结在一起的纱线，有时候在一切变得更好之前，情况貌似更糟了。这种"康复危机"通常是身体正在摆脱毒素的一种迹象，被称作"赫氏反应"。在这个过程中，随着身体释放有毒物质，你可能会出现头疼、打冷战、出疹子、腹泻或者类似感冒和流感的症状。在这个关键时刻，你不要放弃治疗努力。

最后，如果你的健康专家已经为你的病况开了补药，要注意这一点：那些补药在和富含那些营养成分的水果一起吃时效果最佳。大自然早已将维生素、矿物质、酶、生物性化学物质和许多其他化合物混合在一起，作为帮助你更有效地吸收和利用维生素和矿物质的辅助因素。如果你能将新鲜蔬果汁，特别是蔬菜汁融入你的健康计划和康复计划，那么你将取得最好的治疗效果。

为了活力四射的健康生活而食用蔬果汁

榨汁是一种为你的日常食谱增加水果和蔬菜的好方法，既简单又美味。一个好的榨汁机和一些新鲜的农产品就可以帮你享受每天所需的大量营养。即使你的身体很健康，这一点也非常重要。如果你的身体状况欠佳，那么食用蔬果汁就变得尤为重要。在下一部分，我会告诉你在不同的病况下如何利用榨汁来重拾健康并享受充沛的精力和健旺的精神。只有你将食用新鲜有机蔬果汁变成一种生活方式时，你才会知道自己的感觉可以有多好。

过敏症

存在于空气中的花粉、皮屑、微尘等过敏原可能会导致一种通常被称为"干草热"（过敏性鼻炎）的疾病。干草热的主要症状有流鼻涕，打喷嚏，眼睛、鼻子和皮肤发痒。当免疫系统对过敏原作出过度反应时，干草热就会发生，引起一种叫做组胺的化学物质的释放。当某个人身体中的某些细胞对于外面的微粒（即过敏原）变得过于敏感时就会产生过敏，并引起一系列的过敏症状。在患有季节性过敏的人群当中有 1/3 可能患有口腔过敏综合征（OAS），这是由来自草、树木的季节性空气传播花粉蛋白以及某些新鲜水果、蔬菜、坚果、种子、甜味作料、草药中的类似蛋白所造成的交叉反应而引起的。例如，某些有豚草花粉过敏症的人如果吃了香蕉、黄瓜、甜瓜、南瓜、葵花子、甘菊茶和海胆等食物时可能就会产生过敏症状。桦树花粉过敏的人如果吃了桃子、苹果、梨、浆果、胡萝卜、榛子、猕猴桃或杏仁等食物就可能会有口腔过敏综合征的症状。在多数情况下，将这些食物煮熟会减少或防止过敏反应的产生。

食物过敏是人体的免疫系统对食物或食物中的某个成分中的某种物质——通常是蛋白的一种反应。近年来，对食物过敏或有其他不良反应的人迅猛增加。食物过敏的症状因人而异，同一个人接触到不同的过敏原时反应也不尽相同。腹腔疾病有时也被视为某种食物过敏，因为它是免疫系统对于麸质这一存在于麦子、大麦、黑麦和燕麦中的蛋白质的一种不良反应。食物过敏的一般症状包括皮疹、荨麻疹和湿疹等皮肤炎症和恶心、腹泻、呕吐等胃肠症状。此外，食物水过敏也可能引起呼吸短促，还能引起眩晕、疲劳、头痛、惊悸、黑眼圈和眼部水肿、慢性分泌闭止和腺体肿胀等症状。某些人还可能经受一种名为过敏性反应的强烈反应。在美国，食物过敏每年引起 3 万例左右过敏性反应，造成 100~200 例死亡。坚果和花生是引起致死过敏反应的主因。

有些人对于许多食物中自然产生的物质比较敏感，但是没有达到过敏的程度。这些食物包括乳制品、麦子、玉米、鸡蛋、鱼、坚果、大豆、巧克力、花生、贝类、防腐剂和色素。人们常把食物不耐受和食物过敏搞混。不耐受的症状包括人体对与消化和新陈代谢相关的食物所产生的一系列不良反应。乳糖不耐受就是常见的食物不耐受之一，当一个人缺乏一种消化乳糖所需要的酶时就会发生，它的症状包括气胀、胃肠肿胀和腹部疼痛。真正患有与免疫系统有关的食物过敏症的人比患有食物不耐性的人要少得多。

近年来食物过敏增加的主要原因似乎是转基因食品。2007 年 6 月，科技合理使用研究所对一系列研究进行了报道（引用了 28 项相关研究），这些研究指出了转基因食品对于食物过敏增加的影响。转基因农作物能够抵抗害虫是因为它们的基因构成包含某些能够破坏害虫的消化系统的杀虫剂。这些食物据说对人类是安全无害的，但是研究指出它们能导致广泛的过敏反应，特别是对于易感人群来说。大豆这一美国最主要的转基因农作物是最容易在儿童中引起食物过敏的。其他的过敏食物包括一些经常食用的食品，比如着色剂、稳定剂、防腐剂、调味料等食品添加剂（这些东西通常存在于商业加工食品中），此外，反复不断地食用小麦、白糖和乳制品也会引起这类问题。其他诱因则与遗传、压力、感染、营养不良、过早给婴儿添加固态食物及消化力受损有关。

避免食用最差的 12 种食物

尽管我建议你购买所有有机农作物，但更重要的是要避免出现在"最差的 12 种食物"名单上的那些传统方法种植的食物 （参见 21 页）。

有关生活方式的建议

对于那些空气传播的过敏，尽量弄清楚过敏原。要经常并且有效地清洁地毯、地垫、装有软垫的家具以及其他过敏原可能聚集的表面。清除卧室的过敏原，用防过敏原的材料将床垫、弹簧床垫和枕头包起来，用对环境无害、无香味的清洗剂来清洗床上用品、毛巾和衣物。安装带有 HEPA 过滤器的空气清洁器 （一种能够吸入微尘的特殊过滤装置）。使用带有 HEPA 过滤器的真空吸尘器。每年清理一次壁炉和排气管，因为灰尘可能会在这些地方积聚，从而让你的过敏症状更加严重。

尽量减少压力。压力能够削弱人们的免疫系统，从而增加过敏反应的发病率和过敏反应的严重程度。如果你想要了解更多相关情况，请参考 255 页压力。

饮食建议

对于食物过敏，要弄清哪些食物与你的身体不合拍。排除饮食法 （参见 292 页） 会帮助你锁定那些容易引起不良反应的食物。要记住食物过敏或食物不耐性可能与你喜欢吃并经常吃的某种食物有关，因为人们常常会对令他们过敏的某些食物产生食欲 （参见 115 页）。一旦确定了引起过敏或不耐性的食物，下一步就是替换食物，这么做既是为了控制已经存在的过敏或不耐性反应，也是为了预防新的过敏或不耐性的产生。尽量避开所有你对之敏感的食物。

吃更多的生水果、蔬菜和新鲜蔬菜汁。增强免疫系统和为肝脏排毒是改善人体对过敏原反应的根本。这就要求你的营养状况良好，还需要某些专门的排毒计划（参见294~296页）。你的食谱中至少有50%应该是生水果、生蔬菜、果汁、嫩芽、坚果和种子。食用垃圾食品和过多的商业加工食品会使消化系统承受过大的压力，产生消化液的器官会不堪重负，因为这些"营养空白"的食物里缺乏消化所需要的酶，这将会导致分解食物和为细胞提供营养所必需的酶类物质的缺乏。此外，对消化器官的不断刺激会导致身体处于酸性过度的状态，造酶系统也会压力过大，从而导致过敏。生的食物和新鲜蔬菜汁能够让身体碱化，产生大量能够帮助消化系统重新达到平衡的酶类物质。一个人食用大量生的水果和蔬菜一段时间之后，许多过敏症状就会好转，正如约翰·道格拉斯博士所证实的那样，他在洛杉矶凯瑟医疗中心与过敏病人有过广泛的接触（参见282页果汁女士的健康治疗饮食基础指南）。

避食糖酒。糖与酒精会使人体处于酸性状态，从而加重过敏反应，特别是那些空气传播的传染源（酒精在体内的作用方式与糖类似）。

营养建议

生物类黄酮，特别是槲皮黄酮，已被证明可以减少组胺的含量，减轻过敏反应。槲皮黄酮能够抑制一种名为花生四烯酸的发炎化学物质的释放，还能减少组胺的释放。黄色的洋葱和葱富含槲皮黄酮。此外，生物类黄酮与钼和硒混合在一起可以增强维生素C的作用。生物类黄酮的最佳果汁来源是柿子椒、浆果（蓝莓、黑莓和蔓越莓）、西兰花、甘蓝、柠檬、酸橙、西芹和番茄。

γ－亚麻酸（GLA）是一种脂肪酸，人体用它来制造名为前列腺素的消炎物质。GLA存在于夜来香油当中，最好的食用方式是营养剂形式。

维生素C有益于过敏症患者，它可以为人体提供一种重要的细胞保护物质，防范氧化剂及过敏反应中大量出现的细胞破坏物质的产生。维生素C的最佳果汁来源：羽衣甘蓝、西芹、西兰花、抱子甘蓝、豆瓣菜、甘蓝、草莓、菠菜、柠檬、酸橙、芜菁和芦笋。胡萝卜素能够增加维生素C的效果，它大量存在于多数富含维生素C的水果和蔬菜当中。

季节性空气传播过敏症的补救方法

治疗季节性空气传播过敏症的补品应该从早春就开始食用，一直吃到第一次降霜的时候。尝试一下替代槲皮黄酮，它是可以直接销售给顾客的药品。它可以抑制组胺的释放，没有副作用。而很多药物的作用仅限于减少过敏反应中组胺物质的效力。如果与草药荨麻合用，它对于治疗打喷嚏、瘙痒、鼻道肿胀等症状都相当有效。泛酸，即维生素 B_3 则可以减轻鼻塞。

用量

荨麻：250~300 毫克，每日 3 次，空腹服用。标准是至少要包含 1% 的无水硅酸。

维生素 C：1000 毫克，每日 3 次。如果出现腹泻，减少剂量。

槲皮黄酮：500 毫克，每日 2 次。饭前 20 分钟左右服用。

泛酸：500 毫克，每日 3 次。与食物一同服用。

草本植物推荐

紫云英有助于建设全面健康，能够强身健体。你应该在干草热季节开始前的一个月中每天吃上一剂。这是一种预防措施，如果出现感染或发烧则不应该食用。患有慢性过敏症的儿童可以连续一周每天服用 2~3 次，一次 1 剂。

欧亚甘草抑制磷脂酶 A 的产生，这种酶像血小板活化因子一样，能够引起发炎反应。应该食用这种草药制成的药，而不是吃欧亚甘草糖。如果你的血压较高，服用的时间不宜过长。

蔬果汁疗法

紫花苜蓿芽和芹菜汁能增加血液的碱度，从而减轻过敏反应。

西芹汁有助于阻止过敏症发作，同样数量的西芹汁与橘子汁相比，西芹汁的维生素 C 含量是后者的 3 倍。在过敏反应后立即饮用西芹汁有助于减缓症状（如果是严重的过敏反应，应立即寻求医疗帮助）。每天半杯或 1 杯西芹汁是较为安全并具有疗效的剂量。如果剂量过大，西芹可能会产生毒性，孕妇应特别注意避免过量食用西芹。

蔬果汁配方

绿芽汁（329 页）消敏汁（315 页）沃尔多夫蔬果汁（334 页）姜汁饮（322 页）清晨活力汁（327 页）抗病毒蔬果汁（316 页）甜菜 – 黄瓜排毒汁（318 页）护窦汁（330 页）增强免疫汁（324 页）补肝汁（325 页）活力西芹汁（328 页）冰草爽口汁（335 页）

阿尔茨海默尔氏痴呆及痴呆症

阿尔茨海默尔氏痴呆（AD）的主要特征是大脑前庭部位和颞叶部位发生萎缩，导致大脑功能受损。它能导致整个大脑中的部分神经细胞死亡，还能引起细胞组织缺失。久而久之，大脑将急剧萎缩，几乎所有的大脑功能都会受到影响。大脑皮质萎缩，破坏涉及思考、计划、记忆等多方面的大脑功能区域。阿尔茨海默尔氏痴呆的主要特点是认知能力和记忆力缺失，常常对病人的日常生活造成干扰，最后患者会失去自我照顾的能力。这种病的症状可能会包括抑郁、失禁、错觉、幻觉、攻击性、暴怒、好斗、精神恍惚、暴饮暴食、性控制力缺乏。症状往往越来越重。

痴呆症是指包括短期记忆和长期记忆在内的大脑功能逐步丧失。这种病症的主要特点是大脑出现定向障碍判断力受损，它一般会对情绪和学习能力产生不良反应，还可能引起功能性大小便失禁。

如今有 500 多万美国人患有阿尔茨海默尔氏痴呆症。其中有 10% 的患者年龄超过 65 岁，还有近 50％ 的患者超过 85 岁。到 2050 年，这一数字会达到 1600 万。在 65 岁之后每隔 5 年患阿尔茨海默尔氏痴呆症的概率就增加一倍。在 85 岁之后，患病概率大约达到 50％。

当以蛋白质为基础的蚀斑在大脑中沉积时就会发生阿尔茨海默尔氏痴呆症。医生们认为这种病变中常见的蚀斑和缠结体造成了大脑损害。家族史也是一个重要的危险因素。如果父母或兄弟姐妹中有一个人患有阿尔茨海默尔氏痴呆症，那么你患病的可能性会比常人高两三倍。严重的头部创伤也是高危因素之一，此外吸烟也属于危险因素。拉丁裔和非洲裔美国人似乎更容易患病。

大脑血管受损或颞叶萎缩的成年人更容易得阿尔茨海默尔氏痴呆症。众所周知，大脑中的血管损伤容易发生在高血压、高胆固醇和糖尿病患者当中。因此，对这些疾病的预防能够降低得阿尔茨海默尔氏痴呆症的危险，同时还能预防心脏病突发和中风。

在一项令人鼓舞的研究结论中，研究者们发现在平均年龄为 85 岁的人群当中，有 1/3 的老人没有认知能力下降的症状，尽管他们当中有一半具有明显的阿尔茨海默尔氏痴呆症病理特征，还有近 1/4 的老人有脑血管疾病。研究者相信这些人具有某种"备用能力"，使他们能够在大脑出现病状的条件下仍能保持敏锐的认知能力。

生活方式建议

有几种生活方式有助于预防或治疗阿尔茨海默尔氏痴呆症，它们包括：
进行智力刺激（如下象棋、打牌、玩游戏或做字谜游戏）。
经常进行身体锻炼。
经常参加社交活动。孤独人士在人生的最后阶段出现由阿尔茨海默尔氏痴呆症引起的智力衰退的可能性比不孤独的人要高 2 倍。
不要忧虑，忧虑会加速患阿尔茨海默尔氏痴呆症的危险。
饮用过滤过的水，加氟水被认为是阿尔茨海默尔氏痴呆症的致病因素之一。关于氟化物对于大脑的破坏力的研究是氟化物毒性研究中最活跃的领域。

少吃食物。在饮食受限制（指的是它们没有得到足够所需食物）的实验鼠中没有发现蚀斑现象。限制饮食能够激活负责分解大脑中的 β 淀粉状蛋白的通道，以阻止蚀斑的形成。

根据来自"妇女健康自己做主"组织的数据，女性激素替代疗法不再被认为是预防痴呆症的好办法，这种疗法还可能会导致其他健康威胁。

饮食建议

按地中海式食谱进餐，重点是整谷和大量新鲜水果与蔬菜，减少动物脂肪的摄入。

用咖喱烹饪。在印度，阿尔茨海默尔氏痴呆症的发病率是美国的 1/4。一些研究者将部分原因归于咖喱中的一种名为姜黄色素的黄色色素。与其他阿尔茨海默尔氏痴呆症治疗方法相比，姜黄色素能更有效地抑制蛋白碎片的形成。姜黄色素的结构使它能够有效穿越血脑屏障并与 β 淀粉状蛋白黏合在一起（β 淀粉状蛋白是阿尔茨海默尔氏痴呆症患者大脑中淀粉状蚀斑的主要成分）。

饮用新鲜蔬菜汁。每周至少应有 4 天每天饮用一杯新鲜蔬菜汁。美国医药杂志 2006 年的 KAME 计划表明，那些一周至少喝 3 次以上这类蔬果汁的人与那些每周喝蔬果汁平均不到一次的人相比，患阿尔茨海默尔氏痴呆症的概率要少 76%。这些蔬果汁富含多酚，对抗过氧化氢的能力比抗氧化剂更强大，而过氧化氢是造成大脑中氧化破坏的原因。新鲜蔬菜汁可以对延缓和防止阿尔茨海默尔氏痴呆症的发作发挥重要作用。如果你有阿尔茨海默尔氏痴呆症，新鲜蔬菜汁也许能帮你减轻症状。

小贴士：曾经有一位正在照料阿尔茨海默尔氏痴呆症患者的妇女找到了我，她说当她开始每天给那位女士喝新鲜蔬菜汁之后，那位女士的健康和认知能力有了很大好转。她说邻居们已经开始津津乐道于病人情况的明显改善了。

避免食用所有甜味作料

一项研究发现，饮用汽水这类含糖饮料可能会增加患阿尔茨海默尔氏痴呆症的危险。肥胖和糖尿病都与阿尔茨海默尔氏痴呆症的高发有关，尽管具体的致病机制还不为人们所知。研究者们已经测试了在其他方面正常的食谱中加入高糖食物是否会影响阿尔茨海默尔氏痴呆症的病程进展。他们用了一些在成年阶段患有类似阿尔茨海默尔氏痴呆症的实验鼠作为实验对象，给原本结构平衡合理的食谱加入 10% 的糖水。之后，他们比较了这些实验鼠在新陈代谢、记忆力和大脑结构方面的异同。与对照组相比，这些被喂糖的实验鼠体重增加 17%，胆固醇含量更高，并产生了抗胰岛素特征。这些实验鼠的学习能力和记忆保持能力不如对照组，它们脑中含有的淀粉样蛋白沉淀是对照组的 2 倍多。我唯一推荐使用的甜味作料是甜菊糖和龙舌兰浆，在一般的健康饮食商店就可以买到。

避免食用兴奋性毒素谷氨酸单钠和天冬氨酰苯丙氨酸甲酯

这两种物质被叫做兴奋性毒素，这是因为它们在化学上类似人体内的一种神经传递素，能够使大脑神经兴奋。因此，这些化学成分会变成一种危险的致癌化合物，能够杀死大脑细胞。研究表明，来自食物的高浓度谷氨酸单钠和天冬氨酰苯丙氨酸甲酯能够通过大脑中的视丘下部这样的无保护区域渗透到大脑中的受保护区域。如果你摄入谷氨酸单钠和天冬氨酰苯丙氨酸甲酯这类兴奋性毒素，那么当这些高度集中的物质在大脑中停留较长时间的时候，浓度慢性上升的谷氨酸单钠和天冬氨酰苯丙氨酸甲酯甚至会穿越正常的血脑屏障，大量的谷氨酸单钠会变成一种具有兴奋性的神经传递素，对大脑有腐蚀作用。实验表明，在悬于组织培养液中的神经元接触高含量的谷氨酸单钠的时间达到 15~20 分钟后，它们就会像气球一样肿胀起来。这个细胞内进行的化学进程释放出大量的自由基，能够杀死大脑细胞。谷氨酸单钠通常被认为与阿尔茨海默尔氏痴呆症、老年性痴呆及成人的大脑疾病有关。

谷氨酸单钠和天冬氨酰苯丙氨酸甲酯存在于乳制品、软饮料、糖、口香糖、粉末状健康饮品、某些药剂、某些营养品的包装及某些处方药和非处方药当中。食物生产商巧妙地在包装上将谷氨酸单钠隐藏在诸多成分名称的后面，这些成分包括：凝胶、酪酸钙、组织化植物蛋白质、酪蛋白酸钠、发酵营养物质、自动发酵剂、水解蛋白、角叉菜胶、糊精、麦芽精、天然食物调味料、肉汤、天然鸡肉调味料、天然牛肉调味料、酱油提取物、乳清蛋白浓缩物、所有强化蛋白物质、包装香料和改性酶。众所周知，含有天冬氨酰苯丙氨酸甲酯的产品有无糖食品、口香糖、软饮料、凝胶甜点、罐装甜味剂、冰激凌、薄荷除味剂、谷类、可可混合物、咖啡饮料、冷冻甜点、果汁饮料、多种维生素、药物、健康补品、速食茶、饭后甜点、醒酒剂和酸乳酪。

营养建议

氨基酸。确诊为阿尔茨海默尔氏痴呆症或帕金森症的病人通常都会出现无效多巴胺问题（多巴胺是大脑中的一种化合物）。在对尿液中的神经传递素进行测试的时候会发现它们的含量不是过高就是过低，任何一种状况都是多巴胺效率低的反应，而多巴胺是负责大脑的精神集中和记忆力的。平衡神经传递素有助于改善大脑对压力的反应。如果我们能够更好地应付压力，我们就不那么容易出现紧张焦虑或睡眠周期问题，而这些问题正是肾上腺疲劳及多巴胺消耗的原因之一。那些使用氨基酸疗法的阿尔茨海默尔氏痴呆症患者一般来说会更有精力，也不那么容易抑郁，不容易发脾气，也不会特别好斗。

抗氧化剂能中和自由基，而患有阿尔茨海默尔氏痴呆症的人经常出现自由基损伤和脂肪损伤。抗氧化剂能保护神经细胞不被破坏。记住，要大量摄入以下营养成分。

·β－胡萝卜素，是一种强效抗氧化剂。β－胡萝卜素的最佳蔬菜汁来源有：胡萝卜、羽衣甘蓝、西芹、菠菜、瑞士甜菜、甜菜叶、豆瓣菜、西兰花和长叶生菜。

·硒，有助于激活谷胱甘肽过氧化酶，这是一种含有抗氧化剂的酶。富含硒元素的最佳蔬菜汁来源有：瑞士甜菜、芜菁、大蒜、小红萝卜、胡萝卜和甘蓝。

·维生素 C，有助于脑细胞抵御自由基的侵害。维生素 C 的最佳蔬菜汁来源有：羽衣甘蓝、西芹、西兰花、抱子甘蓝、豆瓣菜、菜花、甘蓝、菠菜、柠檬、酸橙、芜菁和芦笋。

Ω-3 脂肪酸是强健细胞生物膜的基础成分，但在西方饮食中却通常比较缺乏。不健全的细胞膜通常会对阿尔茨海默尔氏痴呆症等衰老性疾病起到推波助澜的作用。将阿尔茨海默尔氏痴呆症患者的脑部细胞膜与其他人的进行比较，科学家们发现必需脂肪酸的含量急剧减少，而饱和脂肪酸的含量却有所增加。2006 年 4 月发表在《自然》杂志上的一篇报道第一次用直接证据描述 Ω-3 脂肪酸对于神经细胞的有益影响。用实验室培养细胞进行研究，研究者发现 Ω-3 脂肪酸能够刺激连接细胞的分支的生长。丰富的细胞分支能够产生较浓密的"神经森林"，它是脑部处理、贮藏和恢复信息能力的基础。Ω-3 脂肪酸在寒冷水体的鱼类中含量较为丰富，如：鳟鱼、金枪鱼、鲭鱼、大比目鱼、沙丁鱼以及鳕鱼油一类的鱼油。Ω-3 脂肪酸在亚麻子、大麻种子和核桃中的含量也很丰富。

维生素 B_{12}（钴胺素）和叶酸的缺乏在阿尔茨海默尔氏痴呆症患者中是非常普遍的。对于年纪较大的人来说，维生素 B_{12} 和叶酸的含量会处于较低水平，可能会增加患上阿尔茨海默尔氏痴呆症的风险。研究学者们认为维生素含量低与阿尔茨海默尔氏痴呆症及智力衰退之间存在着联系。长期的维生素 B_{12} 缺乏可能会导致神经功能的不可逆性转变。水果和蔬菜中并未发现维生素 B_{12}。维生素 B_{12} 的最佳食物来源是肉类、家禽和鱼。老年人缺少维生素 B_{12} 的原因之一是促进维生素 B_{12} 吸收的胃液含量较低。随着年龄的增长，胃液分泌会逐渐减少。补充多数健康食品商店有售的盐酸甜菜碱可以帮助蛋白质消化，增强维生素 B_{12} 的吸收。复合维生素 B_{12} 的补充是有益的。美国麦特金尼斯健康食品公司有一种产品，它是内源因素叶酸的一种形式，被称作内源因素 B_{12} 叶酸（5- 四氢叶酸）。羽衣甘蓝、菠菜和甜菜叶中均含有叶酸；豆荚、小扁豆、干豌豆、坚果和麦片中也含有叶酸。

锌缺乏是老年人的主要问题，也是阿尔茨海默尔氏痴呆症的致病原因之一。阿尔茨海默尔氏痴呆症患者在补锌后能提高记忆力、理解力、社交能力和沟通能力。锌的最佳蔬菜汁来源有：姜根、芜菁、西芹、大蒜、胡萝卜、菠菜、甘蓝、生菜和黄瓜。

草本植物推荐

银杏是一种含有多种复合物的植物，这些复合物能够对脑细胞产生积极影响。它可以增加脑部的血流量。在《美国医药协会》期刊所发表的一项研究中，研究者们观察到食用银杏可以对认知能力、吃穿等日常活动以及社会活动等有所改善。

石杉碱甲是一种苔藓提取物，在传统中医里已使用了几百年。石杉碱甲具有与经过美国食品药品管理局认证的阿尔茨海默尔氏痴呆症治疗药物中的某种胆碱酯酶抑制剂相类似的特性。因此，石杉碱甲成为阿尔茨海默尔氏痴呆症的一种治疗方法。一些小型研究的结果表明，石杉碱甲的有效性可以与已通过认证的那些药物相媲美。在 2004 年的时候，美国衰老研究所发起了首次大规模的石杉碱甲诊所试用活动，将其作为缓解阿尔茨海默尔氏痴呆症的一种疗法。

蔬果汁疗法

蔬果汁有助于清除脑部的有毒物质，将重要营养成分输送给脑细胞。虽然已有研究表明水果汁和蔬菜汁能够在一定程度上控制阿尔茨海默尔氏痴呆症，但目前还未确定哪些蔬果汁是最为有效的。所以，我建议你喝各种各样的蔬菜汁和少量的水果汁。KAME 项目表明，每周喝蔬果汁三次的人患阿尔茨海默尔氏痴呆症的概率比每周最多喝一次的人少 76%。

蔬果汁配方

佛罗伦萨番茄汁（333 页）超能菠菜汁（331 页）冰草爽口汁（335

贫血

　　贫血时表现为红细胞缺乏或具有输氧物质的血红蛋白的缺乏。营养缺乏——缺乏铁、维生素 B_{12} 和叶酸中的一种，通常是贫血的根源。

　　月经期的女性，饮食性铁缺乏是引起红细胞缺乏的一个原因。知道缺乏何种营养对于有效治疗贫血是很重要的。铁缺乏性贫血通常只有少量红细胞和血红蛋白的低循环率。铁缺乏性贫血的症状包括：破坏智力表现、皮肤暗淡、下眼皮内部发红、溃疡疼痛、易怒、虚弱、头晕和头疼。还具有极度疲劳、舌红、唇部发炎、指甲勺形畸形。

　　维生素 B_{12} 缺乏，就是众所周知的恶性贫血，通常具有大量的不成形的红细胞。症状包括：体重减轻、情绪问题、肌肉控制问题和黄蓝色盲。维生素 B_{12} 吸收需要足够的胃液。胃肠道问题，如细菌或寄生菌感染，均可导致维生素 B_{12} 缺乏性贫血 （见 233 页寄生虫感染）。

　　叶酸缺乏性贫血，也叫做 macrosydia 贫血，通常的特点是红细胞异常形成。这种形式的贫血可以引起睡眠失调、疼痛和红舌。

　　大多数的贫血是由于没有足够的铁。但是也有其他原因，尤其是那些严格的素食主义者所患的贫血。巨型红细胞性贫血是维生素 B_{12} 缺乏的一个标志，该种贫血也可由叶酸缺乏引起。但是叶酸缺乏并不常见，因为叶酸存在于大多数的生蔬菜中，一些药物 （甲氨蝶呤和甲氧苄啶） 和酒精可以引起叶酸缺乏，就像过敏反应能导致对小麦的不良反应 （严重慢性腹泻症）。

　　通常，贫血患者会有虚弱、疲惫、身体不适并且有时不能集中精神等症状。具有严重贫血的患者通常会在用力时气短。非常严重的贫血症患者会通过增加心脏血液输出来进行补偿，这将导致心悸、流汗并且最终使心脏功能衰竭。苍白（皮肤、黏膜衬里以及指甲盖苍白）通常是中度贫血或严重贫血的诊断信号，但是这些现象不总是非常明显。异食癖是对非食物性物质的摄取，如灰尘、纸张、蜡、玻璃和头发。异食癖是非常罕有的，但却是缺铁性贫血的特征信号。

对于贫血置之不理是非常危险的，甚至是致命的。如果你已经有了一些上述症状，那么进行检查和治疗是非常重要的。如果你是处于经期的女性，或者服用了阿司匹林或任何非类固醇的抗炎药物，都可能会出现腹部长期性出血而导致失血过多。记住，一个人不能仅仅依靠血清中铁的含量来计算铁的水平。为了检查出关于铁的问题，如贫血、血色病，你还需要计算你的血清铁蛋白含量和总铁结合水平。

饮食建议

如果你有缺铁性贫血，请吃含铁丰富的饮食。在我们吃的食物中有两种类型的铁。血红素铁主要存在于动物食品中。非血红素铁是另一种类型，仅存在于植物性食品中。血红素铁的吸收要大大高于非血红素铁。血红素铁的最佳食物来源：肉（尤其是肝）、家禽和鱼。含铁丰富的食物与维生素 C 含量丰富的食物同时食用将是吸收铁的最佳方法。非血红素铁的最佳蔬果汁来源：香菜、蒲公英嫩叶、西兰花、菜花、草莓、芦笋、瑞士甜菜、黑莓、甘蓝、甜菜叶、胡萝卜和李子。

食用深绿色叶的蔬菜并用其榨汁。这些食物通常含有大量的非血红素铁、叶酸、维生素 C 和叶绿素。最佳绿色蔬菜汁来源是：西兰花、羽衣甘蓝、香菜、洋姜、甜菜叶、瑞士甜菜、蒲公英嫩叶和小白菜。

避免食用高糖玉米浆。高糖玉米浆存在于许多加工食品当中。高糖玉米浆不仅加剧了肥胖的传播性，还会破坏肝和胰等主要器官的功能，导致贫血、骨质疏松和心脏问题。

营养建议

食物中的铜对于人体适度吸收和使用铁是非常必要的。最佳食物来源：胡萝卜、蒜、生姜根和芜菁。

从饮食中吸收的铁元素含量取决于许多因素

· 从肉、家禽和鱼（血红素铁）中吸收的铁可以是从植物（非血红素铁）中的 2~3 倍。

· 从植物中吸收的铁元素含量取决于在同一顿饭中所吃的其他类型食物。比如：

· 富含血红素铁（肉、家禽和鱼）的食物能够增强食物中（比如：豆类和菠菜）非血红素铁的吸收。

· 在同一餐中包含维生素 C 的食物可以增强铁的吸收。一个很好的例子是：一杯番茄汁、一份深绿色蔬菜和一份植物蛋白。

· 多酚、植酸和钙等物质是某些食物或饮品如茶、咖啡、全营养食物、豆类、牛奶和其他乳制品等的一部分，这些物质能够减少在一顿饭中对于非血红素铁的吸收。然而，对于食用各种富含营养的全营养食物的健康人群来说，从这些物质中吸收的铁抑制剂通常可以忽略不计。

· 某些食物已被发现会干扰胃肠道对于铁的吸收，缺铁的人应该加以避免。这些食物包括：单宁（茶和咖啡）、植酸（小麦麸皮和其他粗粮、豆类植物和瓜子）、草酸（菠菜、羽衣甘蓝、大黄和巧克力）、口香糖、红酒、磷酸盐（大量存在于软饮料中）、乙二胺四乙酸（食物防腐剂）、啤酒和乳制品。

· 素食者的饮食通常血红素铁较低。这需要进行仔细规划来增加非血红素铁的吸收。

· 其他因素：胃药会减少胃液中的酸，因此，会减少铁的吸收引起铁缺乏。对于 40 岁或年龄更大的人，建议在吃饭时服用盐酸甜菜碱来帮助蛋白质消化。

即使你患有叶酸缺乏性贫血也可从食物中获取叶酸，你需要进行叶酸补充。最佳叶酸蔬果汁来源：芦笋、菠菜、羽衣甘蓝、西兰花、甘蓝和黑莓。

其他富含叶酸的食物：豆干、豌豆、鳄梨和坚果。

补充铁时需谨慎。贫血通常与低铁是有关的。但是在增加补充性铁时需谨慎。许多普通疾病完全是源于与缺铁刚好相反的问题——铁过量（或者叫铁中毒），也叫做血色病。铁通常会沉积在主要的器官内，尤其是肝脏、胰腺和心脏，倘若你的身体内含有过量的铁将导致遍及全身的器官衰竭。月经期的女性和许多男性中这种症状尤其普遍。最好的方法是从食物中获取铁。

维生素 B_{12}（钴胺素）通常少量存在于一些动物食品当中，在水果和蔬菜中无法得到。不吃动物食品的素食主义者尤其容易缺铁。摄取维生素 B_{12} 的最佳食物是：牛肉、家禽、鸡蛋、羊肉、沙丁鱼、牡蛎和鱼。你也需要补充维生素 B_{12}；去见见你的医生，询问口服或者注射形式是否适合于你。你也可以尝试使用一些助消化药品如盐酸甜菜碱，这可在多数健康食品商店买到，它将有助于改善你对维生素 B_{12} 的吸收。

维生素 C 能够显著增强铁的吸收。维生素 C 的最佳蔬菜汁来源有：羽衣甘蓝、西芹、西兰花、抱子甘蓝、豆瓣菜、菜花、甘蓝、菠菜、柠檬、酸橙、芜菁和芦笋。

过量的锌能够导致贫血。如果摄取过量的锌将有可能导致中毒。过量的锌能够导致缺铜，这与贫血是相关的。

草本植物推荐

茴香茶能够增强铁的吸收。薄荷、香菜、小茴香和甘草茶均能有效地促进铁的吸收，但是茴香茶是最有效的。

中国野生山药能够增强铁的同化，胡萝卜、番茄和大多数的绿色蔬菜也具有同样的功效。

龙胆通常用于治疗贫血。龙胆能够刺激消化液的分泌，因此能够增强铁的吸收。

椴树花能够改善铁的吸收。德国研究专家对于椴树花的研究使人们印象深刻，他们建议任何人在缺铁时均可饮用椴树花茶。

海草和掌状红皮藻含有丰富的铁。

皱叶酸模 （又称羊蹄） 含有丰富的铁，并且吸收率很高。

蔬果汁疗法

甜菜根蔬菜汁是补充铁的良方。

蒲公英嫩叶汁普遍用于治疗贫血。它是较为理想的铁的补充来源，并且它具有大量的叶酸、钙、钾以及微量元素。

香菜汁是铁和维生素C的上佳来源。摄入量应该控制在安全、每天一杯或一杯半的治疗剂量。过量的香菜是有毒的，孕妇尤其应该避免过量的香菜。

菠菜、甘蓝、小麦草和荨麻汁可用来治疗贫血，深绿色果汁也具有同样功效，并且含有丰富的叶绿素。

蔬果汁配方

补肝汁 （325 页） 超能菠菜汁 （331 页） 三蔬汁 （333 页） 清晨活力汁 （327 页） 活力姜汁饮 （321 页） 富钙鸡尾果汁 （319 页） 冰草爽口汁 （335 页） 甜菜－黄瓜排毒汁 （318 页） 增强免疫汁 （324 页） 冰火番茄汁 （324 页） 活力西芹汁 （328 页） 无双辣沙司 （330 页）

忧虑症与恐慌症

患有广义忧虑症的人通常会感到害怕、不安或是担心。他们容易受到惊吓，可能会对未来的个人及与工作相关的事情产生模糊、纠缠的不确定感。这种持续的紧张状态通常会导致易怒、失眠、疲惫以及集中精力困难等。他们也有可能遭受抑郁、头疼、战栗、抽搐、流汗以及肌肉紧张之苦，肌肉紧张通常会导致肌肉的疼痛。由于他们在紧张时会紧绷腹部的肌肉，因此他们可能会便秘或腹泻。

急性忧虑症患者自身表现为强烈的恐惧和害怕，但是却没有客观的理由，通常具有心跳加速、战栗、发抖、流汗、气短、窒息、胸闷和头晕目眩等症状。许多症状与心脏病相类似，应该认真检查，排除患有心脏病的可能。

恐慌症通常以不明原因的突发性高度恐惧为特征，这可能是由对周遭某些环境因素敏感造成的，如灰尘、霉菌、化学物质以及某些食物都可引起过敏反应。这些过敏反应将会大大影响忧虑、恐慌以及抑郁症患者的状况。恐慌症患者大多会有患上冠状动脉心脏病的双重危险。

生活方式建议

减少呼吸过敏。减少任何使你产生敏感反应的刺激物，这将会减少你的忧虑和恐慌（参见 27 页过敏症）。祈祷和精神交流。行为医学的研究表明，思维、身体、精神的交流可以强有力地改善我们的身心平和。只有少数已经发表的研究试图验证祈祷和精神交流对于精神和心情的功效，但正是这些少量研究证实了祈祷与精神交流是非常有效的。通过祈祷和冥想来增加或者深化生活中的精神层面将有助于灵魂和肉体的升华。同样，谎言也会进入你的思想。它们通常会在你放弃、不确定、不能达成期盼或者遭到别人拒绝时进入你的头脑。警惕这些想法，拦截并且拒绝这些想法。每次消极想法进入你的头脑时，和自己说一些自己好的方面用来抵消错误的前提假设。当你转变你的生活方式时，你可能会惊讶于你的生活所发生的改变。

饮食建议

食用具有镇静作用的饮食。食用富含色氨酸的食物，如火鸡和杏仁等。这些都是值得一试的食物，因为它们有助于加强神经系统。深绿叶蔬菜和芹菜是另一类镇静食物。你的营养状况越好，你的身体将越能解决引起忧虑的紧张状况（参见 292 页果汁女士的健康治疗饮食基础指南）。

有助于减少忧虑并且保持镇静状态的食物

杏仁	小麦胚芽	菠菜
芦笋	啤酒酵母	生菜
大蒜	胡萝卜	芹菜
鸡蛋	洋葱	核果
鱼	甜菜根	鳄梨
火鸡		

少食多餐。对于一些人来说，低血糖对忧虑症和恐慌症具有一定影响。因此，通过每餐含有蛋白质的少食多餐保持一整天血糖水平，或者在每餐之间吃一些蛋白质点心，避免甜食和精致的碳水化合物（参见174页低血糖症）。

喝新鲜蔬菜汁，尝试一下短期蔬菜汁断食法。焦虑之类的疾病与多种化学敏感有关。新鲜的蔬菜汁及短期蔬菜汁断食法能够帮助你清除体内的有毒物质。尝试过短期蔬菜汁断食的人们觉得在那之后他们的健康状况有所好转（参见295页蔬果汁断食法）。

确认食物的敏感性以及不耐性。避免食用你对其过敏的食物或者会令你的身体产生不耐性的食物，因为据说食物过敏能引起忧虑和疲惫（参见27页过敏症，292页排除饮食法）。

对你的身体进行解毒。忧虑也同样可以归因于身体中较高含量重金属的负面效应。铝、汞、铅和铜可使身体中毒，干扰脑部功能，导致忧虑症（参见294页排毒方法）。

避免甜食和精制食物，如用面粉烘焙的食物。减少甜食和精制食物的摄入将大大减少忧虑和恐慌。甜食和精制食物能够影响血糖，引起血糖高低变化，由此导致忧虑和感情波动。

避免食用兴奋剂等刺激物。刺激物将会加剧忧虑和恐慌，这是因为血清素必须通过排泄来帮助清除刺激物对于脑部的影响。低血清素与忧虑和恐慌有关。小心处方药、安非他敏、娱乐性药物如含有咖啡因的可卡因，这些药物将增加忧虑和恐慌。同样，一些研究已经表明咖啡因能加剧忧虑和恐慌疾病。咖啡因能够导致以抑郁、忧虑、担心、易怒、反复性头疼、心悸和失眠为特征的紧张反应。推荐的咖啡因安全剂量是每天少于 100 毫克，这不会超过一杯咖啡的咖啡因含量（80 毫克）。每天摄入的咖啡因含量应尽量少于 50 毫克；一杯红茶含 40 毫克咖啡因；绿茶和奶茶含有更少的咖啡因。咖啡因存在于咖啡、红茶、奶茶、绿茶、可乐、巧克力和一些药物之中。即使是脱咖啡因的咖啡也含有一些咖啡因。

停止吸烟。尼古丁刺激物可以增加生理兴奋和血管收缩，使你的心脏工作困难。吸烟者比不吸烟的人更易忧虑和患睡眠障得。

避免食物添加剂。食物添加剂，如染色剂、保鲜剂、稳定剂和填料与儿童的多动症和注意力分散有关。这些因素对于成人忧虑症的影响也不容小视。选择新鲜的、全营养食物，尽可能避免包装和加工食物。尽可能选择只有新鲜水果和蔬菜的蔬果汁，因为瓶装蔬果汁通常含有添加剂（即使是商品化的"新鲜"蔬果汁也是经过巴氏杀菌的，这意味着一些维生素和酶已经遭到破坏）。

营养建议

α-亚麻酸是一种必需脂肪酸。一些科学家认为恐慌症患者可能是缺乏 α-亚麻酸。在一个研究当中，一个患有恐慌症已达数年之久的人通过在两三个月中增加 α-亚麻酸的摄入量使其状况得到了显著改善。建议食用一些营养补充剂。最好的食物来源包括：绿叶菜、核桃、芡欧鼠尾草种、亚麻油、麻油和黑醋栗。

氨基酸。忧虑、恐慌和抑都可能是可自然贮存的关键脑部化学物质缺乏的结果。给予脑部需要的氨基酸你的智力水平会继续增长。情感、行为和脑部生化反应的联系是错综复杂的。忧虑可能是脑部有缺陷信息传递的结果，造成缺陷的原因是脑部关键化学物质神经递质缺乏。神经递质的缺乏是由于人体氨基酸库制造量较低。

忧虑和恐慌会因为低水平的血清素含量而加剧。低血清素含量可能也是造成忧虑、恐慌和紧张的原因。忧虑和恐慌通常会随着时间的推移逐渐增加，这是因为我们无法从饮食中获取足够的血清素。γ-氨基丁酸是一种氨基酸，摄取 γ－氨基丁酸可作为暂时的缓解，但是大多数的 γ－氨基丁酸只有10％能通过血脑屏障。而 β－苯基 γ－氨基丁酸可有90％通过。

B族维生素、Ω－3 脂肪酸和各种蛋白质的使用必须伴随氨基酸。每天需要摄取 3~4 份的蛋白质，包括坚果、种子、豆类、鸡蛋和肉类，如鱼、鸡、火鸡和牛肉（选择有机饲养、放养／笼养的，不要有激素和抗生素）。

测试神经递质是量化脑部化学物质缺乏的最好方法。测试可以检测出你是否服药。你从来不知道你可以感觉如此的好。

B族维生素有助于减少忧虑的影响。事实上，B族维生素缺乏可引起忧虑。B族维生素蔬果汁的最好来源是绿叶蔬菜。另外，一些特定的B族维生素是非常有益处的。

注意：进行B族维生素补充时，最好同时摄入多种，因为它们是共同发挥作用的。

生物素在忧虑和恐慌期间是重要的，因为生物素在帮助人体使用葡萄糖和促进总体平衡方面起到了专门的作用。

最佳食物来源：西兰花、花生、鸡蛋和奶酪。

人们在应对忧虑和恐慌时需要叶酸食物。同样，研究表明叶酸食物有助于减缓与忧虑和恐慌相关的抑郁。最佳蔬果汁来源：芦笋、甜菜根、球子甘蓝、白菜、甘蓝、皱叶甘蓝、菠菜和西兰花。最佳食物来源：鳄梨、豌豆（新鲜的）、蚕豆（干的）、鹰嘴豆、扁豆、橘子和火鸡。

肌醇有助于减缓恐慌失调。最好的肌醇蔬果汁来源：柚子、甘蓝、草莓和番茄。

泛酸（维生素 B₅）被称为抗应激维生素，因为它帮助身体增加抵抗力。泛酸汁的最佳来源有：菜花、西兰花、甘蓝。还可以来源于：鳄梨、鲑鱼、蘑菇、葵花子和酸奶。

维生素 B₃（烟酸）已被证实能够减轻焦虑，因为它对大脑产生影响，类似于苯二氮䓬类镇静剂，例如安定等。因为它的镇静效果，这种维生素可以减慢苯二氮䓬类成分消退的速度，其中包括焦虑。在水果和蔬菜中基本上不含有维生素 B₃。维生素 B₃ 最好的食物来源是：啤酒酵母粉、大米、小麦麸、花生、火鸡、鸡、羊和鱼。

维生素 B$_6$（吡哆醇）可以帮助身体制造大脑中所需的化学物质（神经传送体），如5－羟色胺等，以此为基础来处理焦虑和惊恐。它也可以帮助人们受到压力时提高身体的免疫力。维生素 B$_6$ 汁的最佳来源是：甘蓝、菠菜、芜菁叶、柿子椒、李子。最佳食物来源是：甘薯、鳄梨、香蕉、葵花子、金枪鱼、鹰嘴豆、鲑鱼、马铃薯、火鸡、鸡肉、白菜、糙米和大麦。

缺镁会诱发或引起焦虑及恐慌症。不论是通过含有绿色饮品的高含镁量饮食，还是通过补充镁元素的方法来摄入镁元素，均可缓解这些症状。总而言之，要在你的饮食中尽量摄取足够多的镁元素，每天都要食用充足的有机绿色大叶蔬菜及绿色果汁、坚果和种子。在你的食谱中加入绿色果汁及沙冰会促进你对镁元素更多的吸收。包含大量镁元素的蔬果汁来源有：甜菜根、菠菜、西芹、蒲公英叶、大蒜、黑莓、甜菜、西兰花、菜花、胡萝卜及芹菜。

草本植物推荐

动物实验活动证明，从银杏叶提取的物质可以抗应激和抗焦虑。

用蛇麻草来治疗因忧虑而造成的失眠是一种传统方法。这种草本植物的用法是，将蛇麻草填装进一个小香囊中，在晚上睡觉的时候放在枕头附近或者放在枕套里面即可。

卡瓦胡椒可以用来放松中央神经系统和肌肉。有研究表明，卡瓦胡椒对于容易焦虑的人的帮助具有长期效益，并且不存在抗抑郁药物的耐受性问题。

蔬果汁疗法

芹菜汁具有镇静作用并且有助于治疗失眠。

茴香汁有助于安神。

西芹汁可以使人产生全面的幸福感。每天的安全摄入量应为治疗剂量的0.5~1倍。过量食用西芹会引起中毒，应该避免，特别是孕妇。

蔬果汁配方

甜梦汁（332 页）静心汁（326 页）沃尔多夫蔬果汁（334 页）富镁汁（325 页）超能菠菜汁（331 页）清晨活力汁（327 页）补肝汁（325 页）怡晨汁（322 页）健脑汁（326 页）春季滋补汁（331 页）超级绿芽汁（332 页）冰草爽口汁（335 页）

哮喘

哮喘是一种慢性疾病，它是指细小的气管（或称支气管）在肺部发炎和收缩，并分泌过多黏液的病症。各种刺激都能引起哮喘发作，主要表现为明显的喘息、咳嗽和呼吸急促。

哮喘有两种形式，外源性哮喘和内源性哮喘。外源性哮喘被普遍认为是一种过敏性疾病。当某种病人对其过敏的颗粒引起体内名为组胺的炎性化学物质的释放时，就会发生哮喘。内源性哮喘是由多种非免疫因素引起的，比如运动、情绪不安、热或冷、压力、化学刺激、感染、阿司匹林和过敏原等。最常见的食物过敏原包括鱼、蛋、花生、坚果、牛奶、小麦、大豆，以及添加剂（如亚硫酸盐等）。空气污染程度的增加，如香烟烟雾或木材燃烧炉生产的烟雾，可以增加哮喘发作的频率和严重程度。当前的空气中含有木材烟雾中微小的、有刺激性的颗粒，以及香烟烟雾中的氮氧化物和有毒物等成分。

最新研究表明，过早吸烟、患传染病、接触过敏原可能会增加患哮喘病的危险。哮喘和过敏有很大关系，大部分患有哮喘的病人都有过敏史，当然也排除例外。在美国，哮喘病例迅速增多，尤其是孩子。主要是因为孩子的免疫系统遭到了环境污染物的破坏；还有孩子过早断奶然后摄入固体食物，增加了食品添加剂对孩子免疫力的危害。

饮食建议

吃以蔬菜和水果为主的地中海饮食。为了确定哮喘是否和饮食有关，科学家们专门在克里特岛进行了一项研究。研究发现，在克里特岛很少有人得哮喘，在那里，80%的儿童每天至少吃两顿水果，68%的儿童每天至少吃两顿蔬菜。研究证明，摄入葡萄、橘子、苹果、新鲜番茄还有坚果对哮喘和鼻炎都是有预防作用的，而这些食物正是克里特岛的特产。这项研究还证明，地中海饮食能够使儿童免受哮喘的危害。在一项调查中，对 25 位改吃素食的哮喘病人进行长期跟踪，其中 92%的人病情都有显著改善，这也证明了哮喘与饮食有关这项研究的准确性。除此之外，在像三文鱼、金枪鱼、比目鱼、鲱鱼和鲭鱼这些冷水性鱼类中富含的 $\Omega-3$ 脂肪酸对哮喘病人也是有益的。在流行病学研究中也证明，每天多吃水果、蔬菜、全麦食品和鱼的孩子几乎没有人患哮喘病。但是，无论让孩子还是你自己，吃大量的蔬菜都不是件容易的事。榨汁机能帮你解决这个问题，你可以把多种蔬菜榨成汁，然后你就可以同时喝到预防哮喘的多种营养素了。

多吃苹果。欧洲研究者通过对大约 2000 名孕妇和多于 1250 名儿童的饮食进行跟踪调查，发现哮喘和苹果之间的联系。在这组被调查的人中，多于11%的人被诊断为哮喘，而且将近13%的人在以前几年里患过哮喘。从这些准妈妈列出的怀孕期间的食谱里，科学家们惊异地发现，那些每周吃 4 个以上苹果的妇女能够减少她们孩子 53%患有哮喘的概率和 37%患有支气管炎的概率。一定要选择有机苹果，因为苹果在水果和蔬菜中是属于含有农药较多的。

避免食用快餐，选择全天然食物。在沙特阿拉伯作了一项关于哮喘的研究。结果发现，吃快餐店食物是造成哮喘性疾病发生的显著危险因素。然而，若再摄入非常少量的蔬菜、纤维、维生素 E、钙、镁、钠、钾等会加大患哮喘的风险。

拒绝所有的食品添加剂。染料和防腐剂更有助于易感人群的哮喘发作。

拒绝容易导致黏液生成的食品。这些食品包括乳制品、精制食品（如白面粉）、糖 （包括所有的糖果）。

查明并消除所有过敏原和敏感性食物。食物过敏可能在哮喘病发作中起到很重要的作用。最常见的过敏性食品是奶制品、贝类、鱼、蛋、坚果、花生、小麦、巧克力、柑橘类水果、食用色素 （见 27 页过敏症，另见 292 页排除饮食法）。

营养建议

抗氧化剂，包括维生素 C 和维生素 E、β－胡萝卜素和硒都是预防支气管发生的重要元素。一项研究提供的证据显示，饮食中富含抗氧化剂，可以有助于预防哮喘的发作。与这一假设一致的是，在过去的 25 年里，英国饮食中抗氧化剂的摄入量减少，这也是在同一时期内其哮喘发病率增加的一个因素。黄色、橙色、红色和深绿色蔬菜和水果可以提供最多的抗氧化剂。

必需脂肪酸 （EFAs），特别是二十碳五烯酸 （EPA） 和十二碳六烯酸 （DHA）、Ω－3 脂肪酸都是在冷水鱼类中发现的氨基酸，这些都是有益的氨基酸。研究表明，饮食中 EPA 与 DHA 的含量高与哮喘发病率低密切相关。你可以从日常饮食中补充未精制亚麻或麻油，因为身体可以从这些植物的精油中制造出 EPA 和 DHA （参见 282 页果汁女士的健康治疗饮食基础指南）。

镁可以松弛平滑肌，促进气管的扩张。镁含量的降低与支气管过敏症的风险增加有着密切的联系。富含镁元素的最佳蔬果汁来源有：甜菜叶、菠菜、瑞士甜菜、西芹、黑莓、甜菜根、西兰花、菜花、胡萝卜、芹菜和番茄。

维生素 B$_{12}$ （钴维生素） 被成功地应用于哮喘治疗，特别是对儿童的作用很大。同时这类维生素对亚硫酸盐类食物添加剂过敏的人群有很好的帮助。在水果和蔬菜中很难得到维生素 B$_{12}$。该维生素的最佳食物来源是肉类、禽肉类和鱼肉。你可以从医生那里得到口服的维生素 B$_{12}$，还可以注射该维生素。另外，你可以通过盐酸类食物来辅助吸收维生素 B$_{12}$，而盐酸类食物在众多的健康食物中都会容易得到。

在研究中发现维生素 C 通过与肺部内导致气道狭窄的物质抗衡而有效地降低气道狭窄状况。事实证明，哮喘病人比正常人的血药浓度低。一些研究统计出富含维生素 C 食物的消耗能够减少幼儿时期的喘息症状，尤其是在过敏的人群中更为明显。最好的富含维生素 C 的蔬果汁来源有：甘蓝类蔬菜、西芹、花椰菜、布鲁塞尔豆芽、豆瓣菜、西兰花、甘蓝、草莓、菠菜、柠檬、酸橙、萝卜和芦笋。

维生素 E 的缺乏和成年妇女哮喘病的发作有很大的关系。维生素 E 能够通过抑制组胺影响和缓和称为前列腺素的炎症，控制物质的组成来放松呼吸道平滑肌。最好的维生素 E 食物为：菠菜、豆瓣菜、芦笋、胡萝卜和番茄。

蔬果汁疗法

洋葱汁能够排除上呼吸道系统的黏液。

西芹汁是哮喘和过敏症的传统疗法。安全的治疗剂量是每天半杯或一杯。过量的西芹会中毒，孕妇要慎用。

萝卜汁是哮喘病的传统疗法。

蔬果汁配方

粉红洋葱汁（329 页）消敏汁（315 页）护窦汁（330 页）富钙鸡尾果汁（319 页）佛罗伦萨番茄汁（333 页）春季滋补汁（331 页）富镁汁（325 页）超能菠菜汁（331 页）

注意力缺陷障碍和注意力缺陷多动障碍

注意力缺陷障碍（ADD）是指以注意力不集中为标志的学习性障碍。

注意力缺陷多动障碍是一种由脑部的多巴胺神经介质系统造成的神经生物学障碍，以经常性的注意力不集中和多动冲动为特征，会造成严重的功能性障碍。注意力缺陷多动障碍的成人患病率大概是 4.4%。疾病防治中心推测，年龄在 4 岁至 17 岁的青少年中有 440 万人被专业医护人员诊断为注意力缺陷多动障碍（少儿多动症）。在 2003 年，4 岁至 17 岁的青少年中有 250 万人因为该病而接受药物治疗。疾病防治中心声称，只有经过培训的医护专业人员才能够确诊注意力缺陷障碍和注意力缺陷多动障碍这两种病症，因为这两种病症中的一些症状也会在患有甲状腺功能亢进的情况下发生。

在寻找注意力缺陷障碍和注意力缺陷多动障碍这两种病症的病因和恶化因素时，科学家们将注意力集中在食品添加剂、食品过敏、糖分消耗、频繁性耳部感染（这些症状可能与乳制品或者小麦过敏相关）和甲状腺功能障碍方面。这些因素可能会在大脑对神经传递素的使用方面产生问题。神经传递素是在脑细胞之间传递刺激的化学信使。

大约 1/5 的注意力缺陷多动障碍病症都是在孕后形成的，主要由产前或者产后所接触的毒素或者物理创伤导致的脑部伤害所造成，这些毒素和伤害包括宫内乙醇、吸食烟草或者铅接触。研究人员发现，那些在怀孕期间吸烟的妇女生产多动儿的概率更大，怀孕及分娩期间的并发症（包括早产）也可能对该病症的形成产生影响。

最常被用来治疗这两种病症的兴奋剂药物是哌甲酯和安非他明（利他林、右旋丙异丙胺和安非他明缓释制剂），这些药物可以刺激大脑，使其释放大量的影响神经系统的化学物质。

根据耶鲁新天堂儿童医院的报告，医生每个月会将这些药作为处方药向大约 200 万有此症状的孩子开出。约瑟夫·麦考拉医生对利他林作出了这样的评价，"利他林并不是一种精神振奋性较弱的兴奋剂，实际上，它甚至要比可卡因还要有效。"位于纽约厄普顿的布鲁克赫文国家研究所的研究人员发现，当可卡因吸食人员吸食这两种药物时，他们无法辨别哪一种药物提供的兴奋快感更高。位于伯克利的加利福尼亚大学所作的一项研究表明，利他林的使用者随后吸食可卡因的概率要比其他药物多出 3 倍。其他用于治疗注意力缺陷多动障碍的药物都会产生很多包括幻觉和心血管问题在内的副作用。孩子们的生活之路刚刚起步，他们就需要克服很多的药物副作用，尤其是当自然生活方式如下文所述发生改变时，注意力缺陷多动障碍这一病症便会迅速发展。

生活方式建议

对孩子们进行积极的行为干预，并伴随营养饮食的调整是一种非常好的选择。研究人员在一项为期 5 年、受测者为 135 名 3 岁至 5 岁患有注意力缺陷多动障碍的学龄前儿童的研究中发现，非医学干预在防治相关的行为及学业问题上有一定效果。该研究是截至目前最大的一项此类型试验，它在提高学习和社交技能的同时，对早期干预技巧及这些技巧在减少侵略性和行为问题上的效用作出了评价。这些包括强调在家和学校进行积极的个性化行为干预方案在内的干预行为已经被证实对治疗该病症很有效果。

饮食建议

只食用新鲜的天然食品；增加蛋白质，并减少碳水化合物的摄取量。在一些研究中，当孩子们饮食中的蛋白质含量增加，碳水化合物含量减少时，他们的行为和注意力集中程度都会比之前有所进步。这种饮食尤其对那些情绪经常出现波动的患者有益。在进行这种饮食的情况下，控制血糖水平稳定尤其重要，因此，我们要禁食一切糖类、精制碳水化合物（包括面包、面包卷、面团和比萨在内的白面粉制品）和酒精。

避免食用任何添加剂。《范戈德尔饮食》一书的作者本杰明·范戈德尔医生是第一个提出对食品添加剂及一些天然化合物的敏感是导致大约一半患有注意力缺陷障碍和注意力缺陷多动障碍症的患者患有多动症的医生。

一项发表于《柳叶刀》上的研究已经证实，普通的食品添加剂和色素是导致许多孩子产生多动行为的原因。因此我们应该注意阅读食品的标签。原则是：如果你不能够读出食品的标签，或者对食品的标签内容不能够清楚理解，那么就不要购买这种食品。美国食品使用了数以千计的添加剂，包括：漂白剂、色素、增味剂、防腐剂、增稠剂、填充剂、防结块剂和植物胶。避免摄入大量添加剂的最佳选择是自己亲手做食物。预制食品和包装食品中一般都含有添加剂。

根据美国食品添加剂目录显示，有超过 3000 种物质中含有添加剂。

食品添加剂的种类

酸度调节剂	增味剂	防腐剂
防结块剂	面粉处理剂	推进剂
消泡剂	食品酸度剂	调味品
人造甜味剂	胶凝剂	螯合剂
色素	上光剂	稳定剂
护色剂	保湿剂	甜味剂
保色剂	改进剂	增稠剂
乳化剂	矿物盐	植物胶
固化剂		

上述资料来源于美国食品及药物管理局《美国食品添加剂目录：食物添加剂数据库》。

尤其要避免食用一切糖类（包括精制的和人造的）、精制食品和高碳水化合物食品。研究证实糖类的摄取与攻击性、破坏性和不安的行为有关。奇怪的是，糖类的摄取会导致较低的血糖水平或者低血糖症，进而促进过动性行为和侵略性行为（参见第 174 页低血糖症）。通常情况下，当人们摄取糖分时，胰腺便开始释放胰岛素，防止体内血糖水平过高。同时，肾上腺释放某种特定激素（儿茶酚胺）来防止胰岛素将血糖水平降得过低。根据研究所示，患有注意力缺陷多动障碍的儿童体内释放的胰岛素量只是健康孩子的一半。这样，这些孩子体内不受控制的血糖含量降低便严重减少了这些孩子的大脑活动。同时，这些患有注意力缺陷多动障碍的孩子会不自觉地产生过动行为，以使自己体内的肾上腺释放更多的这类激素。

由于这些孩子的身体内部不断尝试从他们已经很虚弱的肾上腺"榨取"

更多的激素，他们便不自觉地陷入了压力之中。因此，建议所有患有注意力缺陷障碍和注意力缺陷多动障碍的患者禁食一切糖分和高碳水化合物，与此同时，不断加强自身的肾上腺功能。

饮用大量的蔬菜汁。将果汁饮用量控制在每天不超过120毫升的量，完全禁饮汽水。在饮食中严格控制包括果汁在内的一切糖分是非常重要的，即使果汁属于天然食品。尤其要避免摄入汽水中的糖分和添加剂，即使是无糖汽水也不要饮用。新鲜的蔬菜中富含多种维生素和矿物质，可以向大脑提供有利于其运转的营养素。许多注意力缺陷障碍和注意力缺陷多动障碍的患者是由于体内不佳的营养状态导致产生了该种疾病。生的蔬果汁可以向人体提供大量易吸收的、可以大幅度改善大脑活动状态的营养素。

确认并且避免摄入任何食物过敏原。研究已经证实，大部分患有严重多动症的儿童在禁食了一切潜在的食物过敏原与染料和防腐剂之后，病情得到了显著改善。这些孩子通常还会伴随一些被称为过敏性紧张疲劳综合征的症状，如头痛、易怒和行为障碍；他们也可能有严重的黑眼圈。牛奶和其他乳制品、小麦、酵母、玉米、巧克力、花生、蛋类、大豆、苹果汁和橙汁都是常见的过敏原。如果还患有经常性耳朵感染的话，应该特别注意乳制品的摄取。因为，乳制品往往是孩子们最喜爱的食物，却也是最容易产生问题的根源（参见27页过敏症与292页排除饮食法）。在这里向大家推荐两本多丽丝·拉普的书：《这是你的孩子吗？》和《这就是你孩子的世界吗？》。

选择清洁项目来移除体内的重金属元素。大量研究表明，重金属中毒（尤其是铅）与学习障碍、行为障碍和犯罪行为有一定关联。除非得到健康专家的专业意见，否则不应该让孩子们进行严格的蔬果汁断食。然而，饮用新鲜的蔬菜汁、进行高纤维饮食，并且摄取大量抗氧化剂确实有助于清洁体内的重金属元素。你也可以尝试进行肝脏排毒（参见300页肝脏排毒）。除此之外，选择有机食品，因为杀虫剂和化肥会使体内毒素过量。

营养建议

在患有注意力缺陷障碍和注意力缺陷多动障碍的孩子身上发现的营养素

缺乏包括：锌缺乏、镁缺乏、钙缺乏和必需脂肪酸的缺乏。同时，我们应该知道，抗氧化剂可以帮忙抵消那些破坏细胞的自由基的毒性作用，还可以帮忙促进脑部活动和全身健康。

补充氨基酸。注意力缺陷障碍和注意力缺陷多动障碍与神经递质失衡有直接的关系。注意力问题本身是一个很复杂的问题。神经递质分泌可以得到提高，产生焦点问题；也可能存在一种基因成分可以降低多巴胺的效率，导致尿中排泄过多或者过少。无论是哪一种情况，焦点问题都会产生。当这些问题产生的时候，利用良好的蛋白质和复合碳水化合物调节大脑功能便显得十分必要。如不经过测试，很难确定应该使用哪一种氨基酸。

药物能够改善焦点问题，但是却也会产生睡眠问题和造成体重减轻。当一种兴奋性神经递质被用来改善焦点问题时，大脑也会释放血清素来帮忙抵消这些效应。为了避免体重减轻和睡眠问题，必须有充足的血清素分泌。

针对你或者你孩子的特殊需要而制定的氨基酸补充计划，会对你体内重新调节多巴胺、血清素和其他可以影响情绪、行为、睡眠和对碳水化合物渴望的神经递质起到重要的作用。

β－胡萝卜素是一种可以保护大脑细胞免受自由基攻击的抗氧化物。富含β－胡萝卜素的最佳蔬果汁来源有：胡萝卜、羽衣甘蓝、西芹、菠菜、瑞士甜菜、甜菜叶、豆瓣菜、西兰花和长叶生菜。

钙缺乏会在那些患有注意力缺陷障碍和注意力缺陷多动障碍的孩子身上出现。建议每晚入睡前摄取1000毫克的钙。富含钙元素的最佳蔬果汁来源有：西芹、甜菜叶、菠菜、西兰花、长叶生菜、甘蓝、芹菜、胡萝卜、柠檬和甜菜根。

必需脂肪酸。根据一项研究显示，将必需脂肪酸作为补充剂服用，能够纠正体内可能导致注意力缺陷问题的脂肪酸失衡问题。标准的美国饮食中缺乏必需脂肪酸。粗制的亚麻子油和大麻子油，尤其是磷虾油，是必需脂肪酸的丰富来源。

铁缺乏是发生在儿童身上最典型的一种营养素缺乏状况，可能会导致注意力缺陷障碍和注意力缺陷多动障碍的产生。然而，研究人员发现，即使患有注意力缺陷障碍和注意力缺陷多动障碍的儿童体内并不缺铁，也可以通过铁剂补充的方式使病情得到缓解和改善 （注意：食物是铁素的最佳来源。并不推荐服用补铁片）。富含植物食品中所发现的非血红素铁的最佳蔬果汁来源有：西芹、蒲公英叶、西兰花、菜花、草莓、芦笋、牛皮菜、黑莓、甘蓝、甜菜叶和胡萝卜。肉类、鸡和鱼都是血红素铁的很好来源。

镁元素缺乏也存在于患有注意力缺陷障碍和注意力缺陷多动障碍的儿童身上。建议每天摄入 500 毫克的镁元素，尤其是那些怕痒且对巧克力有强烈渴望的儿童需要及时补充充足的镁。富含镁元素的最佳蔬果汁来源，按含量大小顺序排列，有：甜菜叶、菠菜、瑞士甜菜、西芹、黑莓、甜菜根、西兰花、菜花、胡萝卜、芹菜和番茄。

碧萝芷。一项来自于欧洲的研究表明，一种被称为碧萝芷的来自于一种法国松树树皮的抗氧化植物提取物有助于缓解注意力缺陷多动障碍的症状。根据研究所述，碧萝芷通过中和酸应激激素来进行工作，转而减低肾上腺素和多巴胺的酸性，因此具有改善注意力集中度、减少过动行为的功效。

硒有助于激活谷胱甘肽过氧化酶，这是一种含有抗氧化活性的酶。富含硒元素的最佳蔬菜汁来源：牛皮菜、白萝卜、大蒜、小红萝卜、胡萝卜和甘蓝。

维生素 B_6 对于那些不能够记得自己梦境的人尤其重要。推荐服用量为每晚睡前 50 毫克。如果可以将维生素 B_6 与其他 B 族维生素共同服用，会达到更好的效果，因为不同种类的 B 族维生素共同作用可以产生协同效应。

维生素 C 可以帮助保护脑细胞免受自由基的攻击。维生素 C 的最佳蔬果汁来源：羽衣甘蓝、西芹、西兰花、抱子甘蓝、豆瓣菜、菜花、甘蓝、菠菜、柠檬、酸橙、芜菁和芦笋。

维生素 E 有助于保护细胞膜。富含维生素 E 的最佳蔬菜汁来源：菠菜、水田芥、芦笋、胡萝卜和番茄。

锌缺乏问题常常困扰着患有注意力缺陷障碍和注意力缺陷多动障碍的儿童。富含锌元素的最佳蔬菜汁来源：姜根、西芹、胡萝卜和菠菜。

蔬果汁疗法

芹菜汁具有镇静效用。

研究发现，用于传统滋补剂中的茴香汁有助于将多肽释放到血流之中。这些使大脑产生愉悦感的化学物质能够创造一种欣快情绪，还能消除紧张和恐惧。

西芹汁富含 β - 胡萝卜素、铁及维生素 C。西芹汁的摄入量应以安全并能达到治疗目的为准，每天半杯至一杯足矣。西芹食用过度会引起中毒反应，孕妇应该特别注意避免食用。

梨可以用来替代果汁配方中的苹果，前提是你对苹果过敏。

蔬果汁配方

沃尔多夫蔬果汁（334 页）超能菠菜汁（331 页）活力姜汁饮（321 页）怡晨汁（322 页）静心汁（326 页）消敏汁（315 页）醒神薄荷汁（326 页）清晨活力汁（327 页）

膀胱感染

膀胱感染也称膀胱炎，当病菌侵袭膀胱的内层时会导致红肿发炎，从而引起这种疾病。膀胱炎的症状包括尿急、尿频、夜间小便次数增加、小便时有灼痛或疼痛感、耻骨上方的下腹部疼痛。尿液也能出现异味，有时混浊不清或出现血尿现象。也许还会伴有发烧或打冷战等症状。但是发烧可能意味着感染已经触及肾部。肾感染的其他症状包括肋骨背面或侧面疼痛、恶心或呕吐。

膀胱感染多见于女人而非男人。有 1/5 的妇女在她的一生当中会罹患此症。这是因为妇女的尿道较短，而尿道是将尿液从体内排出的管道，尿道较短意味着细菌通往膀胱的路径也相对较短。更年期和孕期都更容易引发膀胱感染，就像男人更年期更易得前列腺炎一样。感染可能会重复出现，特别是在尿道受阻或神经功能异常使膀胱无法正常排空的情况下更易复发。反复发作的膀胱感染非常容易导致肾炎，而肾炎对健康的影响之大不可低估。研究表明，用抗生素治疗通常无法成功地杀掉所有的细菌，实际上反而会促使一些细菌在休眠状态下得以长期存活。这样的情况下更需要加强你的免疫系统。如果感染持续，那么它将会变得非常严重。如果你的膀胱出现感染，一定要去看医生。

生活方式建议

·不要饮用会让膀胱发炎的液体，比如酒精和咖啡因。

·饮用不加糖的蔓越莓汁或服用蔓越莓药片，但如果你个人或家族中有人患有肾结石则需避免食用此类食物。

·大量饮用液体。

·身体的生殖部位要保持洁净。

·性交后要小便。

·穿棉质内裤，不要穿合成纤维的内裤。

·擦拭时顺序是从前至后。

饮食建议

避免食用糖类和精制碳水化合物（白面粉）。糖分在被摄入后 5 小时内都能抑制人体的免疫反应。糖分是以精制还是天然的形式存在并无区别；蔗糖、果糖、蜂蜜和枫糖浆都不能吃。如果你在对抗感染的话，即使纯度很高的果汁也含有过高的糖分，因而不宜过多食用。每天饮用的果汁不能超过120 毫升，还要用水、矿泉水或蔬菜汁按 1∶1 的比例稀释。不要食用人工甜味剂，因为它也会抑制人体的免疫反应。食用白面制成的食品会导致血糖含量激增，因此这类食品也应避免食用。

增加食谱中的富碱食品。富碱食谱包含大量蔬菜和蔬菜汁。它有助于减少细菌在体内生长的概率。

小贴士：血液组织和间质组织在碱性环境中能发挥其最佳功能，然而膀胱需要酸性环境。

辨识食物及药物过敏反应。不要吃任何会令你过敏或敏感的食物，因为这会进一步增加免疫系统的负担（参见 27 页过敏症及 292 页排除饮食法）。

进行蔬果汁断食法。食量过大容易加剧膀胱感染。因此，如果你有炎症，那么我推荐你食用蔬菜汁、蔬菜肉汤和药草茶来进行短期断食（参见 295 页蔬果汁断食法）。它们有助于碱化体内环境，而碱性环境有益于应付感染。它们包括用赤豆、利马豆、芹菜、胡萝卜、笋瓜、带皮土豆和芦笋做的蔬菜肉汤，如果加上大蒜和洋葱则会增加它们的抗菌及增加免疫力的特质。

大量饮水。这意味着当你得了膀胱炎时，每天至少要喝 8~12 杯 240 毫升容量的纯净水。饮用多余的水分不但有助于将尿道中的病菌冲洗掉，还能够稀释尿液，从而减轻泌尿过程的不适感。

不要食用咖啡因和酒精。咖啡因存在于咖啡、红茶、绿茶、白茶、碳酸饮料、可乐和巧克力中。如果你患有膀胱炎，就应避免食用咖啡因，因为它是膀胱炎症的刺激物。酒精也会让膀胱发炎。

不要吃奶制品和柑橘属水果。奶制品含有乳糖，这是一种天然的糖分，能够滋养病菌，从而使病菌更加难以清除。柑橘会让你的尿液变成碱性，而这会加速细菌的生长。

营养建议

L- 蛋氨酸是一种基本的赖氨酸，它有助于调节氨的形成，对制造无氨尿液也有很大益处，最终将减轻膀胱炎的症状。1997 年发表的一项研究表明，L- 蛋氨酸能防止病菌附着在尿道细胞上面。我建议膀胱炎患者服用 L- 蛋氨酸补药。

维生素 A 和胡萝卜素对于膀胱健康非常重要。研究表明，缺乏维生素 A 会使膀胱更容易受到细菌感染。这种维生素对于膀胱里面遍布的黏膜的再生和修复十分重要。某些胡萝卜素，例如 β- 胡萝卜素，可以被转换成人体所需的维生素 A，而维生素 A 和 β- 胡萝卜素都能抗感染。胡萝卜素的最佳蔬菜汁来源是：胡萝卜、羽衣甘蓝、西芹、菠菜、瑞士甜菜、甜菜叶、豆瓣菜、西兰花和长叶生菜。

维生素 C 和生物类黄酮在对抗各种感染时非常有用。维生素 C 能增强白细胞的活力，而白细胞是人体免疫系统的基本细胞。维生素 C 还能使细胞组织保持强壮健康。生物类黄酮是指一些常见于亮色水果和蔬菜的化合物。它们与维生素 C 密切合作，使维生素的抗菌活动更加有效。维生素 C 的最佳蔬果汁来源：羽衣甘蓝、西芹、西兰花、抱子甘蓝、豆瓣菜、菜花、甘蓝、菠菜、柠檬、酸橙、芜菁和芦笋。生物类黄酮的最佳蔬果汁来源：柿子椒、西兰花、甘蓝、西芹、柠檬、芜菁和土豆。

锌是一位强有力的抗菌斗士。锌的最佳蔬菜汁来源有：姜根、芜菁、西芹、大蒜、胡萝卜、菠菜、甘蓝、生菜和黄瓜。

草本植物推荐

大蒜是天然的抗生素，能同嗜酸菌一起恢复益生菌的形成，在你康复的漫漫长路上一直支持着你。

浆果汁，特别是蔓越莓汁（见下面的条目）、蓝莓汁、蔓越莓汁和美洲蔓越莓汁，会对治疗和预防膀胱感染有帮助。

蔓越莓汁。科学家们对蔓越莓作过很多研究，结果表明蔓越莓能够防止大肠杆菌（这种细菌是膀胱感染中最常见的致病细菌）附着到膀胱壁上。伍斯特工艺学院（WPI）的科学家们得出的新研究成果为人们呈现了一幅更加清晰的画卷，使我们更加了解蔓越莓对健康的一系列益处背后的生化机制。蔓越莓中大量的丹宁酸转化为大肠杆菌病菌，令细菌难以接触到膀胱的细胞。

此外，高质量的蔓越莓汁能令尿液中产生一种叫做马尿酸的物质，从而使其酸化并防止细菌附着在膀胱壁上。如果没有纯蔓越莓汁，那么可以用蔓越莓胶囊替代，一般的健康商店都有出售。吃蔓越莓胶囊时一定要喝一大杯水。不要买那种标签上注明"混合果汁"的蔓越莓汁，那种混合果汁糖分太高，蔓越莓的浓度也不够。要确保你买的蔓越莓汁的纯度是 100%，现在许多蔓越莓汁品牌都能达到这个纯度。你也可以食用未加甜味剂的蔓越莓精华（多数健康商店有售），并将其与水或未加甜味剂的苹果汁一同食用。

西芹汁有利尿的功用，它还有助于减轻膀胱和尿道红肿发炎的症状。安全并具有疗效的西芹汁服用剂量应为每天半杯至一杯。如果服用过量，西芹汁可能产生毒性，因此孕妇要特别注意避免饮用。

蔬果汁配方

膀胱滋补剂 （318 页） 蔓越莓－苹果汁 （320 页） 消敏汁 （315 页）富钙鸡尾果汁 （319 页） 超能菠菜汁 （331 页） 清晨活力汁 （327 页）活力姜汁饮 （321 页）

淤伤

淤伤是一种没有触及皮肤但却令皮下毛细血管破裂的损伤。这类出血导致了淤伤中常见的表皮变色现象的出现。如果这种损伤比较严重，那么就会有流体聚集在感染部位，引起肿胀、疼痛和皮肤敏感。

没有明显外伤的小淤伤是由毛细血管脆弱引起的。如果毛细血管壁不够强壮和健康的话，这些细小的毛细血管就非常容易破裂。一方面，某些家族具有易受淤伤的倾向；另一方面，许多人是在上了年纪或营养缺乏的情况下才出现这种淤伤倾向的。

紫癜是指皮肤上的红紫色淤块，是由皮肤上的血管爆裂引起的。

年纪大的人常常会得上老年性紫癜，这是指手上、胳膊上、腿上出现的淤伤，这些淤伤可能是由最微小的碰撞引起的，却需要好几个月的时间才能痊愈。

饮食建议

作出饮食上的改变以应付小淤伤现象或从受伤中康复。如果你的皮肤特别容易受到淤伤，或者你正在试图从受伤中康复，那么应该吃富含维生素C、生物类黄酮和维生素K的食物。这些营养成分在橙色、红色和深绿色的蔬果中含量最高。将这些蔬菜压榨成汁会对预防淤伤有很大作用。

营养建议

生物类黄酮是许多色彩艳丽的水果和蔬菜的重要色素。科学家们对两种生物类黄酮——原花色素和前花色素（PCOs，个体较大，与原花色素分子关联）减轻血管通透性和脆弱性的能力进行过研究。在这方面，前花色素被认为是最有效的生物类黄酮。柑橘类黄酮包括芦丁、橘皮苷、栎精、柚苷酶，对于治疗淤伤、血管脆裂及运动淤伤也非常有效。此外，生物类黄酮可以增强维生素C的活动能力（参见下面有关维生素C的条目）。生物类黄酮的最佳蔬果汁来源有：杏、柿子椒、浆果（蓝莓、黑莓和蔓越莓）、西兰花、甘蓝、柠檬、酸橙、西芹和番茄。

必需脂肪酸（EFAs）可以被推荐给那些容易受淤伤或正在从损伤引起的淤伤中恢复的人。必需脂肪酸只能从饮食中获得。亚麻子、大麻纤维和鳕鱼肝油是必需脂肪酸的上佳来源，每天吃一匙就会非常有帮助（参见282页果汁女士的健康治疗饮食基础指南）。

维生素C在胶原质的形成和维护方面发挥着重要作用，因此有强化毛细血管壁的作用，而胶原质是结缔体素的基本成分。健康的胶原质对于保持血管的完整性至关重要。维生素C的最佳蔬果汁来源有：羽衣甘蓝、西芹、西兰花、抱子甘蓝、豆瓣菜、菜花、甘蓝、菠菜、柠檬、酸橙、芜菁和芦笋。

维生素E有助于修复组织细胞。维生素E的最佳蔬菜汁来源有：菠菜、豆瓣菜、芦笋、胡萝卜和番茄。

研究表明，局部使用维生素K可以让淤青消退，甚至对于那些老年性紫癜也是如此。在一项研究中，12位有明显淤伤的病人的一只胳膊被涂上含有维生素K的软膏，而另一只胳膊涂上不含维生素K的软膏。一个月之后，涂上含有维生素K软膏的病人手臂比用普通药膏治疗的病人手臂淤伤更少。维生素 K 可以让血管壁更为强健，并使你不那么容易受到淤伤的困扰。每天食用维生素 K 的总量最少要达到 80 微克。维生素 K 的最佳蔬菜汁来源有：甜菜叶、西兰花、生菜、甘蓝、绿豆和番茄。

草本植物推荐

阿尼菊可以外用于淤伤部位，酊剂、药膏、药油均可。阿尼菊有助于增强血管壁强度，并能让血管壁膨胀，因此有助于细胞组织恢复。通过促进血液循环，阿尼菊能够帮助清除淤伤部位的废物。

荷包牡丹能减弱淤伤、扭伤和撞伤引起的疼痛。将荷花牡丹外敷在受伤部位，并用热的湿毛巾盖在上面。

金盏草有助于伤口、淤青和拉伤的愈合。以药油、药膏、药泥、敷膏等形式外用。

香青外用能够减缓淤伤引起的疼痛、充血和肿胀。

淤伤的传统疗法

在淤青部位仍然充血的时候对淤伤进行治疗最为有效。

对受伤部位使用冰袋或一袋冻豆等方式进行冷敷，时间为 20~30 分钟，这样做可以加速愈合并减少肿胀。不要在皮肤上直接用冰冷敷。用毛巾将冰包起来。此外，其他一些治疗方法也可以加速痊愈进程。可以选择以下方法进行治疗：

芦荟。运用叶片内部最新鲜的部分榨取新鲜的芦荟汁。芦荟具有很多愈合特性，例如，防止感染。因此，你可以将它应用于轻度皮肤过敏和小的伤口上，可以起到加速愈合的作用。

苹果醋。可以将凉的或者热的膏状苹果醋涂抹于淤伤处。

甘蓝叶。将有机生长的绿色甘蓝的菜帮洗净。然后将主干部分去除扔掉，用擀面杖将叶子拉平，弄得柔软，置于淤伤处。对于面部的淤伤，应该使用洋白菜上较大的菜帮，先破坏叶脊部分，并将其浸泡在滚烫的热水中，然后将其置于淤伤处（应该确保将它们放在面部时不会造成烫伤）。在民间药方中，甘蓝叶一直被用于加速淤伤的愈合。

万寿菊。使用 30 克干的万寿菊花瓣或者叶子（或者 1/4 大汤匙新榨的万寿菊汁）与一大汤匙椰子油制成药膏。该药膏一经冷却，便可以应用到淤伤处。该混合物对扭伤，肌肉拉伤、酸痛和皮下脓肿也具有一定的疗效。

胡卢巴。将两大汤匙用布袋装的压碎了的胡卢巴放在水中煮沸几分钟。然后移走布袋，将煮好的胡卢巴水应用于患处。保证胡卢巴水处于一个自己可以忍受的最高温度，确定不要烫伤自己。

家庭种植的百里香。将植物的绿叶部分浸入水中，煮 3~4 分钟。然后关掉火源，盖上盖子，再闷 2~3 分钟。过滤混合物，将滤出的汤液加至洗澡水中，在其中浸泡 20 分钟。

洋葱。使用生洋葱，直接置于淤伤处。

金丝桃。将 10~15 滴金丝桃油滴至水中，将混合物涂抹至淤伤区域。古希腊的药剂师认为，金丝桃对治愈伤口很有好处。在中世纪，金丝桃被用于处理剑伤。现代分析人员证实，金丝桃具有抗菌和止血的功效，这两种特性在加速治愈淤伤、切伤和创伤方面均十分有效。

小贴士：不要吸烟或者使用其他烟草产品，也不要让其他人在你周围吸烟。因为吸烟会降低血液供给、延缓组织修复，进而放缓治愈速度。

蔬果汁疗法

西芹汁是生物类黄酮和维生素 C 的优质来源。西芹汁的摄入量应以安全并能达到治疗目的为准，每天半杯至一杯足矣。西芹食用量过度会引起中毒反应，孕妇应该特别注意避免食用。

蔬果汁配方

超能菠菜汁（331 页）冰火番茄汁（324 页）姜汁饮（322 页）活力西芹汁（328 页）美肤汁（317 页）增强免疫汁（324 页）芜菁汁

（334 页） 冰草爽口汁 （335 页）

滑囊炎和肌腱炎

滑囊炎是指滑囊发炎。滑囊是结缔组织中的空腔，体积很小，腔内有流体。滑囊位于肌肉与肌腱滑过骨头的节点处。滑囊炎多见于摩擦较多的部位（人体大约有 160 个滑囊）。健康的滑囊为我们提供了一个光滑的、几乎没有摩擦的平滑表面。滑囊炎最常见的部位是肩膀、肘关节、髋关节和膝关节。在这些部位发炎的时候，依赖有炎症的滑囊进行的活动就变得费力，还会引起疼痛，使得滑囊的炎症加剧，从而让病情无法得到缓解。滑囊炎的症状包括疼痛、肿胀、皮肤敏感，还伴有活动受限。这些症状在做拉伸运动和体育锻炼时尤其明显。

滑囊炎的常见诱因包括某个关节的过度使用、受压过重或者是直接的外伤。如果你的职业或业余爱好使你需要不断地做重复动作，那么你得滑囊炎的危险就会上升。滑囊炎的发生也和年龄有关。此外，一些诸如关节炎、痛风、葡萄球菌感染和肺结核等的病状也能够增加得滑囊炎的可能性。风湿性关节炎也能引起滑囊炎 （参见 249 页风湿性关节炎和其他自身免疫性疾病）。然而，在很多情况下，我们无法确认滑囊炎的病因。

肌腱炎是指肌腱发炎的症状，肌腱是连接肌肉与骨头的纤维状结缔组织。这种病的患者会非常疼痛，有时会出现肿胀或摩擦的感觉。

最容易受到影响的肌腱有二头肌肌腱、拇指肌腱、膝关节肌腱、足内侧肌腱、肩旋转肌和足跟部的跟腱。

肌腱炎最常见的病因是受伤、使用过度或跟腱突然承受过大的压力。不合理的训练、姿势不佳、工作位置不舒服都会引发肌腱炎。如果受损部位形成钙沉积，就会形成慢性肌腱炎。

传统医学用大剂量的非甾类抗炎药来治疗滑囊炎或肌腱炎，例如布洛芬。但是这些药物会令胃肠道发炎。另一种常见的治疗方法是向受伤部位注射可的松。梅奥诊所的雅各布博士说这些注射针剂虽然能暂时减缓疼痛，但并不能解决致病机制方面的问题。他建议采取全身疗法，先找出情况的潜在病因，随后根据病因制订一个治疗计划。这通常包括让受损部位得到良好的休息、尽量减少相关部位的活动，以及用冰敷减轻肿胀。

生活方式建议

让受损部位得到休息。这是滑膜炎和肌腱炎治疗当中最重要的一点。通常，如果你让受损部位得到休息，那么病状就会消退。如果发炎症状得到减轻，在运动或工作前要拉伸受伤部位，以防更严重的损伤。

尝试其他治疗方法。针灸能够迅速缓解疼痛并减轻炎症。深度按摩可以促进受损部位的血液循环，让紧张的肌肉放松。脊椎指压治疗法有助于恢复关节的活动范围。

饮食建议

少吃肉，多吃复合碳水化合物。动物食品富含花生四烯酸，它是容易引发炎症的被称为前列腺素的某种物质的前身，因此会导致发炎。

如何防止再次发作

·伸展肌肉。在做身体动作之前进行热身或拉伸活动。

·让肌肉更结实。紧致的肌肉有助于保护你的关节。在锻炼有滑膜炎的关节之前要确保疼痛和发炎已经消失。

·在重复性的活动过程中要经常休息。用休息或其他活动来替换重复性活动。

·用软垫保护关节。应使用有软垫的座椅，跪下时要使用泡沫材料，肘关节要用护垫。避免将肘关节或膝关节支撑在坚硬的表面上。避免穿不合脚或后跟磨损的鞋子。

·不要长时间坐着不动。要站起来并经常活动。

·练习好的姿势。比如要避免用肘部支撑。

小贴士：如果你的滑膜炎是由慢性病引起的，例如关节炎，那么即使你采取这些预防措施，它还是可能会复发。

尝试蔬菜汁断食法。短期的蔬菜汁断食能给你的身体一个机会，让它将发炎部位的废物清除（如想了解更多关于断食法治疗功效的信息，请参阅295页蔬果汁断食法）。

营养建议

生物类黄酮是许多色彩艳丽的水果和蔬菜的重要色素。栎精和花青素这两种生物类黄酮对于有炎症的病人来说非常有用。栎精能抑制组胺等发炎化学物质的分泌，因此可以减轻发炎反应。花青素多存在于胶原质中，有助于修复蛋白基细胞组织。此外，生物类黄酮能够增强维生素C的活力。生物类黄酮的最佳蔬果汁来源有：杏、柿子椒、浆果（蓝莓、黑莓和曼越莓）、西兰花、甘蓝、柠檬、酸橙、西芹和番茄。

必需脂肪酸（EFAs），也称 Ω−3 脂肪酸，能够抑制一种名为 PG_2 前列腺素的炎性物质的产生，因而可以减轻炎症的严重程度。大麻和亚麻是优质的必需脂肪酸来源。磷虾油也是优质必需脂肪酸的来源之一。

维生素C缺乏与滑囊结构不良有关。这种维生素对于预防和修复组织损伤至关重要。此外，它还具有抗炎和抗组胺特征，而组胺是炎症中涉及的最基本化学物质。维生素C的最佳蔬果汁来源有：羽衣甘蓝、西芹、西兰花、抱子甘蓝、豆瓣菜、菜花、甘蓝、菠菜、柠檬、酸橙、芜菁和芦笋。

锌在减轻炎症和修复细胞组织方面非常有效。锌的最佳蔬菜汁来源有：姜根、芜菁、西芹、大蒜、胡萝卜、菠菜、甘蓝、生菜和黄瓜。

草本植物推荐

姜黄色素是姜黄根中的黄色色素，它能够抑制发炎物质。市面上可以买到姜黄色素补药。

蔬果汁疗法

科学研究表明，姜根具有抗炎特质。在任何蔬果汁配方中加入姜根都会使其更加美味。

西芹汁是生物类黄酮和维生素 C 的重要来源。西芹汁的摄入量应以安全并能达到治疗目的为准，每天半杯至一杯足矣。西芹食用量过度会引起中毒反应，孕妇应该特别注意避免食用。

蔬果汁配方

癌症

癌症是一种细胞无限制生长的疾病。细胞有一种内部调节码，被称为稳态控制，它可以调整细胞成熟和再生的方式。当癌症发生时，这个内部调节码出现了错误，细胞分裂的速度超过了细胞成熟的速度，它们随意繁殖，通常产生一种名为肿瘤的组织团。癌症细胞是恶性的，这意味着它们会侵蚀周围的细胞组织。目前已经发现几百种癌症。迄今为止，癌症是美国第二大死因。

包括基因、饮食、生活方式、环境、负面情感、激素水平、病毒在内的诸多因素都能导致癌症的发展。多数癌症都是一个多步骤的过程，可以大致分成两个阶段——初始阶段和发展阶段。初始阶段通常会有一个非常快且不可逆转的过程，使一个细胞的主要代码或称 DNA 发生永久性转变。随后，发展阶段促使细胞变异为癌细胞。很多因素都可以刺激癌症的发作，从环境毒素到饮食欠佳再到情感痛苦。癌症的症状各不相同，与癌症的种类一样纷繁复杂，但一般包括体型消瘦、疲劳和疼痛。据研究者估计，有80%~90%的癌症与环境有关。在癌症诸多的成因中，美国癌症学会将饮食列为第一号致癌原因。

考虑到上述情况，我们是不是该把饮食当做防治癌症的最重要领域？许多年来，我对于营养学一直情有独钟，因为我的妈妈就是在我非常小的时候死于癌症的。研究证实，合理的膳食将会令你的康复进程取得很大的进步。在与无数罹患癌症的人打过交道之后，我可以向你保证，除你和医生选择的治疗方案外，饮用蔬果汁将对你的康复带来巨大影响。在饮食上作出适当的改变，你就等于是在为你的身体，特别是你的免疫系统，提供摧毁癌细胞以及在细胞层面上达到自愈效果的最佳良机。尽管营养学和癌症的话题远非本章所提及的唯一，这里为你提供的信息将帮助你有个良好的开始。

饮食建议

高复合碳水化合物与蔬菜相结合的食谱。数百项研究表明，以植物为主的饮食对于促进癌症发展的物质具有显著的抑制作用。所有的抗癌饮食都应该包含大量的蔬菜，还应该有整谷，比如燕麦、麦麸、糙米、黍、奎奴亚藜（蔬菜蛋白的优质来源）、生坚果（除了花生，因为它们包含高度致癌的物质黄曲霉毒素）、种子、豆类（豆荚、小扁豆和裂豌豆）。蔬菜和水果对预防癌症特别有帮助，蔬菜和蔬菜汁是全面的癌症治疗计划中非常重要的一部分。每周要吃几次十字花科的蔬菜，例如西兰花、菜花、抱子甘蓝或甘蓝，每次一份即可。另外，还应该选择深黄色、橘黄色、绿色或红色的蔬菜和水果。

60%~75%的食物要生吃——水果、蔬菜、果汁、芽菜、种子和坚果。试验结果表明，一旦离开原来的天然水果或蔬菜来源，许多营养成分的效用都差得令人失望。然而，当营养成分被留存在它的天然结合状态下时，它们就会成为非常有力的抗癌混合体。

食用高碱食品。奥托·瓦尔堡博士是1931年诺贝尔医学奖桂冠的获得者，他首次发现癌细胞与健康细胞相比具有不同的能量代谢规律。他发现，恶性肿瘤在"无氧糖酵解"中表现出一种上升趋势——在这个过程中，癌细胞将葡萄糖作为养料，而乳酸成为一种厌氧性副产品。来自癌细胞的葡萄糖的发酵过程会产生大量的乳酸，而乳酸随后又被运往肝脏。葡萄糖向乳酸的转变过程中会使癌组织产生较低的偏酸性的 pH 值，同时乳酸的积聚还会令全身产生疲劳感。较大的肿瘤会表现出更高的酸性值。因为这个原因，食用高碱食品就显得至关重要了。此外，要避免食用糖果、动物蛋白、酒精、咖啡、红茶和精制面粉食品——因为它们都能产生酸性反应（参见 284 页碱性食物）。

避免食用一切与癌症有关的食物和添加剂，包括加工过的精制食品（白面制品）和包装食品。不要食用任何食用油（除了初榨橄榄油和初榨椰子油）、氢化蔬菜油、氢化花生酱、人造黄油、咖啡因和酒精。一定要仔细阅读食品上的标签，避免食用所有的食品添加剂、防腐剂、染料、填充料和稳定剂（一条有用的规则：如果你看不懂这个词，那么就不要购买这个产品）。

避免食用花生（实际上它属于豆荚类），因为它含有高度致癌的物质黄曲霉毒素。应该尽量购买用有机方法种植的食品，因为杀虫剂、杀真菌剂和杀昆虫剂以及化肥会进一步削弱你的免疫系统。用海藻和药草调味料来替代食盐（凯尔特海盐或粗盐除外，因为它们富含矿物质）。一定不要吃烧烤的、油炸的和熏制的食品，脂肪在高温下会产生大量高度致癌的副产品。

避免食用糖类和精制碳水化合物。研究证明，糖类会为癌细胞增加营养，很可能帮助形成包围细胞的保护膜。瑞典卡罗林斯卡学院研究证明，喝不加酒精的饮料或咖啡的时候加糖会增加罹患胰腺癌的风险。在墨西哥一项1866 名女性参与的病例对照研究中，从碳水化合物中吸收至少 57% 热量的女性比饮食更加均衡的女性患乳腺癌的几率增长了 2.2 倍。这只是很多项把糖类和高碳水化合物与癌症的高发病率联系起来的研究中的两个。如果患有癌症，一定要彻底避免食用所有形式的糖类和精制碳水化合物。避免食用以下食品：白糖和红糖、甘蔗粉、糖醇（例如甘露醇和山梨糖醇、蜂蜜、枫蜜），还有，特别是所有人造甜味剂（像美国纽特公司生产的阿斯巴甜和美国著名甜味素品牌 Splenda 生产的蔗糖素）。唯一推荐少量食用的甜味剂只有甜叶菊（它是主要在健康食品商店出售的一种草本的果糖）以及龙舌兰糖浆。

避免食用动物蛋白。永远别碰热狗、培根、午餐肉、香肠、熏肉和腊肉。避免食用红肉和禽畜肉类。避免食用用激素催生的养殖类家禽，一种名为己烯雌酚的兽药残余物（DES）会导致乳腺癌和纤维瘤。如果条件得以改善，可以在饮食中增加少许水煮或烤的冷水鱼类，例如三文鱼、金枪鱼、大比目鱼、鳟鱼、鲭鱼或者沙丁鱼。每周食用2~3次。一般来说，许多蛋白质会损伤健康，特别是对患有癌症的人。控制乳制品的消耗量，可以用杏仁或粗米浆（米做成的奶）来代替。

避免食用大豆蛋白制品。豆制品包含许多毒素，例如高水平植酸、胰蛋白抗化剂、毒性赖－丙氨酸，其中亚硝胺与植物雌激素作用会阻碍内分泌功能。数百例流行病学、临床和实验室研究认为，豆制品与癌症、心脏病、消化困难、甲状腺问题、认知功能衰退、生殖系统障碍、免疫系统障碍、不育和婴儿白血病有关。它也造成惯于食用豆类的儿童患上1型糖尿病和早熟（性早熟，例如乳房发育和月经提前至6岁）。豆制品中的异黄酮会降低健康成人和儿童甲状腺功能，导致甲状腺肿大（大豆是促甲状腺肿素，意味着它会妨碍碘吸收）。提防色拉酱中的大豆油还有包装食品中的重组蛋白。阅读所有食品的标签。

饮用大量蔬菜汁。2004年日本的一项研究发现，蔬菜汁对消化系统有积极作用。这些发现对著名癌症专家麦克斯·格尔森博士来说并不稀奇，他曾把胡萝卜与苹果汁作为治疗癌症项目的核心成分。欧洲著名健康诊所和大量健康实践者帮助成千上万的人成功地做出了果汁原汁，更好的是，它是有机生产的，是抗癌食品的主要成分。

果蔬原汁的大多数作用可以起到未加工食物一样的效果，却会把消化系统的压力减轻到最低程度。特别是未加工蔬菜中的强碱性是与癌症斗争的强有力的盟友，因为当身体是酸性体质时，癌症发展会更快。另外，未加工的食物的营养素是"活"的，如同在自然状态中达到最高值的抗氧剂。例如，一项1999年发表在美国癌症研究学会的研究表明，阿尔法胡萝卜素和叶黄素（类胡萝卜素）在蔬菜汁中的含量显著高于未加工的或煮熟的蔬菜中的含量，因而说明了在蔬菜汁中它们比未加工的或煮熟后的蔬菜中出现得更加集中。2005 年研究人员发现，由于食用大量蔬菜和水果，血液中含有类胡萝卜素含量最高的女性比类胡萝卜素水平更低的女性癌症复发或罹患新的主要乳腺癌的风险降低了 43%。

蔬果汁中也含有丰富的植物甾醇类和固醇素，可以阻挡结肠肿瘤、乳房和前列腺肿瘤的成长，可以通过改变细胞膜调动阻拦肿瘤发展。研究表明，5 天后，补充β谷甾醇（植物甾醇类）的患者的乳腺癌细胞在数目上比其他的患者降低了 66%。另一项研究表明，5 天后，前列腺癌细胞生长减缓了28%。

人们通常认为消化系统的薄弱是癌症发展的一个前提。通过饮用大量新鲜蔬果汁来提高淋巴细胞的作用和淋巴因子的分泌物，可以给免疫系统提供消灭癌细胞更好的机会。

新鲜的蔬果汁还含有丰富的酵素，烹调过程会毁坏这种物质。酵素在抗击癌症方面是很重要的，因为它们协助胰脏酵素消化煮熟的食物。水果和蔬菜中含有的胰脏酵素会起到破坏癌细胞周围防护黏液的作用。用一半的水或蔬菜汁稀释所有的果汁，尽量减少喝果汁以免摄入过多的果糖（每天不要超过 120 毫升），用蔬果汁来代替。

利用蔬果汁断食和身体清理方法。身体通过直接中和或排泄的方式排除毒素。不能被排除的毒素在身体组织，尤其是在脂肪细胞中累积下来。去除身体组织中存留的毒素是非常重要的，并且肝脏和肾脏在协助解毒过程中会起到很好的作用。研究表明，解毒过程进行最不好的人最易染上癌症。许多人发现，一旦完成了肝脏清理，肿瘤状况开始变好。一次完全身体解毒清理能帮助身体去除许多毒素（如想获得更多信息，请参见第 295 页蔬果汁断食法和 294 页排毒方法）。

清理肝脏。肝脏是解毒和激素新陈代谢的关键器官。肝脏参与从胆固醇中制造激素，转换甲状腺激素，制造分解和调控像雌激素、睾酮、脱氢表雄酮和黄体酮等性激素。当它没有承受过多压力时，肝脏将防止激素转化为危险代谢产物。例如，雌激素分解或解毒形成被称为 2- 羟雌酮、4- 羟雌酮和 16- 羟雌酮等雌激素代谢产物。这些代谢产物可能增强或减弱生物体内雌激素的活动，根据代谢的方式增加或者减少患乳腺癌、子宫癌或其他癌症的风险。

适当地代谢和排泄激素是非常关键的。研究显示，对于那些从 C-16 路，而不是从 C-2 路代谢大部分雌激素的女性，患乳腺癌风险增加。此外，从 C-16 路代谢的雌激素还会造成毒性影响并致癌。

雌激素是通过一系列氧化的细胞色素 P450 家庭中的酵素 （代谢肝脏解毒阶段 I ） 而代谢的，然后被输送到阶段 II 结合用。解毒酵素将各种药物、激素和环境毒素分解成不那么有害的代谢产物。当阶段 II 减速时，有毒性中间体增加。一个健康、不堵塞的肝脏对解毒过程是非常重要的。然而，健康、不堵塞的肝脏并不是常态的。在没有任何协助的情况下，世界上有太多的毒素需要肝脏去解毒。所以，每年至少两次的肝脏清洗对你来说非常重要 （参见 300 页肝脏排毒）。并且，每日的肝脏补充物是可以非常有用的。

营养建议

在很多水果与蔬菜中都发现了抗氧化剂，目前已经广泛研究证明它们具有抗癌性，能够起到保护与治疗的作用。抗氧化剂是很重要的，因为它们能够中和极不稳定的自由基，与其他分子反应。这个导致细胞受损的过程是一个链式反应。这类自由基数量的增加可能导致癌症。而下述的抗氧化剂则能够清除自由基，保护细胞物质，并且在一定程度上能够战胜癌症。

生物类黄酮具有抗癌、抗病毒和抗发炎的特性，其在毁坏自由基方面是非常有效的。两种黄酮类化合物——川陈皮素和橘皮素促进酵素的大量活动，这种酵素会自动排除身体中药物、重金属和碳氢化合物等毒素。它们也提高维生素 C 的效果。生物类黄酮的最佳蔬果汁来源：甜椒、莓果 （蓝莓和蔓越莓 ）、西兰花、甘蓝、柠檬、酸橙、西芹和番茄。

胡萝卜素在保护身体免受自由基损伤方面具有卓越的能力。富有丰富胡萝卜素的饮食会减少患癌症的风险。胡萝卜素也有重要免疫改进能力，特别是会激发免疫系统细胞帮手 T 淋巴细胞来抗击癌症。

胡萝卜素的最佳蔬果汁来源：胡萝卜、羽衣甘蓝、西芹、菠菜、瑞士甜菜、甜菜叶、豆瓣菜、西兰花和长叶生菜，以及所有其他橙色、黄色、红色和深绿色蔬菜和水果。最佳预防和治疗癌症的蔬菜包括：西兰花（特别是西兰花嫩芽）、抱子甘蓝、大白菜、芹菜、芜菁叶、菠菜、羽衣甘蓝和西芹。

必需脂肪酸（EFAs），尤其是 Ω−35，具有强效的抗癌作用。

Ω−3 脂肪酸：这一系列脂肪酸存在于鱼类或者是鱼油中。Ω−3 脂肪酸具有的最强效的成分是 DHA 组分，能够约束癌细胞成长。

共轭亚油酸（CLA）：这是一种特殊类型的脂肪酸，具有消炎作用，能够降低乳腺癌的发生，减少内脏脂肪。

Ω−6 脂肪酸（GLA）：这类比较有效的抗癌油酸是从月见草或者琉璃苣中提取的。研究表明，它不仅能够预防乳腺癌，还能抑制乳腺癌细胞的扩散。它也能提高他莫昔芬治疗乳腺癌的功效。

如果患有癌症，请避免服用含铁的药片。因为铁元素会抑制巨噬细胞破坏癌细胞的功能，抑制有助于组织修复作用的免疫细胞和抑制 T 细胞、B 细胞活动。所以要选择不含铁的多种维生素。

硒对酶的谷胱甘肽过氧（化）物起作用，这是一种抗氧化剂酶，对很多免疫系统的细胞的生长起作用。硒的最佳蔬果汁来源是：瑞士甜菜、芜菁、大蒜、橙、小红萝卜、胡萝卜和甘蓝。

维生素 C 对癌症患者提供特殊的免疫支持。很多研究已经显示出维生素 C 能增加生存时间。维生素 C 由于能提高传统抗癌措施的有效性，所以对那些正接受化疗和放射线治疗的病人有特别的帮助。维生素 C 的最佳蔬果汁来源有：羽衣甘蓝、西芹、西兰花、抱子甘蓝、豆瓣菜、菜花、甘蓝、菠菜、柠檬、酸橙、芜菁和芦笋。

维生素 E 是一种有维护免疫系统功效的抗氧化剂。维生素 E 的最佳蔬菜汁来源：菠菜、豆瓣菜、芦笋、胡萝卜和番茄。

锌是加强白细胞功能不可缺少的营养元素。研究证明它能促进一种叫做 T 淋巴细胞的白细胞的生成。锌的最佳蔬菜汁来源有：姜根、芜菁、西芹、大蒜、胡萝卜、菠菜、甘蓝、生菜和黄瓜。

紫云英被证明能够修复受到化疗影响的免疫系统。化疗的副作用之一就是免疫系统受到抑制，而紫云英被证明可以增加免疫系统的两种重要成分抗体和干扰素的生成，还能增强有"免疫助手"之称的 T 细胞的活动能力。如果发烧的话不要食用紫云英。

紫锥菊能增强免疫系统。它还有抗病毒的功效。也就是说，如果你的免疫系统出现了问题，它能帮助你应付感染问题。

蔬果汁疗法

甜菜汁具有防治辐射引起的癌症之功效。

甘蓝汁中含有大量的吲哚 −3− 甲醇和 oltipaz，能够增强酶的活性，而这些酶有防治多种癌症的作用。

胡萝卜汁中 β − 胡萝卜素的含量最高。科学家们认为它能够分解癌细胞附近的保护黏膜。癌症专家弗吉尼亚·列文斯顿博士督促她的病人每天喝2.5 升新鲜胡萝卜汁。麦克斯·格森博士让他的病人每天喝 10 杯容量为 240 毫升的胡萝卜 − 苹果汁，与绿色蔬果汁交替饮用。

大蒜汁经研究证实能够抑制肿瘤的生长。洋葱也有类似功能。

绿色蔬果汁指的是那些用甜菜叶、菠菜、西芹、瑞士甜菜、羽衣甘蓝、芽草、芽菜等制作的蔬果汁，它含有丰富的叶绿素。得克萨斯大学癌症中心的研究发现，叶绿素可以控制住致癌物质在细胞中产生的基因变化。

西芹富含生物类黄酮和维生素 C。每天半杯或一杯西芹汁是较为安全并具有疗效的剂量。如果剂量过大，西芹可能会产生毒性，孕妇应特别注意避免过量食用西芹。

石榴汁。研究表明，石榴汁有治疗前列腺癌、肺癌和乳腺癌的作用。石榴汁里含有大量多酚。高含量的多酚可以防止和遏制肿瘤细胞，因为它能切断肿瘤生长所需要的新血管的形成。多酚所需用量相当于每天喝 750 毫升石榴汁（多酚一般存在于水果、蔬菜、绿茶和白茶当中）。新鲜的石榴汁总是最佳选择，因为它没有经过高温消毒。市面上出售的石榴汁一定已经过高温杀菌程序，因此造成大量主要营养物质流失。

番茄汁含有大量的番茄红素，它是一种有效的抗氧化剂，对于防治前列腺癌特别有帮助。番茄也富含对羟基苯基丙烯酸和绿原酸，这是两种植物化学成分，能够封阻人体中的高度致癌物亚硝胺的形成。

芽草汁有助于免疫系统的建设。研究发现，芽草汁中含有许多种战无不胜的抗癌剂——其中一种就是叶绿素。对某种名为叶绿酸的水溶叶绿素进行的研究表明，它能够防止某些致癌化合物的同化作用。叶绿酸还能减轻辐射和某些化学物质所引起的氧化损伤。这也许可以说明为什么芽草在抗癌饮食中占据如此重要的地位。芽草汁单独饮用的时候效果最佳。

蔬果汁配方

清晨活力汁（327页）三蔬汁（333页）活力姜汁饮（321页）甜梦汁（332页）芜菁汁（334页）冰火番茄汁（324页）冰草爽口汁（335页）绿芽汁（329页）无双辣沙司（330页）补肝汁（325页）富钙鸡尾果汁（319页）超能菠菜汁（331页）青豆汁（325页）甜菜－黄瓜排毒汁（318页）圆白菜汁（318页）增强免疫汁（324页）醒脑汁（330页）

念珠菌病

念珠菌病是由于感染了任何一种类似酵母菌状的真菌，即白色念珠菌而引发的疾病，它通常寄生于肠道、生殖道、口腔、咽喉或是皮肤处。它通常与益生菌，即双歧杆菌和乳酸菌共存，并受其制约。当这种健康的平衡发生紊乱，白色念珠菌就会迅速滋生蔓延，侵占身体的其他组织，从而引发一系列的疾病。这种情况的出现主要与广谱抗生素的应用导致健康的微生物群遭到破坏有关，同时也可能源于长期的疾病、压力过大、睡眠不足、吸烟、营养不良、过度食用甜食或精制碳水化合物，或是由于消化不良或是由于酗酒，最终都会导致免疫系统下降。糖、精制碳水化合物和酒精是白色念珠菌的首选食品，能够帮助其扩散和激增。白色念珠菌可以随血液循环系统到达身体的各个部位。它会产生乙醛，即酒精中的一种成分，这种成分会干扰身体内许多系统的正常功能。胃肠道的症状包括腹胀、胀气、痉挛、直肠发痒、排便功能的变化以及鹅口疮（"白地毯"似的舌头）。神经系统的反应包括抑郁、记忆力差、烦躁易怒、精神无法集中。泌尿生殖系统的症状有阴道酵母菌感染和复发膀胱感染。内分泌问题包括经前期综合征和月经紊乱。免疫系统的症状则表现在免疫力降低，易出现过敏和化学敏感等反应。总而言之，念珠菌病的特点表现为慢性疲劳、丧失性欲或性生活不适。

尽管在这一章节中无法提供一整套完备的念珠菌病的治疗方案，但下列准则将给予你一个控制感染的良好开端。

小贴示：本人曾深受念珠菌病的折磨长达数年之久。我最清楚地知道饮食的改变是治愈此病的关键所在。

饮食建议

避免食用任何形式的糖类。天然的、提炼的或是人工合成的糖类都不可以，其中包括所有的水果或果汁以及酵母糖。

避免食用含有酵母菌或霉菌的食物。包括发酵面包和其他面粉制品、奶酪、醋、橄榄、花生、酒精、干果和瓜类。

不要吃剩饭。因为剩饭更易成为霉菌滋生的温床。

避免食用处于食物链底层的爬行水产品。避免食用牡蛎、蛤蚌、龙虾或是一些诸如金枪鱼、鲭鱼、旗鱼等深海鱼类，因为这些鱼中毒素汞的含量很可能超标。

避免食用养殖鱼类。养殖鱼往往由于其饮食习性而含有多氯联苯，因而没有充足的 $\Omega-3$ 必需脂肪酸。可以选择野生捕捞的鱼作为替代品。

避免食用酵母和小麦制品（面包、饼干、面条等），这些食品中都含有麸质。

避免亚硝酸钠的摄入。亚硝酸钠存在于一些加工食品中，如热狗、午餐肉和咸肉。

避免食用味精（MSG）。许多食品中都添加味精作为增味剂。

避免食用氢化或部分氢化油，以及反式脂肪。这类物质存在于许多加工食品、油炸食品、快餐食品和垃圾食品中。

只食用青草喂养的有机肉类或禽类。因为现在的农业产业中大量地使用了抗生素和激素。

每天所吃的含高碳水化合物的蔬菜和谷类不要超过1杯。这类食品包括马铃薯、甘薯、玉米、笋瓜、小扁豆、蚕豆、豌豆、小米、大米和大麦。

避免食用牛奶和奶制品。乳糖和其他形式的糖类一样都会促进乳酸菌的繁殖。你可以大量地食用各种蔬菜或将其榨汁饮用，但上述所提及的含高碳水化合物的蔬菜除外。植物嫩芽也是一种不错的选择。蔬菜应该使用可生物降解的清洗液清洗并用水冲洗干净。

饮食中添加亚麻纤维。亚麻纤维将有助于促进身体消化系统有规律地新陈代谢。

饮食中添加有机初榨椰子油。有机初榨椰子油具有抗菌的特性。

增加 Ω－3 必需脂肪酸的摄入量。Ω–3 必需脂肪酸可以通过食用含有亚麻纤维的食品获得，也可以食用野生捕捞的鲑鱼、鱼油、鳄梨和胡桃。

每天至少食用一个捣碎的蒜瓣。

多喝水。增加纯净水的摄入量将有助于你的身体排泄掉酵母菌释放出的毒素。当酵母菌渐渐地消亡，它们需要被及时地清除，否则你会感觉更糟。在每一杯水中添加一勺新鲜的柠檬汁可以加速排毒的进程。

在烹饪的过程中，增加某些药草和物种的使用。以下的这些药草和物种由于其精油的含量使其具有抗真菌和抗细菌的特性。

在烹饪的过程中，你经常可以用到它们：茴芹，肉桂，茴香，大蒜，姜根，柠檬香脂，甘草，迷迭香和百里香。一直以来，大蒜就是一种常见的抗真菌剂，它在对抗白色念珠菌方面所产生的疗效远比普遍使用的药物制霉菌素更加显著。烹饪过程中大蒜中的抗真菌成分——大蒜素极易遭到破坏，所以最好在色拉酱、色拉或是果汁中直接加入新鲜的大蒜。

肝脏排毒。乙醛，白色念珠菌所产生的酒精，能够使一个人总是感觉"宿醉未醒"。乙醛会直接加重肝脏的负担，酒精中的有毒成分需要通过肝脏来不断地分解和代谢。当肝脏超负荷工作时，它就不能很好地过滤血液。问题是这种情况被夸大为能将白色念珠菌杀死，其实主要原因在于这个过程会将毒素释放到血液当中。肝脏排毒与养护是治疗白色念珠菌的一个重要环节（详见 300 页肝脏排毒）。1~3 天的蔬菜汁断食法（没有果汁！）也会起到积极的作用（详见 294 页蔬果汁断食法）。

营养建议

羊脂酸，可以从椰子油中提取出来，在刈抗白色念珠菌方面作用显著。这种脂肪酸能很好地形成肠道保护膜，使得酵母菌因失去营养来源而死亡。羊脂酸极易为肠道所吸收，所以有必要采取缓释的措施或是肠衣添加物使其能够在整个肠道的范围内缓慢释放。你可以在烹饪的过程中使用富含羊脂酸的初榨椰子油。

纤维素酶（在健康食品店中有售）是一种酶，能分解白色念珠菌有机体的外层，杀死细胞。细胞死亡时会释放出毒素，念珠菌中的蛋白酶会将其吞噬掉。这有助于防止细胞死亡而产生的各种症状的出现。

铜元素有助于巨噬细胞的生长，巨噬细胞是指可以清除外来细胞颗粒的白细胞，它能消化并摧毁白色念珠菌。研究表明，铜缺乏症会削弱对酵母菌细胞的杀伤力，导致人免疫系统功能受损。铜的最佳蔬菜汁来源：胡萝卜、大蒜、姜根和萝卜。

镁元素对那些念珠菌病的患者重建强大的免疫系统起到重要的作用。镁的最佳蔬菜汁来源：甜菜叶、菠菜、西芹、蒲公英叶、大蒜、甜菜根、西兰花、菜花、胡萝卜和芹菜。

硒元素是保障免疫系统健康的最基本元素之一。测试表明，人体缺硒会严重损害白细胞的功能，使其无法杀死白色念珠菌。硒的最佳蔬菜汁来源：

瑞士甜菜、芜菁、大蒜、小红萝卜、胡萝卜和甘蓝。

维生素 B₁（硫胺素）显示出具有增强白细胞（白细胞的抗感染和抗组织损伤能力）消灭白色念珠菌的功效。不仅如此，维生素 B₁ 一直被认为具有抑制乙醛生成的作用。维生素 B₁ 的最佳食物来源：种子、坚果、豆类、豌豆、小米、荞麦、全麦、燕麦、野生稻、龙虾和玉米粉。在葵花子、荞麦嫩芽和大蒜中也存在少量的维生素 B₁，但是水果和蔬菜中不含这种元素。

锌元素缺乏被认为是阴道念珠菌病反复发作的主要原因。锌在保障免疫系统健康方面发挥了重要作用，它有助于解毒代谢废物。锌的最佳蔬菜汁来源：姜根、萝卜、西芹、大蒜、胡萝卜、菠菜、甘蓝、生菜和黄瓜。

草本植物推荐

伏牛花、白毛茛和俄勒冈州葡萄都包含一种被称为小檗碱的强大的微生物因子，它在治疗白色念珠菌方面疗效尤为显著。怀孕时不能食用，每个食用疗程也不能超过 10 天。

黑胡桃可以帮助有效消灭白色念珠菌和寄生虫，如蠕虫，念珠菌病患者的体内经常会发现这种寄生虫。

洋甘菊包含能杀死白色念珠菌的复合成分。从传统的用法来看，它经常被用于治疗腹泻、消化不良和疝气等所有念珠菌所引发的常见症状。注意一定要选用德国洋甘菊，而不要选用罗马洋甘菊。

保哥果，是巴西的一种皮蚁木树皮，能帮助消灭白色念珠菌。

蔬果汁疗法

蔓越莓汁常会减轻膀胱和泌尿道细菌感染的程度（详见 59 页膀胱感染）。患有念珠菌病的患者常常会伴有膀胱感染的症状，临床表现为尿急和尿痛。

大蒜是一种绝佳的抗真菌食品。

西芹汁富含锌元素。但西芹的摄入量必须限制在一个安全的范围内，即每天服用的剂量应在半杯到一杯之间。超剂量的西芹汁会使人中毒，孕妇尤其要避免食用。

芽草是一种绝佳的抗真菌食品。

蔬果汁配方

蔓越莓－苹果汁（320页）绿芽汁（329页）姜汁饮（322页）富镁汁（325页）超能菠菜汁（331页）护窦汁（330页）三蔬汁（333页）午后提神汁（315页）青豆汁（325页）醒神大蒜汁（321页）冰草爽口汁（335页）

口腔溃疡

口腔溃疡，俗称鹅口疮，是指出现在嘴唇、牙龈、舌头或脸颊内侧的小面积溃疡。溃疡面通常被白色或微黄色膜覆盖，边缘呈红色，有1/4到一个针头一般大小。在发病前通常有烧灼感。尽管这种病非常普遍，但却非常疼痛。口腔溃疡有时只出现一块，有时会连成片，持续时间短则数日，长可达两周。较大的可能会导致溃疡疤痕。诱发的原因包括压力过大（详见255页压力）、念珠菌病（详见78页念珠菌病）、食物敏感和过敏、口腔不卫生、营养不良或者由于刷牙时用力过猛导致外伤，或者是脸颊内部被咬破。

饮食及生活方式建议

确定使你过敏和敏感的食物来源。口腔溃疡很可能是对某种食物的过敏反应。一些最常见的过敏原包括：

·麸质——存在于谷类作物中，如荞麦、小麦、燕麦、黑麦和大麦都含有蛋白质（你也许可以食用这些谷类的嫩芽）

· 水果和果汁：柑橘类水果、菠萝、苹果、无花果、番茄和草莓

· 奶制品：奶和奶酪

· 甜品：蛋糕、派、饼干、巧克力、糖果、饮料、松饼和口香糖

· 其他种类的食物：坚果、贝类、酱油、醋和芥末

· 添加剂：肉桂（一种调味剂）、苯甲酸（一种防腐剂）

· 其他物质：牙膏、薄荷、胶质物、牙科材料、药物（不要选用含有起泡剂十二烷基硫酸钠成分的牙膏和漱口水，它会诱发口腔溃疡或加重已经出现的口腔溃疡）

少吃动物制品，少喝咖啡。动物制品中的蛋白质和咖啡会导致身体内酸性过高，这会直接诱发口腔溃疡。

营养建议

β-胡萝卜素有助于黏膜加速愈合。β-胡萝卜素的最佳蔬菜汁来源通常为：胡萝卜、羽衣甘蓝、西芹、菠菜、瑞士甜菜、带叶的甜菜根、豆瓣菜、西兰花和生菜。

叶酸缺乏会导致口腔溃疡的形成。叶酸的最佳蔬果汁来源为：芦笋、菠菜、羽衣甘蓝、西兰花、甘蓝和黑莓。

铁元素缺乏会导致口腔溃疡。非血红素铁的最佳蔬果汁来源：西芹、蒲公英叶、西兰花、菜花、草莓、芦笋、瑞士甜菜、黑莓、甘蓝、带叶的甜菜根和胡萝卜。

维生素 B_{12}（钴胺素）缺乏会导致口腔溃疡。这种维生素不存在于水果和蔬菜汁中。维生素 B_{12} 的最佳食物来源：肉类、禽类和鱼类。

在缺锌时及时补充锌元素是非常有益的。锌的最佳蔬果汁来源：姜根、萝卜、西芹、大蒜、胡萝卜、葡萄、菠菜、甘蓝、生菜和黄瓜。

草本植物推荐

用金盏花茶或白毛茛茶漱口，有助于溃疡愈合。

蔬果汁疗法

甘蓝汁已被证实对胃及十二指肠溃疡有治愈作用。它也许同样有助于口腔溃疡的治疗。

蔬果汁配方

三蔬汁 （333 页） 活力姜汁饮 （321 页） 超能菠菜汁 （331 页） 健骨汁 （317 页） 减肥伴侣 （335 页） 甜梦汁 （332 页）

心血管疾病

心血管疾病是一个总称，凡是影响心脏和血管功能的疾病都可以被包含其中。也通常被称为动脉粥样硬化。心血管疾病已成为美国和其他发达国家导致死亡的首要原因。患有动脉粥样硬化的患者，他的脂肪斑块会积聚在动脉壁上，从而减少向各器官如心脏输送的血液量。斑块的堆积会削弱血管壁的弹性，导致其破裂，斑块有时会从血管壁上脱落下来形成血管阻塞，称为栓塞。临床表现通常为心绞痛，主要是由于输送到心脏的血液量减少，从而出现了胸部挤压式疼痛、腿抽筋、精神状况逐渐恶化、虚弱和／或头晕。动脉粥样硬化通常还会引起其他症状，如心肌梗死 （心脏病发作）、中风和充血性心力衰竭，这是由于心脏泵出血液的速度过慢，无法充分满足身体的需要。

现在关于斑块成因的一个最流行的理论认为，它是在血管壁受到损伤后形成的。胆固醇，是一种低密度脂蛋白 （缩写为 LDLs，"坏脂肪"），通常聚集在受伤部位。在那里它被氧化，这个过程就类似于黄油变质的过程，这是由一种叫做自由基的不稳定分子造成的。

美国心脏病协会发现，所有的心脏病患者都有一个共同的特征——炎症。尽管低胆固醇药物仍然是治疗的首选，但有趣的是，现在科学家们已不再把胆固醇作为心脏病的一个最主要的诱发因素，因为在所有的心脏病发病案例中，超过60%患者的胆固醇指标非常正常。目前研究者们主要把目光集中在以下几方面：（1）损坏的脂肪，特别是反式脂肪（主要存在于人造黄油、快餐食品和油炸食品中）；（2）食用含有高 $\Omega-6$ 脂肪酸（多不饱和脂肪酸）的油类，这种油很容易氧化；（3）炎症；（4）血块；（5）高血压；（6）同型半胱氨酸的指标较高，它是一种含硫氨基酸。注意：你可以通过验血化验出 C 反应蛋白（CRP）值，它是血管发炎的指标。你的 CRP 值越高，说明你炎症越厉害。不必竭力降低你的胆固醇指标，先把炎症和同型半胱氨酸的指标降下来似乎是更明智的选择。

在 1990 年，迪恩·奥尼施医师发表了一篇研究报告。通过对心脏病患者的研究，他发现全面地改变生活方式，如保持一种低脂肪的素食饮食习惯、戒烟、学会控制压力、做适当的运动都可以改善心脏病症状，甚至像冠状动脉粥样硬化这种严重的疾病也会有所好转。今天，许多的研究都证实他所阐述的理论是正确的。举例来说，只要使低密度脂蛋白（LDLs）维持在一个较低的水平就可以减少脂肪斑块在血管壁上聚集的可能性。最近的研究发现证实，维持较低水平的同型半胱氨酸也同样具有极为重要的作用。如果你能按照本章提及的建议来调整你的生活方式，那么你出现心血管疾病的几率就可以大幅度地降低，或者有助于加强对已有健康问题治疗方案的制订。

生活方式建议

戒烟。吸烟不仅会加重心脏的负担，而且更易加速堵塞动脉的斑块的形成。如果你发现戒烟对你来说太难了，你就应该增加蔬菜汁的摄入量，多吃生食。一项研究表明，当试验者增加其饮食中生食的比重超过60%时，有80%的人会丧失吸烟的欲望。

减压。压力会导致体内激素的失衡，进而诱发斑块的形成。有许多种方法都可以帮你减压，其中包括冥想、祈祷、深呼吸和各种各样的锻炼（详见 255 页压力）。

多锻炼。锻炼不仅有助于增强心脏的功能，还能帮助你有效地将体重控制在健康的范围内（这是诱发心脏病的另一重要因素），它也是减压的一个很好的途径。

饮食建议

食用高复杂碳水化合物。你饮食的一半应该由生的水果、蔬菜、植物嫩芽、果汁、种子和坚果构成。通过对世界各地饮食的研究发现，那些以高纤维、低脂肪的植物为主要食物来源的地区的人患心脏病的几率非常低。这种饮食习惯也被证实可以降低心血管疾病发病的风险。

每天吃 6~9 种不同的蔬菜和水果。通过对 25 万人进行的一项大型调查分析表明，每天食用的水果或蔬菜种类每增加一种，患心脏病的风险就下降 4%。

每天喝一杯新鲜的蔬果汁。蔬果汁中富含多酚（植物中的这种物质具有抗氧化活性，这一点已经引起研究心脏病的专家们广泛的关注）。据发现，每天喝大约一杯红酒对心脏病的治疗具有相当大的益处，它通过促进血管的生长进而有利于循环系统。但我并不主张饮酒，因为酒精是一种神经毒素（一种破坏神经组织的物质）。你可以饮用新鲜蔬果汁或是葡萄汁，同样能达到相同的治疗效果。蔬果汁中富含水溶性纤维，如果胶，它已被证明可以降低低密度脂蛋白（LDLs）的水平（燕麦麸、欧车前子壳也能提供有益的可溶性纤维）。坚持 1~3 天蔬果汁断食法也同样有益（详见 295 页蔬果汁断食法）。

多吃鱼。鱼类食品一直被认为可以降低心血管疾病的发病率。最好选择冷水域鱼类，如鲑鱼、大比目鱼、金枪鱼、鳕鱼、鳟鱼和鲭鱼。这些鱼含有 Ω－3 脂肪酸的数量相对较多。Ω－3 脂肪酸已被证明能够减少血小板结块，从而防止堵塞血管的血栓形成，减少动脉粥样硬化斑块的形成。研究显示，当红色肉类被鱼类所取代时，血液中含有的脂肪酸成分会更好地发生转化。Ω－3 脂肪酸也存在于亚麻子和大麻子中，这使得它们成为良好的膳食补充。欲了解更多信息，请参阅 282 页果汁女士的健康治疗饮食基础指南中脂肪和油的部分。

服用鱼油 （如鱼肝油、磷虾油、EPA、DHA）。鱼类中含有的 $\Omega-3$ 脂肪酸会抑制炎症因子的活性，这种因子在 $\Omega-6$ 脂肪酸的作用下发挥其作用。$\Omega-6$ 脂肪酸主要存在于玉米、红花、葵花子、油菜子和大豆所榨的油类中。鱼油会抑制炎症的产生。鱼油还有一些其他的功效，包括：

· 对抗或预防心律失常症状

· 有利于防止血栓 （血管内血液凝结）

· 有助于防止脂肪沉积和预防血管内形成纤维化层

· 改善血管内壁功能，是促进新血管生长的主要因素

· 降血压

· 降低甘油三酯

避免食用不健康油类。多不饱和油 （不饱和脂肪酸），即富含 $\Omega-6$ 脂肪酸成分的油，主要来源于大豆、红花、葵花子、玉米和油菜子。这些油最不适于用作烹调油，因为它们会由于其双键的特性而使其营养成分在高温下极易遭受破坏。油在加热过程中，油脂氧化产生有毒化学成分。氧化作用导致交键和环化，双键转移，分裂后再聚合，这样的过程所产生的危害几乎与反式脂肪对人体的危害一样大。反式脂肪主要存在于人造奶油、氢化植物油、油炸食品和快餐食品中。人造黄油是通过局部氢化这一过程加工而成的，会产生出被称作反式脂肪酸的物质。这种脂肪酸会诱发冠心病并增加心脏病发病的风险。饮食中反式脂肪摄入的增加经常会引起胆固醇及低密度脂蛋白 （LDLs） 水平的升高，而随之而来的则是高密度脂蛋白 （HDLs，"好胆固醇"） 处于较低水平。

选择最好的食用油。特级初榨橄榄油是冷食品制作的最佳食用油，初榨椰子油则是最好的烹调油。椰子油极其稳定，即使在加热时也不会轻易地氧化。

避免食用高碳水化合物食物。促使血糖急速上升的食品会引发炎症。哈佛大学的研究表明，那些经常食用高血糖负荷食品的女性出现炎症的概率几乎是其他人的 2 倍。这种食物主要包括白薯、白米、白色面包 （以及其他

白面制品如百吉饼、意大利面食、比萨）、糖（各种糖果）和精加工谷物。《高科技健康》的作者 J. Rand Baggesen 医师说："要想健康，就要保持积极运动的生活方式，再结合健康的饮食，避免摄入单一的高碳水化合物。除此之外，别无他法。截止到 2008 年，我们还未研制出任何一种药物像上述这些简单的方法一样能如此有效地预防心脏病和中风的发生。"

注意你蛋白质的摄入量。高蛋白饮食会引发炎症。位于奥马哈的 Fleming 心脏与健康研究所发现，连续一年保持高蛋白饮食的人在血管炎症的发病率上表现出 62％的跳跃式增长幅度，冠心病的症状也不断加重。

不要在高温下烹调动物蛋白质，避免食用一切油炸食品。西奈山医学院的研究者们发现，烤制、烧制、油炸肉类和家禽，都已被证实会产生一种名为 AGEs（糖基化终产物）的物质，它是一种受到破坏的蛋白质，极易引发炎症。在糖尿病患者中，那些食用高 AGEs 诱导物质的患者，炎症发病率上升 35％；而在那些食用低 AGEs 诱导物质的患者中，炎症发病率却下降了 20％。为了减少 AGEs 的摄入量，可以选择用水将鸡肉煮熟，还有多吃鱼肉。烤鱼中含有的 AGEs 的数量仅仅是烤牛排或烤鸡中含量的 1/4。水果和蔬菜中 AGEs 的含量都很低；奶酪中的含量却很高。在另外的一项研究中，科学家们收集了 9500 多名年龄在 45~64 岁之间的男性和女性的饮食资料，并连续 9 年对他们的健康状况作跟踪记录。总体而言，西方饮食模式——大量摄入精制谷物、油炸食品和红肉——会直接导致代谢综合征发病的概率上升 18％，其中包括心血管疾病。但是其中摄入油炸食品最多的 1/3 人群比摄入油炸食品最少的另 1/3 人群，这种疾病的发病率只高出 25％。

避免食用各种形式的苏打，尤其是在饮食中。在一项包括了 9500 多名年龄在 45~64 岁之间的男性和女性的饮食习惯的研究中，研究者们连续 9 年对他们的健康状况作跟踪记录，并最终发现饮用苏打水或食用苏打制品与代谢综合征的发病有直接的联系——它成为各种危险因素的聚合点，引发各种心血管疾病和糖尿病，其中包括腹部肥胖、高胆固醇、血糖及血压升高。

减少盐分的摄入量。过量盐分（精制海盐和普通食盐）的摄入是高血压的一个最常见的原因，尤其是对盐敏感的人群（唯一的例外是适量使用高矿物化盐如凯尔特海盐或灰盐。最好避免食用其他类型的盐）。虽然限制盐的食用量是一种降血压的有效手段，但如果再结合食用富含钾元素的水果和蔬菜，将进一步加强降血压的效果（详见169页高血压症）。

限制咖啡的食用量。大量饮用咖啡——每天超过3杯——会增加患心脏病的风险。喝绿茶可以减少体内低密度脂蛋白（LDLs）和甘油三酯的水平，相反会增加高密度脂蛋白（HDLs）的水平。

减少啤酒的食用量。与低醇啤酒相比，高醇啤酒已被证实会提高低密度脂蛋白（LDLs）水平。

警惕避孕药带来的风险。长期服用避孕药会增加体内动脉血栓形成的风险，进而引发心脏病。比利时的研究者们在对1300名年龄在35~55岁之间的健康女性研究中发现，避孕药每服用10年，血栓的发病率就会增加20%~30%。

避免电子污染。电子污染主要源于电子设备，如高压电线、电吹风、计算机、电视、移动电话和收音机。一些人极易受电子污染的影响，继而引发心律失常、胸痛、焦虑和抑郁。有理论认为，电子污染很可能会降低心率变异性（HRV）——心跳区间的变化。心脏病学家史蒂芬发现，许多人心率变异性很差，他鼓励每一个人要想摆脱电子设备对身体的污染，最好的办法就是赤脚在地面上、沙子里或草丛中行走，花些时间到户外去，让你的身体与泥土充分地接触是非常重要的。

营养建议

抗氧化剂能够减少脂肪的氧化，降低血小板聚结的能力。增加如下抗氧化营养素的摄入已经被证明可以减少冠状动脉疾病所引起的过早死亡的危险：

β-胡萝卜素和维生素A是保证心血管健康的重要成分。多吃富含β-胡萝卜素的食物可以有效减少女性非致命性心脏病发作的几率，同时也可以减少高危男性心血管疾病的发病率。水果及蔬菜中所含的β-胡萝卜素，是唯一的一种能被人体转化为所需的维生素A的物质。β-胡萝卜素的最佳蔬菜汁来源：胡萝卜、羽衣甘蓝、西芹、菠菜、瑞士甜菜、带叶的甜菜根、豆瓣菜、西兰花和生菜。

·辅酶Q10是人体产生的对脂肪氧化起到抑制作用的一种物质。它可以提高心脏的输血能力，已经被成功地应用到治疗充血性心力衰竭的许多病例中。辅酶Q10的最佳食物来源：鲭鱼、鲑鱼和沙丁鱼；不存在于水果和蔬菜中。建议添加量：每日100毫克。

·叶酸负责将同型半胱氨酸转换为氨基酸。加拿大的一项研究显示，血液中叶酸水平低将会增加患致命冠心病的风险。叶酸的最佳蔬果汁来源：羽衣甘蓝、菠菜以及其他绿叶类蔬菜、芦笋、西兰花、甘蓝和黑莓。

·镁元素已经证实对充血性心力衰竭、心律失常以及其他心脏病的治疗都有很大益处。镁的最佳蔬果汁来源：甜菜叶、菠菜、西芹、蒲公英叶、大蒜、黑莓、甜菜根、西兰花、菜花、胡萝卜和芹菜。

·硒元素可以有效防止低密度脂蛋白（LDLs）的氧化。硒的最佳蔬菜汁来源：瑞士甜菜、萝卜、大蒜、小萝卜、胡萝卜和甘蓝。

·维生素C。研究表明维生素C水平最低的人群最容易产生炎症性疾病和外围（腿部）动脉阻塞性疾病。维生素C是构成胶原蛋白的重要辅助因子，其作用是可以增强血管壁弹性。维生素C的最佳蔬果汁来源：羽衣甘蓝、西芹、西兰花、抱子甘蓝、豆瓣菜、菜花、甘蓝、草莓、菠菜、柠檬、芜菁、萝卜和芦笋。

维生素E。得克萨斯大学西南医疗中心的研究表明，每日给予糖尿病人1200国际单位的维生素E可以使炎症消除30%~50%。维生素E主要有助于血管的生长以及动脉内壁的修复。维生素E的最佳蔬菜汁来源：菠菜、豆瓣菜、芦笋、胡萝卜和番茄。

草本植物推荐

山楂一直以来被用作心脏的补药。山楂中富含生物类黄酮，它可以增加滋养身体细胞的液体中维生素C的含量。它还可以起到降血压和降低胆固醇的作用，避免胆固醇堆积在动脉血管内壁。它有助于扩张冠状血管从而改善心脏供血状况。

蔬果汁疗法

苹果汁（和苹果）已经被证实含有多种复合成分，能延缓心脏病的进程。这些复合成分的作用类似于抗氧化剂，能够延缓低密度脂蛋白（LDLs）的分解。当低密度脂蛋白在血液中不断地氧化或分解时，斑块就会沿冠状动脉血管壁沉积下来，导致动脉粥样硬化。

浆果汁，还有樱桃汁都富含生物类黄酮，能有效地加强维生素C的吸收。

蔓越莓。根据对人们饮食的研究，专家们发现每天喝三大杯蔓越莓汁能显著提高血液中高密度脂蛋白（HDLs）和血浆抗氧化剂的水平，减少心脏病的发生。一定要选用百分之百的纯蔓越莓汁，或者自己动手自制蔓越莓－苹果汁就更好。你也可以在健康食品店购买蔓越莓浓缩汁，用水稀释并加入少量甜叶菊。

大蒜汁中含有的物质能有效地延缓主动脉（身体的主要动脉）发生僵硬。大蒜还有助于保持其他动脉血管的弹性，有证据表明大蒜还有降低胆固醇和甘油三酯的作用。

姜根被证实可以减轻炎症。

菠萝汁中含有菠萝蛋白酶，这种酶能够抑制血小板结块。

石榴汁。根据最近的一项研究发现，石榴汁中含有的抗氧化剂能有效减少动脉血管壁上脂肪的堆积。这种抗氧化剂是一种能有效防止细胞受损的复合成分。科学家们通过对小白鼠的试验发现，石榴汁能有效治疗动脉硬化（动脉粥样硬化）及相关疾病，如心脏病和中风。

蔬果汁配方

香甜调理汁（333页）活力姜汁饮（321页）增强免疫汁（324页）姜汁饮（322页）超能菠菜汁（331页）活力西芹汁（328页）清晨活力汁（327页）富钙鸡尾果汁（319页）佛罗伦萨番茄汁（333页）富

镁汁（325 页）甜菜－黄瓜排毒汁（318 页）蔓越莓－苹果汁（320 页）醒神大蒜汁（321 页）怡晨汁（322 页）冰火番茄汁（324 页）青豆汁（325 页）健脑汁（326 页）静心汁（326 页）冰草爽口汁（335 页）

腕骨神经综合征

　　腕骨神经综合征（CTS）是手腕和手部常见的疾病，临床症状表现为疼痛、刺痛，并且由于手腕部位的正中神经受到压迫而造成肌肉无力。手臂正中神经横穿整个腕管，一个狭窄的骨质通道，其中还分布有肌腱和韧带。当神经受到压迫或损伤时就会出现腕骨神经综合征。腕骨神经综合征常见的临床症状表现为手部酸痛、压痛和拇指肌肉无力，和／或疼痛、麻木、刺痛，手指有烧灼感。疼痛感和刺痛感有时甚至会延伸至前臂和肩部。如果经常使用患处或者到了夜间，症状还会有所加重。此病在女性身上的发病率比男性高出 3~6 倍，而且大部分患者的发病期多集中在 40~60 岁之间。

　　腕骨神经综合征通常是由于在电脑前工作时间过长引起的。随着电脑在工作中应用的日益广泛，与职业相关的腕骨神经综合征的发病率呈上升趋势。像打字、按摩、木工等需要经常性的重复劳动，仓库所需要的提拉和搬运等工作，或是手提钻的使用都可能会刺激腕部正中神经和肌腱，从而引起疲劳。引发腕骨神经综合征的原因有很多，包括手腕受伤、激素失衡、类风湿性关节炎（见 249 页风湿性关节炎和其他自身免疫性疾病）、全身性系统疾病、肿瘤、血管病变、营养不足、甲状腺功能亢进（甲状腺过于活跃）。饮食和生活方式的改变可以极大地减轻腕骨神经综合征的症状。

生活方式建议

　　避免服用避孕药。已经有证据表明服用避孕药会导致腕骨神经综合征的发病率呈上升趋势。避孕药会消耗体内储备的维生素 B_6，这种营养成分是治疗腕骨神经综合征的一种非常重要的维生素 （详见下文营养建议）。

在夜间戴上手腕夹板 （或更多关节夹板），至少在疼痛非常剧烈的时候应该这样做。这种夹板可以在任何药店里买到，内置金属插销，可以在你睡觉时保持手腕弯曲，手掌露在外面。这种姿势可以减轻受损肌腱的压力，减少你因为手部麻木和疼痛而醒来的次数。

针灸可以为人体释放天然止痛剂，促进血液循环及神经系统的平衡。

饮食建议

多吃燕麦。燕麦有助于滋养神经组织。可以将燕麦片加入果汁中食用，或不经任何加工直接做成牛奶什锦，将燕麦片用果汁、奶、大米或杏仁奶浸泡，配以坚果和干果也是一顿不错的早餐。燕麦中含有的小麦胚芽可以提供额外的维生素 B_6。

避免进食过量的蛋白质。身体需要维生素 B_6 来很好地分解蛋白质。如果缺乏维生素 B_6，蛋白质将会被分解成有毒物质。

避免黄色染料。黄色染料是维生素 B_6 的消耗物质。

营养建议

酶补充剂可以有助于减轻腕骨神经综合征所引起的组织肿胀。效果需要几周的时间才能显现出来。

维生素 B_2（核黄素）可以将维生素 B_6 转换成活性形式。每天服用 100 毫克的维生素 B_2，最好与其他 B 族复合维生素一起服用。维生素 B_2 最佳蔬菜汁来源：羽衣甘蓝叶、羽衣甘蓝、西芹、西兰花和甜菜叶。

维生素 B_6（吡哆醇）。研究人员发现，腕骨神经综合征的许多患者普遍缺乏维生素 B_6，这就很容易解释为什么许多患者是孕妇、更年期妇女或服用避孕药的妇女，因为在这些情况下维生素 B_6 的消耗最为严重。波特兰（俄勒冈州）手外科和康复中心主持了一项研究，通过对 441 人的检查结果进行分析后发现，体内维生素 B_6 水平越高的人患腕骨神经综合征的几率越小。外界环境充斥着各种各样的物质都会消耗体内储备的维生素 B_6。研究表明，饮食中添加额外的维生素 B_6 可以提高痛阈，减轻腕骨神经综合征所引起的肿胀。症状通常会在几周到 3 个月内有所减轻和改善。

值得庆幸的是，补充维生素 B_6 的方法非常简单，价格便宜而且通常十分有效。

维生素 B_6 的作用主要是增强肌腱周围腱鞘的强度，从而有助于减轻疼痛。如果能将维生素 B_6 和另外两种 B 族维生素——B_2 和 B_{12} 共同服用，会使治疗的效果更加显著。此外，叶酸对治疗也非常有益。每天所需维生素 B_6 的剂量应为 300 毫克，远远超过了 2~2.5 毫克这个每日推荐的服用剂量（RDA）。

高剂量地补充维生素 B_6 的时间最长不可超过 3 个月，然后就应该将剂量减少到每天 50~100 毫克作为维持剂量。请记住，补充所起到的作用需要 3 个月的时间才会显现出来。最好是服用 B 族复合维生素。与此同时，饮用一些富含维生素 B_6 的果汁并坚持饮用作为日常的保养。维生素 B_6 的最佳蔬果汁来源：羽衣甘蓝、菠菜、萝卜叶、青椒和梅干。注意：维生素 B_6 摄入过多会引起中毒。千万不要超过推荐的剂量。每天服用 1000 微克的维生素 B_{12} 和 800 微克的叶酸也同样有益。

维生素 C 有利于保证结缔组织的健康。维生素 C 的最佳蔬果汁来源：羽衣甘蓝、西芹、西兰花、抱子甘蓝、豆瓣菜、菜花、甘蓝、草莓、菠菜、柠檬、芜菁、萝卜和芦笋。

草本植物推荐

丝兰的类固醇属性已被证实能够减轻炎症和关节障碍。

柳树皮油，外用，可以帮助减轻炎症，缓解疼痛。

蔬果汁疗法

姜根汁具有消炎的特性，当它与水果和蔬菜一起吃时非常美味。

西芹汁富含维生素 B_6 和维生素 C。但西芹的摄入量必须限制在一个安全的范围内，即每天服用的剂量应在半杯到一杯之间。超剂量的西芹汁会使人中毒，孕妇尤其要避免食用。

蔬果汁配方

富钙鸡尾果汁（319 页）甜梦汁（332 页）活力姜汁饮（321 页）怡晨汁（322 页）热姜－柠檬茶（323 页）富镁汁（325 页）醒神薄荷汁（326 页）静心汁（326 页）东方快车调理汁（328 页）冰草爽口汁（335 页）

慢性疲劳综合征

慢性疲劳综合征（CFS）的症状多与流感相似，包括极度疲劳、经常性喉咙痛、淋巴结发炎、抑郁、头痛、肌肉疼痛或溃疡、注意力不集中和低烧。如果不明原因的疲劳持续 6 个月以上，则基本可以确诊为慢性疲劳综合征，因为目前还没有诊断此症的化验检测法。此病的症状通常具有循环性、间隔性和复发性。年轻女子通常容易受到此病影响。

感冒或流感可能会引发慢性疲劳综合征，长期的压力过度也会引起这个病症。它的发病进程也许是渐进的，没有清晰的起点或明显的原因。在某些情况下，慢性疲劳综合征可能会持续很多年。研究者们对许多慢性疲劳综合征的潜在病因进行了调查，例如爱泼斯坦－巴尔二氏病毒、酵母菌、白色念珠菌、寄生虫、过敏反应、各种免疫失调。另一种致病因素与免疫功能紊乱有关，即发炎的细胞因子的大量出现。这会导致氧化——氮和过氧亚硝酸的数量过高，从而引发疲劳。一些研究发现，患有慢性疲劳综合征的人其体内皮质醇这一激素的含量往往较低，这种激素是由肾上腺分泌的。皮质醇含量低有可能导致发炎。甲状腺功能紊乱也有可能是其中的原因之一。

慢性疲劳综合征不一定会持续一辈子。许多患者患病之后康复得很好。运动、减压、良好的营养和解毒对于这个疾病都有惊人的疗效，对于慢性疲劳综合征的反复发作也有减缓作用，使得发作变得越来越轻，发作的次数也越来越少。治疗慢性疲劳综合征的较为全面的方法应该包括饮食变化（特别要增加维生素和矿物质的摄入）、运动、草药疗法、营养补充、感染处理和压力控制咨询，以便令免疫系统重新恢复活力并恢复生化平衡。

如想康复，需要投入大量精力，并且长期坚持，坚信自己会痊愈，另外还要愿意去做一切有助于治疗的事情。

小贴士：我经常听到人们说慢性疲劳综合征是没有希望得到康复的。实际上康复的希望是很大的。我曾经有两次得上了严重的慢性疲劳综合征，甚至到了无法工作的程度。实际上，我几乎无法下床。现在我已经完全康复了（我在简介中给大家分享了我治愈慢性疲劳综合征的健康之旅）。

生活方式建议

控制你可能有的一切过敏症状。无论是季节性的过敏还是食物或药物过敏似乎都会对慢性疲劳综合征患者构成威胁。如果你还没有这么做，那么你应该做一下过敏原测试，以便锁定任何方面的过敏反应（参见 27 页过敏症，292 页排除饮食法）。

清除酵母菌和寄生虫感染。目前的许多研究都聚焦于白色念珠菌及其他酵母菌和寄生虫在慢性疲劳综合征中所起的作用。尽管它们不是这种疾病的诱因，但肠道病菌能抑制人体的免疫系统，使人体容易受到感染。如果你有系统性酵母菌感染（念珠菌病）或寄生虫感染（参见 78 页念珠菌病和 233 页寄生虫感染），那么你就不能吃任何水果或果汁。

饮食建议

通过排毒计划为你的身体解毒。这是建立健康的免疫系统的第一步。应该减少体内和体外的毒素以增加人体自身的免疫能力，从而加速康复过程。

尽量少接触来自食物、空气和水的环境化学物质。尽量减少吃药，减少饮食毒素的摄入，少吃引发过敏的食物。结肠排毒是排毒的关键所在；以酵母菌、寄生虫、重金属或是黏液状废物等形式出现的大肠毒素必须得到排除。此外，肝脏、胆囊及肾都必须排毒。这些器官不仅要排毒，还要得到滋养（参见 294 页排毒方法）。

使用按摩的方法来促进淋巴系统的排泄

避免食用任何形式的糖类。糖类不会为你增加能量，相反，它会让你的血糖含量失去平衡，并抑制你的免疫系统。要避开所有形式的糖类（白糖、红糖、糖蜜和玉米糖浆），无论它们是甜味剂还是存在于加工食品之中。也不要吃蜂蜜和甘露醇及木糖醇等糖精或枫叶糖浆。由于水果富含果糖，因此只能少量食用，每天不要超过一个（如果你有念珠菌病或寄生虫感染，则完全不能吃水果）。除了柠檬汁和酸橙汁，不要喝任何果汁，因为果汁中的糖分高度集中。

用未经加工的原生态食物来改善你的免疫功能。食谱对于最佳免疫功能的发挥具有核心作用。你应该只吃那些完整的、未加工的天然食物。"有生命力的食物"（生食）能为你提供最高效的营养物质，从而改善你的能量水平。尝试一下，让生蔬菜、蔬菜汁、芽菜、坚果和种子等食物占到你食谱的一半或 3/4（我本人只能通过这样做才能康复，我现在还在坚持这个食谱以保持健康）。你的食谱的其余部分应该由复合碳水化合物构成，包括燕麦、黍粒、黑麦、荞麦、糙米等整谷，豆角、小扁豆和裂豌豆等豆荚，还有草药奎奴亚藜。你可以适量食入蛋白质——包括鱼肉、鸡肉、鸡蛋和少量能够补充铁的红肉（确保你选择的动物产品是来自散养的动物，不含激素或抗生素）。尽量减少面粉的摄入，因为在西式餐饮中面粉的摄取量过大，而且大部分面粉是来自杂交小麦。正因为如此，许多人对面粉敏感甚至过敏。你应该尽可能多地食用有机方法种植的食物。

避免食用刺激物和加工食品。应该避开酒类、咖啡因和烟草，此外还要避食所有的垃圾食品、快餐食品、包装食品，以及任何含有染料、防腐剂或添加剂的食品。这些食品会削弱人体的免疫系统。

多喝水。每天至少要喝 8~10 杯容量为 240 毫升的干净且经过过滤的水（净水器能帮你大忙）。摄入足够的水对于免疫系统来说十分有益。

用果汁断食法启动康复进程。如果你在 1~3 天内只喝果汁而不吃其他食物，那么你的免疫系统乃至整个身体都将得到一次有力的提升。将果汁断食法持续一小段时间也许是你通往健康之路所迈出的最有效的一步。没有人能够解释为什么几天之内只喝果汁会产生这样的奇迹，但其效果确实只能用"奇迹"这个词来形容。

若干研究表明，在比例合理、分量适度的前提下，新鲜蔬菜汁中的营养成分再加上生蔬菜和芽菜，能够促进免疫反应的核心成分 T 淋巴细胞和 B 淋巴细胞的产生，从而增加对疾病的抵抗力。此外，这些蔬菜汁和食物还能清洁细胞之间的空间。在细胞新陈代谢功能失调的情况下，废物就会堆积在这些空间当中，成为细菌和病菌滋生的温床。细胞新陈代谢不良会导致疲劳（参见 295 页蔬果汁断食法）。

小贴示：每年我都会进行一次为期一周的"健康断食"，断食期间只吃生食，其中三天采用果汁断食法。

营养建议

B 族复合维生素对于神经系统和免疫系统正常发挥功能非常重要。它们能为处于疲劳和紧张状态的人们提供能量。B 族维生素果汁的最佳来源是绿叶蔬菜。绿叶蔬菜之外的最佳食物来源包括：整谷（特别是黑麦、燕麦和糙米）、动物肝脏、禽类、鱼类、鸡蛋、坚果和豆类。叶酸是 B 族维生素中的一种，研究发现它对于患有慢性疲劳综合征的人非常有帮助。叶酸的最佳蔬菜汁来源：芦笋、菠菜、羽衣甘蓝、西兰花和甘蓝。

β-胡萝卜素能增强免疫系统，可以被转化成人体所需要的维生素 A。这两种物质都能够防止感染。胡萝卜素的最佳蔬菜汁来源：胡萝卜、羽衣甘蓝、西芹、菠菜、瑞士甜菜、甜菜叶、豆瓣菜、西兰花和长叶生菜。

L-卡尼汀是一种氨基酸，研究发现患有慢性疲劳综合征的病人体内 L-卡尼汀的含量不足，而这一成分在能量生成方面发挥着关键作用。卡尼汀的最佳食物来源包括鳄梨、鱼肉和红肉。多数蔬菜和水果中都不含肉毒碱。

镁元素会影响体内的能量调节，慢性疲劳综合征患者普遍缺镁。镁的最佳蔬菜汁来源：甜菜叶、菠菜、西芹、蒲公英叶、大蒜、甜菜根、西兰花、菜花、胡萝卜和芹菜。

维生素 C 能增强免疫细胞对付病菌和细菌的能力。它还能促进淋巴细胞的产生，这些细胞在细胞免疫力方面发挥着重要作用。维生素 C 的最佳蔬果汁来源：羽衣甘蓝、西芹、西兰花、抱子甘蓝、豆瓣菜、菜花、甘蓝、菠菜、柠檬、酸橙、芜菁和芦笋。

锌可以为免疫系统提供强有力的支持，并能帮助人体对抗病毒感染。锌的最佳蔬菜汁来源：姜根、芜菁、西芹、大蒜、胡萝卜、菠菜、甘蓝、生菜和黄瓜。

草本植物推荐

紫云英具有抗病性。发烧时不能吃紫云英。

海胆能对抗病毒感染。

白毛茛能够护肝。怀孕时则不能食用，每个食用疗程也不能超过 10 天。

甘草根和琉璃苣都能强化肾上腺功能。但如果你患有高血压，就要尽量避免食用甘草根。不要长期食用甘草根，食用时可以采取这种药草的药物形式而不是甘草糖。

燕麦草对于神经衰弱和低烧有一定功效。

藁本对病毒感染有效。

蔬果汁疗法

甜菜汁、胡萝卜汁和黄瓜汁（特别是甜菜汁）有助于清洁肝脏和胆囊。胡萝卜汁对治疗疲劳也有一定疗效。

茴香汁有助于缓解慢性疲劳综合征引起的抑郁，这是因为它含有某些能够释放多肽的化合物，而多肽是大脑中能够令人愉悦的化学物质。

大蒜是一种具有很强杀菌功能的药草，能够有效对抗细菌、病毒和寄生虫。

西芹汁是 β - 胡萝卜素、镁、维生素 C 和锌的重要来源。西芹汁的摄入量应以安全并能达到治疗目的为准，每天半杯至一杯足矣。西芹食用量过度会引起中毒反应，孕妇应该特别注意避免食用。

菠菜汁和胡萝卜汁混合食用有助于调节血糖，并能帮助肝脏排毒。

芽草汁是免疫系统的强大后援。

蔬果汁配方

清肝利胆汁 （320 页） 清晨活力汁 （327 页） 超能菠菜汁 （331 页）冰草爽口汁 （335 页） 消敏汁 （315 页） 无双辣沙司 （330 页） 健脑汁（326 页） 静心汁 （326 页） 富镁汁 （325 页） 甜梦汁 （332 页）

感冒

感冒是世界上传播最广的疾病之一。普通感冒可能是由各种各样感染上呼吸道 （鼻腔、鼻窦和喉咙） 的病毒引起的 （被称之为鼻病毒）。

感冒的症状包括全身不适、发烧、打喷嚏、喉咙痛、头痛和鼻塞。大多数感冒会持续一周左右，但干咳则可能持续很久。

如果你得了感冒，那么最佳对策就是维护你的免疫系统，即身体的天然防御机制，而不是去抑制感冒症状。实际上，那些症状是人体为了达到自愈的目的而产生的后果。例如，人体在受到病毒感染的时候会释放出一种被称为干扰素的化合物，它能够强化人体的免疫力，而正是这种物质引发了许多感冒症状。你在为自己的身体提供营养的同时，也是在帮助它康复。

幼童每年患感冒的次数可以多达 8 次，而成年人患感冒的频率则会降低很多。通过保持健康的免疫系统，你可以保护自己防止感冒。如果你每年得感冒的次数多于一两次，那说明你的免疫系统需要加强，这样才能预防未来可能出现的感冒。有一件事需要特别注意，那就是应该检查一下食物敏感或过敏的情况，因为食物过敏反应将大大削弱你的免疫系统。

饮食建议

摄取大量水分。重点饮用蔬果汁（主要是蔬菜汁）、药草茶和蔬菜汤。感冒期间要增加水分摄入量，以免呼吸系统黏膜脱水。黏膜脱水后，病毒会加速繁殖。增加水分摄入还可以缓解鼻塞。如果身体能够产生水质分泌物，呼吸系统中的黏稠分泌物就不会轻易积聚。吸入辣汤或煨热香草的蒸汽，或者使用喷雾器，都对鼻腔组织有益。同时要多喝热饮。感冒病毒在 32℃ 下会迅速繁殖，但环境温度升高后，它们复制的速度就低得多了。热饮可以温暖喉咙，从而减少病毒复制。而且热饮有减轻充血作用，能够帮助缓解鼻塞。姜茶等热草本饮料具有抗病毒功能，可使疗效增倍。

食物要清淡。食物应该容易消化，多饮用蔬菜汁、蔬菜汤、肉汤、色拉和鱼。

熬一锅鸡汤。鸡汤被称为"犹太青霉素"，从 800 年前犹太医生摩西·蒙尼德推荐用来治疗感冒以来，一直是民间药物的中流砥柱。现代研究已经证实，鸡汤确实有效。多加点大蒜，会实现最佳效果。

食用辛辣的食物。能让你眼睛辣的流泪的食物会让鼻子畅通，促进流涕（流涕是好事，不要抑制）。

避免食用促进黏膜形成的食物。包括奶制品、肉和小麦制品。研究表明，牛奶中的一种化合物会引发组胺的释放，而组胺会导致流鼻涕和鼻塞。这会恶化胸闷、静脉窦堵塞和鼻塞。

蔬果汁断食。短时期内的蔬果汁断食，1~3 天内主要饮用蔬菜汁会促进康复，让你的身体有机会从消化活动中抽身休息，集中来抗感染。同时，原汁中的"活力"会从细胞层面支持身体痊愈。

减少脂肪摄入。研究表明，胆固醇、非必需脂肪酸、甘油三酯和胆汁酸

（与脂肪摄入有关的物质）水平增加，会抑制白血细胞分解、移动到感染区域和破坏入侵微生物的能力。

避免糖分。糖分会削弱免疫系统。最基本的糖分子葡萄糖和维生素C会竞相进入白血细胞。糖和维生素C竞争，损害了白血细胞吞食病毒细菌的能力。在一项研究中，志愿者服用了100克糖，相当于两罐可乐。然后提取他们的血液试样，发现嗜中性粒细胞（白血细胞）的能力在摄入糖分后会下降一半。5小时后，嗜中性粒细胞的能力还持续低于正常值。精糖和自然糖分都要避免摄入，包括蔗糖、果糖、蜂蜜、枫蜜、糖醇（比如甘露醇、山梨糖醇）和纯蔬果汁。不论如何使用蔬果汁，都应该用等量的普通水或无糖矿物水稀释。每天饮用蔬果汁不超过113克（柠檬、酸橙、葡萄柚、苹果和蔓越莓除外），感染期间要远离其他所有形式的糖。

拒绝酒精，酒精会脱水。酒精在身体内就像糖一样与维生素C竞争，从而削弱免疫细胞抵抗感染的能力。酒精还会对肝带来额外的负担，肝在生病期间排毒很辛苦。

营养建议

维生素A和胡萝卜素治疗黏膜发炎，增强免疫系统。β-胡萝卜素有助于增加在免疫中发挥关键作用的T细胞。身体利用β-胡萝卜素产生维生素A。最佳胡萝卜素蔬菜汁来源：胡萝卜、羽衣甘蓝、西芹、菠菜、瑞士甜菜、甜菜叶、豆瓣菜、西兰花和长叶生菜。

维生素C和生物黄酮素已被证实具有缓解感冒和流感传染的能力。维生素C被广泛用来防止感冒，缩短康复时间，减轻症状。

研究表明，从感冒症状出现开始，到感冒症状完全消失为止，每天摄取2000~5000毫克维生素C是有效的。然而，大剂量使用维生素C时，一个主要的问题是会遭受腹泻的痛苦。为了避免腹泻，可以使用砷酸钙，这是与消化系统关系最小的一种维生素C的形式。每天4次，取一茶匙，用蔬菜汁或水混合服用。生物黄酮素会增加免疫细胞对维生素C的摄取。

小贴士：患有草酸型肾结石（比其他形式的肾结石罕见）的人都应该

特别留意维生素 C 的使用。维生素 C 的最佳蔬果汁来源：羽衣甘蓝、西芹、西兰花、抱子甘蓝、豆瓣菜、菜花、甘蓝、菠菜、柠檬、酸橙、芜菁和芦笋。最佳生物黄酮素蔬菜汁来源：青椒、西兰花、甘蓝、西芹和番茄。

维生素 E 和硒共同抗击感染。维生素 E 加强硒的刺激免疫功能，研究显示这些营养会增加抗体的形成。最好的维生素 E 蔬菜汁来源：菠菜、豆瓣菜、芦笋、胡萝卜和番茄。最佳硒元素蔬菜汁来源：抱子甘蓝、芜菁、大蒜、小红萝卜、胡萝卜和甘蓝。

锌能缩短病程，降低感冒严重程度。锌会阻止鼻病毒细胞"停泊"到细胞膜，从而中断感染。如果你的饮食中缺乏锌，或者身体中中性粒细胞含量低，就会容易受到各种感染。锌还能缓解炎症，感冒之初服用锌锭剂效果较好，最好的锭剂是经过氨基甘氨酸糖化的。最佳锌元素蔬菜汁来源：姜黄根、芜菁、西芹、胡萝卜、菠菜、甘蓝、生菜和黄瓜。

草本植物推荐

紫云英能提高人体对疾病的抵抗力，减少感染的影响，缩短感染时间。发烧时不要服用。

紫锥菊能提高天然杀伤细胞的能力。天然杀伤细胞在感染早期可能存在于主要抗病毒免疫机制中。经证实，紫锥菊可以降低感染频率，缩短病程，降低感染程度。

白毛茛含有天然的抗菌小檗碱。孕妇要避免服用这种药草，连续服用不要超过 10 天。

蔬果汁疗法

苹果汁含有抗病毒成分。用酸苹果，比如绿苹果（澳大利亚的一种苹果），可以避免摄入太多水果里的糖分。每天饮用不超过 170 毫升，用等量纯净水稀释。

甜菜根汁（红甜菜）是杀死感冒和流感病毒的传统疗法。

　　大蒜具有抗病毒作用，除了食用蒜汁外，生病初期，每天 3 次，每次吃 2~3 瓣大蒜。

　　姜根汁含有消炎成分。感冒开始的时候，用新鲜的姜根榨汁或者泡茶，有助于缩短病程，缓解症状。姜根含有丰富的抗病毒成分。科学家们已经从姜中分离出几种化合物（倍半萜烯），对常见感冒病毒鼻病毒能起到特殊效果。有些化合物在抗鼻病毒方面有特效。姜根中的其他成分姜辣素和姜烯酚能缓解疼痛、降温、镇咳，还有轻微的镇静催眠效果，因此能缓解感冒症状。除了榨姜汁，也可以每天喝几次姜茶。沏茶时，在一杯开水中放一满茶匙鲜姜粉，浸泡 10 分钟。如果用干姜粉，每杯水中放 1/3~1/2 茶匙（参见 323 页热姜－柠檬茶配方）。

　　葡萄柚治疗感冒也很好。富含维生素 C 和生物黄酮素，有助于肝脏解毒，含糖量也低。加水稀释糖的浓度。如果在服用处方药，要询问医生或药剂师，确定是否可以同时食用葡萄柚。

　　洋姜汁富含菊粉，这种物质能增强免疫功能。

　　柠檬汁有用，因为它富含维生素 C 和生物黄酮素，有助于增强身体抵抗力，缓解毒性，缩短病程。

　　西芹汁富含 β－胡萝卜素、生物黄酮素、维生素 C 和锌，这些营养成分有助于增强免疫系统功能。控制饮用量在安全治疗剂量内，每天半杯或者一杯。西芹食用过量会中毒，孕妇禁用。

　　冰草汁富含叶绿素，具有很强的净血效果。

蔬果汁配方

　　姜汁饮（322 页）减肥伴侣（335 页）冰草爽口汁（335 页）热姜－柠檬茶（323 页）富镁汁（325 页）护窦汁（330 页）冰火番茄汁（324 页）消敏汁（315 页）甜梦汁（332 页）芜菁汁（334 页）蔓越莓－苹果汁（320 页）增强免疫汁（324 页）醒脑汁（330 页）

结肠炎、肠易激综合征和其他肠道疾病

结肠炎指广义上的肠道紊乱，包括两种最流行的——肠易激综合征（IBS）和炎症性肠病（IBD）。这些症状在女性中更为常见。

患有肠易激综合征的情况下，食物穿过肠道的方式是不协调、无固定路线的，便秘和腹泻会交替发作，伴随着放屁、胀肚和腹痛。主要原因是饮食中纤维太少、精炼的碳水化合物太多，还有常坐着、压力和情绪低落等因素。我们已经注意到，乳糖不耐症或乳糖消化不良的症状与肠易激综合征相似，乳糖不耐症可能是一个影响因素。

炎症性肠病情况更为严重，包括克罗恩氏病和溃疡性结肠炎。会引起关节、眼睛和／或皮肤炎症，导致直肠癌的得病几率增加。

通常认为炎症性肠病是自动免疫失调、系统不平衡。诱因有饮食不好和压力大，抗生素的使用也是一种常见原因。

炎症性肠病患者与健康人群相比，通常精糖、黄油、人造奶油、奶酪和肉吃得比较多，而水果、蔬菜吃得少。比如，饮食传统天然的人患有克罗恩氏病的几率比较低，在过去的几十年中，美国患有克罗恩氏病的几率增长了好几倍，而日本引入西方食物后，该病的患病几率也有了显著增长。

所有的自动免疫失调意指身体的免疫功能被诱发攻击身体中的蛋白质组织。通常有活化不足的 T 细胞（细胞间接免疫）和活力过大、产生过多的 B 细胞（体液免疫）。最初的起因是肠道渗漏症，所以，自动免疫症与炎症性肠病有密切关系。人们认为这来源于传染源的持续刺激，比如滤过性毒菌、细菌、真菌、寄生虫、原生动物和没有成功处理的白色念珠菌等酵母菌。患有炎症性肠病时，活力过大的 B 细胞会攻击身体的特殊部位，比如肠道。预防接种疫苗会引起 T 细胞和 B 细胞的不平衡。

克罗恩氏病或者局部肠炎会影响消化系统的任何部位，溃疡性结肠炎只会影响大肠。克罗恩氏病可能导致下面症状：出血性腹泻、下腹部绞痛、腹部压痛、食欲不佳、体重减轻、肠胃气胀、浑身虚弱、低烧和直肠炎、肛裂、痔疮、瘘管（非正常渠道）和溃疡。患克罗恩氏病后，慢性炎症会导致肠壁变得厚重僵硬，肠道变得狭窄不通。

生活方式建议

消除酵母菌、细菌和寄生虫感染。寄生虫或者细菌感染可能成为肠道疾病诱因。已有间接证据表明，溃疡性结肠炎的首次发作和偶尔的反复发作都与沙门氏菌等细菌感染有关。据报道，13%的克罗恩氏病患者会有细菌感染。应该检查身体中是否有导致生病的微生物。

在大多数肠道疾病中都会发现结肠中的致病细菌。它们产生的毒素会进一步刺激消化系统。肠道系统具有废物垃圾场的特性。肠道里的益生菌会被坏菌和／或白色念珠菌等酵母菌打败并破坏掉。药物杀菌只能暂时解决问题，坏菌还有重整河山的机会。合理的饮食和益菌群重建才是根本。必须要移除坏菌赖以生存的食物源，包括饮食中的碳水化合物，否则治疗就不会取得成功。有机会的话，病菌在治疗结束后还会很容易回来。如果你患有系统酵母菌感染（念珠菌病）或寄生虫感染，不要食用水果或水果汁（需要避免食用的食物详见 78 页念珠菌病）。

饮食建议

治疗肠易激综合征、预防炎症性肠病时，饮食要高纤维、低脂肪（优质脂肪外）和低糖。纤维有助于规律肠道功能，饮食中包括高纤维食物，比如蔬菜、水果、全谷类（小麦除外）、燕麦麸、瓜尔豆胶和车前草。这些高纤维食物对肠菌类有积极作用，益生微生物对正常消化起到根本的作用。拒绝麦麸，麦麸太刺激，如果炎症性肠病活跃时，拒绝不溶性的纤维。这些食物太粗糙，在肠道痊愈后可以食用。在这种情况下，蔬菜汁是有益的，可以提供无刺激的可溶纤维和抗氧化剂，能够治愈肠道疾病。

尽量拒绝动物蛋白，鱼类除外，因为鱼类含有 Ω-3 脂肪酸，比肉类容易消化得多。

减少单一碳水化合物和精炼碳水化合物摄入。精炼和高糖碳水化合物的摄入通常会带来下列病症：

·身体内脂肪堆积，导致肥胖、糖尿病、心脏病、癌症、胆囊病和变性骨病。

·损害肠道系统，导致肠道渗漏症、炎症性肠病和可以列一本医学书籍之多的自动免疫病症。

主要需要拒绝的高碳水化合物是糖类，包括蔗糖、果糖、玉米糖浆、蜂蜜、纯枫蜜、糙米汁、龙舌兰和面制品（唯一推荐的甜品是甜叶菊，在健康食品店中可以买到）。极大减少全谷类、水果、奶制品、糖类和含淀粉的蔬菜。

拒绝形成黏液的食物。排除任何形式的糖（蛋糕、饼干、松饼、派、面粉糕饼、冰激凌）。避免食用黄油、人造奶油、其他奶制品、煎炸食品、辛辣食品、小麦制品和所有的垃圾食品，包括薯片和软饮料、咖啡。这些食物会刺激生成肠道黏液的分泌物，阻碍营养摄取（更多的健康饮食计划信息，参见 282 页果汁女士健康治疗饮食基础指南）。

多喝新鲜的蔬菜汁和水。肠易激综合征患者，尤其是炎症性肠病患者，营养不良的几率会变大。新鲜的蔬菜汁富含营养，有助于各种肠病患者吸收足够营养。蔬果汁易于消化，含有高浓度维生素、矿物质和酶。它们含有植物复合物，有助于抗直肠癌。胡萝卜素含量丰富的蔬菜汁，比如胡萝卜汁、羽衣甘蓝汁、西芹汁和菠菜汁，能够治愈肠道黏膜。同时，蔬果汁富含植物固醇和固醇素，是果实蔬菜和所有植物中的植物脂肪。从生物学的角度来说上，它们是活跃分子，能大大增强免疫系统。固醇／固醇素有助于免疫系统减轻压力。产生 B 细胞过多而 T 细胞太少，会引起自动免疫反应，固醇／固醇素有助于解决这一问题。

多喝水。每天至少要喝 1140 毫升纯净水。药草茶可以算作水分摄取的一部分。避免咖啡因和酒精。如果消化系统不好，确保喝的所有水都保持室温。

避免汽水。研究发现喝大量软饮料的人群中克罗恩氏病的发病几率增加。同时，冰镇饮料和碳酸饮料会刺激肠道蠕动或促进食物在肠道中的运动，所以要喝接近室温的饮料。

确定食物的过敏和不耐性。对奶制品、谷物、小麦、含有交叉菜胶的食物和处理过的食物中的稳定剂等过敏或者不耐的话，会导致炎症性肠病和肠易激综合征。如果你对小麦过敏又患有肠易激综合征的话，改吃燕麦或者米糠油、面粉和面包（参见 27 页过敏症，以及 292 页排除饮食法）。

结肠清洗和蔬果汁断食。有病例报告显示结肠炎患者在短时间的断食后病症会明显缓解（参见 295 页蔬果汁断食法，以及 298 页肠道排毒）。

营养建议

β－胡萝卜素和叶绿素有助于治疗肠道疾病。胡萝卜素的最佳蔬菜汁来源：胡萝卜、羽衣甘蓝、西芹、菠菜、瑞士甜菜、甜菜叶、豆瓣菜、西兰花和长叶莴苣。最佳叶绿素蔬菜汁来源：所有的深绿色蔬菜。

酶。在慢性疾病开始前，主要吃熟食的话，不消化的蛋白质和黏液就开始加重我们的结肠和组织负担，导致炎症和自动免疫反应。每次吃熟食的时候，最好服用消化酶来防止进一步恶化，促进消化和同化。常年积累消化不完全的蛋白质和肠道中黏液的累积需要良好的结肠清洗（参见 294 页肠道排毒）。

谷氨基酸盐，一种氨基酸，是细胞快速分裂的必需品，能够防止肠道黏液内层萎缩。谷氨基酸盐可以在大多数水果和蔬菜汁中找到。

Ω－3 脂肪酸，尤其是 EPA 和 DHA，能够缓解炎症。肠道紊乱时，通常结肠中发炎的脂肪酸、血清和粪便分解的化学物质会增多。Ω－3 会对抗这种作用。一项双盲研究表明，每天食用 9 粒肠衣鱼油胶囊，克罗恩氏病患者的复发几率会降低。鳕鱼肝油很有效果。每天一汤匙，还能提供合成钙所需的维生素 D（硼也很有用）。一旦身体中钙的情况得以改善，免疫系统会更好地发挥功能。麻油富含 Ω－3 和 Ω－9 脂肪酸，每天食用一汤匙。

维生素 C 在防止瘘管形成中特别重要，比如结肠和膀胱中的瘘管。同时，维生素 C 还是一种重要的抗压营养，有助于治疗肠易激综合征。维生素C的最佳蔬果汁来源：羽衣甘蓝、西芹、西兰花、抱子甘蓝、豆瓣菜、菜花、甘蓝、菠菜、柠檬、酸橙、芜菁和芦笋。

克罗恩氏病的草本植物推荐

甘菊、柠檬草、迷迭香和缬草属植物会辅助肠胃器官。

薄荷油，在肠衣胶囊中，能通过抑制肠胃收缩缓解肠易激综合征，也能释放肠胃中的胀气。肠溶胶囊的外层很重要，它会让薄荷油穿过胃而不消化，到达结肠。

溃疡性结肠炎的草本植物推荐

白毛茛能为肠道消炎，有助于解决引起肠道和消化紊乱的细菌和黏液问题。

爱尔兰藓和药蜀葵根是缓解受刺激的肠黏膜的传统疗法。如果对角叉菜过敏的话要改吃爱尔兰藓。

甘草是消炎的，有助于肾上腺产生额外的肾上腺皮激素，减少过多的胃酸，治愈溃疡。

榆树可以消炎。

小贴示：食物不耐症和白色念珠菌过度生长在肠道疾病中很常见，必须要用药草的方式消除。白色念珠菌过度生长通常是因为在肠道中用抗生素和类固醇杀死了益生菌 （参见 78 页念珠菌病）。

克罗恩氏病的蔬果汁疗法

甜菜根汁含有能储存细胞修复和细胞能量的酶。

甘蓝汁有治愈溃疡的科学记录，还含有植物化合物，能抑制肿块生长增强免疫系统。

萝卜汁在传统中药中用来帮助溶解肠道中积攒的硬物。

梨和胡萝卜汁共同构成治疗消化功能薄弱的传统疗法。

球芽甘蓝也能榨汁，是固醇和脂肪素的优秀来源。

番茄汁富含番茄素，番茄素是很强的抗氧化剂，有助于对抗消化系统癌症。

治疗克罗恩氏病的蔬果汁配方

三蔬汁 （333页） 抗溃疡甘蓝汁 （316页） 东方快车调理汁 （328页） 无双辣沙司 （330页） 清晨活力汁 （327页） 姜汁饮 （322页）

肠易激综合征的蔬果汁疗法

胡萝卜汁富含 β - 胡萝卜素。

茴香和薄荷汁能促进消化，释放肠胃中的废气，有助于缓解肠易激综合征中常见的痉挛。

姜根汁有助于营养吸收，是缓解消化不良、疝气和肠胃气胀的优秀选择。

治疗肠易激综合征的蔬果汁配方

静心汁 （326页） 清晨活力汁 （327页） 甜菜－黄瓜排毒汁 （318页） 清肠汁 （320页） 怡晨汁 （322页） 冰草爽口汁 （335页） 醒神薄荷汁 （326页） 活力姜汁饮 （321页）

溃疡性结肠炎的蔬果汁疗法

甜菜根汁富含叶绿素，是净血剂。

甘蓝汁对治疗溃疡有效果。

胡萝卜汁富含 β - 胡萝卜素，有助于治疗消化系统疾病。

芒果、木瓜和菠萝汁中富含能助消化的酶。研究表明，菠萝中的菠萝蛋白酶和木瓜中的木瓜蛋白酶都有助于消化，能够消炎，促进伤口愈合。

冰草汁中含有叶绿素和 β－胡萝卜素。这两种化合物都对肠道黏膜具有治疗性。

治疗溃疡性结肠炎的蔬果汁配方

超能菠菜汁（331 页） 三蔬汁（333 页） 冰草爽口汁（335 页） 静心汁（326 页） 甜梦汁（332 页）

便秘

便秘是指排便次数减少，排出物小、发硬、干燥，排出时艰难痛苦。如果排便颜色深且快速落水，通常说明饮食中的纤维不足或者喝水不足。另一方面，理想的排便应该是棕色的，就像普通硬纸板或核桃壳的颜色。排便过程应该毫不费劲，不会引起不适，硬度像牙膏一样。它应该是大块的，柔软蓬松，10~20 厘米长。臭气和臭味都少。它会平稳缓慢地落入水中。食物应该在不超过 24 小时内通过消化系统，因为我们每天吃两到三餐，我们应该每天排便 2~3。

便秘时，会感觉懒惰、胀痛和不适。在肠道中蠕动的废物会引起问题。它能阻碍吸收食物营养品中的宝贵营养。这些废物会腐烂，形成毒素。这些毒素会穿过肠壁进入血液。长期便秘会导致口臭、疲劳、营养不良、消化不良、痔疮、头痛、静脉曲张、憩室病、抑郁、癌症尤其是结肠癌。

便秘最常见的原因是饮食纤维含量低，喝水太少，运动量不足。

大多数美国人吃的食物都是精炼低纤维的，再加上喝水与运动量不足，就成了很多美国人遭受便秘痛苦的主要原因。调查显示，便秘影响了 400 多万美国人的健康，每年泻药会卖出 725 百万美元。便秘也是最常见的消化疾病，每年因此看医生的病人多达 25 万之多。

经常运动。为了防治便秘，每天至少运动 30 分钟，每周至少 3 天。散步、游泳、阶梯有氧操等有氧运动有助于肠道变得有规律。

对寄生虫和白念珠菌进行治疗。寄生虫和白念珠菌会引起便秘，如果你不确定身体中是否有寄生虫或白念珠菌，可以求助于医生。

饮食建议

饮食要高纤维、复合碳水化合物。饮食中富有全谷类、水果、蔬菜和豆类（大豆、扁豆、干裂的豌豆）的话，会有助于防治便秘。高纤维饮食能辅助排毒和给肠道上色（注意：缺乏 B 族维生素或钾会导致肠色流失）。你可以在谷类或者早晨的混合饮料中，在色拉里和汤里撒上亚麻仁，以摄取更多纤维。或者，隔夜泡一杯亚麻仁（金色的最好），第二天早上吃。

少吃高脂肪和精炼食物。高脂肪食物包括红肉和深色家禽、鸡蛋和奶制品。尤其要少吃奶酪、人造奶油、煎炸食品和快餐。禁吃糖制品，包括蔗糖、糖粉、红糖、玉米糖浆以及含有这些糖类的甜点和方便食品。精致的面粉制品包括所有用精白面粉制成的食物，包括面包、饼干、意大利面食和比萨面团。这些食物中纤维不足，无法顺利通过肠道，被认为是让结肠阻塞的食物。

大量喝水。每天至少 1.14 升。

榨汁、蔬果汁断食和结肠排毒法。很多人说一旦他们开始喝新鲜的蔬果汁组合，就能排便正常（参见 295 页蔬果汁断食法，以及 298 页肠道排毒）。几种蔬果汁特别有助于治疗便秘。酸梅汁是有名的通便剂，如果能找到用来制作酸梅的梅子，可以拿来榨汁。波森莓汁是另一种温和的通便剂（如果消化系统不好的话，只喝室温的蔬果汁）。蔬果汁断食和肠道排毒也有助于治疗便秘。

营养建议

钙和镁。钙和结肠中过量的胆汁和脂肪结合形成一种无害的物质，排便时会排出。建议每天服用柠檬酸钙 1000~1500 毫克，因为钙可以导致便秘，建议每天同时服用柠檬酸镁 500~750 毫克，以防止便秘。最好分开剂量，早上服一半，晚上服一半。正常的肌肉功能需要镁，包括肠道肌肉。一项研究调查 3835 位女性便秘者服用镁的情况，发现镁摄取不足与便秘有关。最好的镁蔬菜汁来源：甜菜根、菠菜、瑞士甜菜、羽衣甘蓝叶、西芹、西兰花和胡萝卜。

补充纤维。疏松剂车前草子是治疗便秘的常见疗法。用水送服，用量用法参见包装说明。但车前草子到结肠后会变干，用亚麻仁或胶质效果会更佳。也可以把这些纤维结合使用。

益生菌。有证据表明补充益生菌也能缓解便秘。比如，一项研究调查了长期便秘患者服用益生菌饮料或安慰剂的效果，饮料中含有一系列活性干酪乳酸菌（每天 65 毫升），在很大程度上改善了便秘和排便硬度。

维生素 C 有助于预防便秘。尤其有助于防止瘘管形成（非正常通路），比如结肠和膀胱间的瘘管。开始的时候每天服用 500 毫克维生素 C，增加 500 毫克以增强肠道耐受性，然后再减少 500 毫克。这会有助于决定最好的剂量。维生素 C 的最佳蔬果汁来源有：羽衣甘蓝、西芹、西兰花、抱子甘蓝、豆瓣菜、菜花、甘蓝、菠菜、柠檬、酸橙、芜菁和芦笋。

蔬果汁疗法

苹果、西芹、梨和小萝卜汁能刺激肠道蠕动。服用西芹汁要控制在安全的治疗剂量，每天半杯到一杯。过量食用西芹会产生毒素，孕妇尤其要注意避免饮用。

波森莓汁是温和的通便剂。

酸梅汁是有名的通便剂，如果能找到用来制作酸梅的梅子，可以拿来榨汁。

蔬果汁配方

护窦汁 （330 页） 清肠汁 （320 页） 超能菠菜汁 （331 页） 甜菜－
黄瓜排毒汁 （318 页） 清肝利胆汁 （320 页）

嗜食癖

随着时间的推移，人类已经了解某种特定的滋味，尤其是盐和糖，和某种重要的营养元素有着必然的联系。盐对于身体中的水分平衡必不可缺，甜品富含为身体提供热量的卡路里。对于盐和糖分的渴求对我们的远古祖先而言是关于性命的。远古人类生存在一个狩猎的群居环境，天气温暖时辛苦捕猎而冬天又要面临食物短缺的危机。因此在冬季人们要靠体内储存的脂肪过活。这些味道对于早期的人类生存是如此重要以至于味道不仅仅关乎味蕾的味觉，也与大脑化学物质的分泌甚至激素平衡有关。

世易时移，现在，大多数人可能经历过对某种食物的渴望，如薯片、巧克力、冰激凌或花生酱，并且也会从韦伯斯特字典上获取"渴望"一词定义的一手资料，即"极度想要一样东西"。摆脱对食物的强烈渴求是解决问题的根源。即使你认为你极度渴望一块草莓味起司蛋糕、冰激凌或是一袋蜂蜜芥末脆饼干，其实那都不是你身体所需的。

对土、淀粉、颜料一类怪异物品的渴望被称作异食癖。几个世纪以来，这种现象被认为是人体缺乏某种矿物质。近年来一些我们熟悉的异食癖被解释为体内缺乏某种营养元素。异食癖还与食物过敏 （参见 27 页过敏症）、血糖失衡 （参见 174 页低血糖症），或者月经期的荷尔蒙变化 （参见 206 页月经失调） 有关。当然，也与怀孕有关。

在这一部分里，你可以观察自己对什么渴求最多，尝试运用我们推荐的方法来调整饮食结构控制自己的饥渴。下次当无法控制的大快朵颐的渴望来袭时，给自己调制一杯我们推荐的果汁，从根源上解决这一问题。

* 果汁解决一切上瘾

新鲜的果汁经过了果肉碾压榨汁阶段后非常容易被吸收，身体可以轻而易举地消化。果汁里富含人体可以立即吸收的营养元素。多数常饮果汁的人会发现他们不会轻易对任何食物产生饥渴的感觉。这样，对多数食物的饥渴会达到缓解，并且随着时间的推移饥渴会逐渐消失。

* 对烟酒的渴望 （烟瘾酒瘾）

营养是击退酒瘾的关键。饮酒一阶段后会影响人体内化学物质的平衡。一旦你饮酒成了习惯，身体内的血管会对酒精产生依赖，一旦戒酒就会出现一系列症状。身体会随之激发对酒精的极度渴望。而你的生活方式尤其是营养会大大降低这些诱因。因此改变饮食结构和思想观念会降低对酒的渴望。方法如下：

调整生吃食物比例占 60%~65%。当饮食比例中生吃食物比重高时，酒瘾会开始减弱甚至消失。1985 年的一项研究中曾对 32 位患有高血压的病人进行为期 6 个月的节食计划，其中未经烹调的食物占 62%。这个节食计划成功地降低了参与者的血压，平衡了血液中胆固醇和脂肪的比例，也使他们的体重大大降低。但最有趣的是其中 80% 常饮酒的人在未经建议和鼓励的情况下成功地戒了酒。其中成功戒烟的比例也差不多。

洛杉矶恺撒医疗中心致力于烟瘾酒瘾的约翰·道格拉斯医生也发现，这样的饮食持续几周以上，他的患有烟瘾和酒瘾的病人对烟酒的渴望也不那么强烈了。他得出结论：饮食结构中调高生吃食物的比例，如蔬菜、水果、果汁、菜心、种子和坚果，会激发身体对有益于身体健康成分的敏感程度。他还指出，生葵花子对缓解上瘾的沮丧症状极为有效。向日葵花有着类似的功效，也可以榨汁。新鲜的蔬菜汁可以帮助你实现每天 60%~65% 的生吃食物的目标。

降低糖分和咖啡因摄入。人体研究显示，大量降低糖分和咖啡因的摄入会大大降低对酒精的依赖。就减少糖分摄入而言，这意味着尽量避免食用加工的甜品、糖果、饮料、果干和果汁。果汁还可以少量地摄入 （如用水稀释过的 120 毫升果汁）。降低咖啡因的摄入可以从减少饮用富含咖啡因的饮料、咖啡和茶 （或是改饮用低咖啡因饮料） 以及巧克力入手，除了无糖富含抗氧化剂的纯可可 （健康食品店有售）。糖和咖啡因会大大影响血糖指数。有研究显示稳定血糖指数有助于降低对酒精的渴望。

下一步就是要确保饮食结构中具有营养丰富的食品，这样你才能获取身体所需的各种营养成分，供肝脏和其他排毒器官的正常运转。

增加摄入氨基酸和对酒瘾烟瘾产生影响的神经传递素——血清素。体内血清素含量低会激发这些渴望 （更多有关血清素和氨基酸信息以及如何有效饮食促进改善详见 118 页碳水化合物饥渴成因）。多巴胺也是一种神经传递素，当摄入较多咖啡因或服食兴奋剂时容易导致其失衡 （详见 119 页氨基酸和如何控制体内氨基酸含量）。

维生素 B_1 也被称作硫胺，不易在体内储存，但对于血糖水平至关重要。你可以通过服食 B 族复合维生素来获得。最佳硫胺来源：向日葵和荞麦苗。

左旋谷酰胺，一种氨基酸，也有助于降低对酒精和糖分的渴望。

蔬果汁配方

绿芽汁 （329 页）醒神大蒜汁 （321 页） 超能菠菜汁 （331 页）冰草爽口汁 （335 页）

糖分和高碳水化合物上瘾。如果你长期喜欢吃甜食、细粮 （面包、饼干、通心粉） 和淀粉类蔬菜，如土豆、笋瓜和玉米，那么你对碳水化合物上瘾了。这会导致身体的抗胰岛素性。抗胰岛素性意味着身体对胰岛素失去反应，这样会使身体获取更多热量并以脂肪的形式储备起来。因此无论你吃的多么少，你也会逐渐长胖。身体细胞无法吸收所需的葡萄糖，就会给大脑一个需要更多碳水化合物，尤其是糖分的信号。因此你越吃越想吃。结果就会导致持续的渴望食物和发胖。这会导致肥胖症，破坏饮食和节食规划。如果你长期食用低脂肪高碳水化合物的饮食，那么你体内抗胰岛素性的概率就会大大增加 （碳水化合物瘾在经期前激素失调时常见）。

* 碳水化合物上瘾起因

血糖含量低和／或血清素低会给大脑传输需求量增加的信号。这个信号导致了糖分的需求或者我们常说的碳水化合物上瘾。血清素是基本的、让我们感觉良好的激素。如果血清素含量过低，我们会感到悲伤或抑郁、焦虑、头疼、睡眠质量低下。激素失衡，蛋白质摄入过低以及消化不良都会导致血清素降低。不幸的是，糖分和碳水化合物会使体内血清素含量激增，这就是为什么当体内血清素含量低时我们喜欢吃糖和碳水化合物的原因。在服食过糖分和碳水化合物后的一段时间内，我们会感觉良好，但是不久又会恢复到血清素低的状态，然后渴望摄入更多的糖分和碳水化合物。这是一个向下的螺旋，糖分和细粮只能使情况越变越糟。

碳水化合物分子和神经传递素——血清素的分子相似度很高。当人体内血清素含量低时，人们会渴望摄入碳水化合物。当能够帮助合成血清素的氨基酸同给人体提供丰富蛋白质的健康饮食一起摄入时，这种对碳水化合物的渴求也会随之降低 （见 119 页氨基酸方案）。当人体内血清素含量低时，也会伴随着对其他物质的渴望，比如酒瘾加重。当大脑内血糖含量低时，人们会极度渴望碳水化合物。大脑会发出信号以提高血糖含量。解决这一问题最好的方法就是在饮食结构中持续摄入蛋白质和复合碳水化合物。蛋白质能分解成氨基酸来产生神经传递素。各种蛋白质为大脑合成各种神经传递素提供前期营养物质。

肾上腺疲劳能导致渴求碳水化合物。大多数情况下人在压力下或者缺乏睡眠时会感觉异常疲惫。这会导致肾上腺疲劳，也会给身体发出需要提神物质的信号。白天，你可能会求助于糖果、高碳水化合物小吃或者咖啡，晚上饮酒或摄入碳水化合物，这些都不会缓解症状，只会加重这一问题。肾上腺检查和为肾上腺提供养分是个不错的主意。

生活方式建议

减压和感情愈合。长期的生理或心理压力会产生压力激素，如：皮质醇和肾上腺素，这些会干扰大脑合成神经传递素——血清素。

血清素负责传递积极的情感，如：满足、惬意、幸福和放松。它能释放至少 14 种受体，每一种都被认为在影响人类心情、冲动、食欲和动机方面有其独特的作用。它能缓解饥渴，当它转换成褪黑激素时有助于我们的睡眠。因此，减压和缓解感情问题能大大提高血清素水平。

饮食建议

蛋白质缺乏会导致对糖分的渴望，并直接导致血清素水平下降。血清素来源于食物中的氨基酸（蛋白质单位）和左旋色氨酸（火鸡和鸡蛋是左旋色氨酸的最佳来源）。左旋色氨酸在维生素 B₆ 和镁的帮助下转化成氨基酸。每天摄入 3~4 种蛋白质，并丰富蛋白质来源，包括坚果、种子、豆类（大豆、扁豆、豌豆）、鸡蛋，以及肉类如牛肉、鸡肉、火鸡和鱼类。选择那些有机栽培的，自由放牧或散养的，没有抗生素和激素的种类。纯素食主义者会容易出现蛋白质缺乏。如果你是素食主义者，确保每天至少摄入 2~3 杯豆类（大豆、扁豆、豌豆），再配合以全麦、坚果、种子和菜苗。

遵循低血糖饮食。详见 174 页低血糖症。

营养建议

氨基酸保障。抗胰岛素性和氨基酸的吸收有着必然的联系。普遍认为抗胰岛素性会干扰基本氨基酸的吸收，如：苯基丙氨酸和酪氨酸，这些都是大脑神经传递素如多巴胺和降肾上腺素的先驱。抗胰岛素性也会导致多巴胺新陈代谢功能障碍。而多巴胺是用来传递愉悦信息的。

血清素由氨基酸左旋色氨酸转化而来。左旋色氨酸会分解成 5- 羟基色氨酸，用于合成血清素。身体需要大量的氨基酸，光靠从食物中获取是远远不够的。此外，要想合成氨基酸还需要 B 族维生素和酶。

因为左旋色氨酸分解成的 5- 羟基色氨酸的量比较少，因此还要额外补充，然而计量的多少还有待测试。B 族维生素也是合成和传输左旋色氨酸和5- 羟基色氨酸时必不可少的营养元素，作为强健大脑的补充也应摄入一些。

为了达到这一目的也应摄入各种蛋白质。你一定会从为你量身定制的氨基酸补充计划中受益。

铬有助于平衡血糖并提高氨基酸耐葡萄糖的效用。多食用富含铬的食物，如鸡肉、鸡蛋、西兰花和全麦食品（尤其是大麦）。蔬果汁中含铬最多的有苹果、牛蒡、菠菜、胡萝卜、豌豆和甘蓝。如果在摄入这些水果和蔬菜后还想吃甜食，可以试着服用铬元素补充剂 50~200 毫克（液体三价有机铬最有效）。维生素 E、钒，甚至樱草油也十分有效。蔬果汁中含维生素 E 最多的有菠菜、豆瓣菜、芦笋、胡萝卜和西红柿。蔬果汁中含钒最多的有西芹、绿豆、胡萝卜、甘蓝、大蒜、番茄和小萝卜。樱草油也可以通过服用补充剂来补充。

叶酸也是合成氨基酸的必要成分，叶酸的缺乏也会有碍氨基酸的水平。蔬果汁中含叶酸最多的有芦笋、菠菜、羽衣甘蓝、甜菜根、西兰花、甘蓝和黑莓。

益生菌、酶和甜菜碱。服用益生菌群如红茶菌、酸乳酒或益生菌补充剂（健康食品店有售）会有助消化，加上酶和甜菜碱能更有效地消化熟食和蛋白质。

蔬果汁配方

活力姜汁饮（321 页）美肤汁（317 页）三蔬汁（333 页）护窦汁（330 页）冰火番茄汁（324 页）春季滋补汁（331 页）减肥伴侣（335 页）冰草爽口汁（335 页）

嗜冰（嗜食癖）。如果你经常咀嚼冰块，你可能患了嗜食癖。嗜冰通常是贫血症的一种症状。贫血是体内缺乏铁、维生素 B_{12} 或叶酸（见 39 页贫血）。蔬果汁中含非血红素铁含量最高的有：西芹、蒲公英、西兰花、菜花、草莓、芦笋、瑞士甜菜、黑莓、甘蓝、带叶甜菜和胡萝卜。

蔬果汁中含叶酸最多的有：芦笋、菠菜、羽衣甘蓝、甜菜根、西兰花、甘蓝和黑莓。

蔬果汁配方

超能菠菜汁 （331 页） 清晨活力汁 （327 页） 三蔬汁 （333 页） 富钙鸡尾果汁 （319 页）

嗜食花生酱。你有没有发现自己经常舀一大勺花生酱吃甚至都不愿麻麻烦烦地涂在饼干和面包上？除非你购买的是天然品牌，只含有花生和盐，否则里面都含有你真正渴望的玉米糖浆或糖分。这可能是由于你体内缺铜，因为花生富含铜离子。铜还有更好更低脂的来源，不含花生中的致癌物质黄曲霉毒素。蔬果汁中含铜最多的有胡萝卜、大蒜、姜根和萝卜。

蔬果汁配方

活力姜汁饮 （321 页） 醒神大蒜汁 （321 页） 甜菜－黄瓜排毒汁 （318 页） 姜汁饮 （322 页） 增强免疫汁 （324 页）

嗜食咸食。如果你喜欢吃薯条、椒盐卷饼、培根或咸口味的爆米花，你可能是嗜盐。嗜食咸食可能是体内镰状细胞贫血、上瘾、肾上腺疲惫、各种肌肉劳损、高血压 （详见 169 页高血压症）、糖尿病 （128 页糖尿病）的症状。嗜食咸食的起因是肾上腺压力所致。摄入咖啡因和其他生活方式带来的压力会降低肾上腺分泌，会使血压降低，疲惫感倍增。增加盐分的摄入会暂时缓解这种症状，但却对健康产生长期的影响。缺镁也会导致对盐的渴求。如果你非常喜欢食盐就要考虑降低食盐 （氯化钠） 的摄取了，可以考虑从蔬菜如芹菜中或者海盐中摄取钠，海盐中还富含矿物质、镁、泛酸、钾、维生素 B_6、维生素 C 和锌，所有这些元素都会有助于肾上腺素的分泌。蔬果汁中含镁最多的有甜菜根、菠菜、西芹、蒲公英、大蒜、黑莓、西兰花、菜花、胡萝卜和芹菜。

蔬果汁中含泛酸最多的有西兰花、菜花、羽衣甘蓝。蔬果汁中含钾最多的有西芹、瑞士甜菜、大蒜、菠菜、西兰花、胡萝卜、芹菜、小萝卜、菜花、豆瓣菜、芦笋和甘蓝。蔬果汁中含维生素 B_6 最多的有羽衣甘蓝、菠菜、青萝卜、甜椒和西梅。蔬果汁中含维生素 C 最多的有羽衣甘蓝、西芹、西兰花、抱子甘蓝、豆瓣菜、菜花、甘蓝、草莓、菠菜、柠檬、酸橙、萝卜和芦笋。蔬果汁中含锌最多的有姜根、萝卜、西芹、大蒜、胡萝卜、菠菜、甘蓝、生菜和黄瓜。

蔬果汁配方

富镁汁 （325 页） 补肝汁 （325 页） 超能菠菜汁 （331 页） 美肤汁（317 页） 活力西芹汁 （328 页）

嗜食酸食。如果你喜欢柠檬、酸橙或其他酸性食物，那么你需要用乙酸来分解从难以消化的蛋白质中释放出来的毒素。当食物在肠道内腐败的时候，毒素就在体内囤积下来 （见 112 页便秘，298 页肠道清理）。在一杯水中放入一茶匙柠檬汁能为身体提供乙酸。维生素 B_2 也很有效。蔬果汁中含维生素 B_2 最多的有羽衣甘蓝、西芹、西兰花和青萝卜。

绿色蔬菜中的叶绿素是另外一种能够帮助排毒的营养元素，也能缓解喜欢吃酸性食品的问题。

蔬果汁配方

富镁汁 （325 页） 绿芽汁 （329 页） 消敏汁 （315 页） 活力西芹汁（328 页） 冰草爽口汁 （335 页）

抑郁症

抑郁症是一种感觉不幸、悲伤、绝望、无用、自责的感觉，通常比心情不好要持续更久。患抑郁症的人通常避世，对正常的社交活动失去兴致，还会伴随着性欲减退、易怒的症状。抑郁症患者还会睡眠时间短甚至失眠，感觉紧张，注意力不集中，食欲低下或者易饿。抑郁症患者还会经常感觉头痛、背部疼痛、消化不良，而且会由于抑郁削弱了免疫力，经常患病。抑郁症严重的情况下人容易有自杀倾向。对大多数人来说，抑郁的程度都不太深，可以通过努力来消除抑郁的影响。

抑郁症也与体内缺乏神经传递素——血清素有关，而且还涉及刺激大脑化学成分的多巴宁和去甲肾上腺素。血清素由氨基酸左旋色氨酸转化而来，这在日常饮食中是很难大量补充的。这也正是为什么多数美国人患有抑郁、睡眠不佳、焦虑、压力问题的原因，血清素对这些疾病起着至关重要的作用。压力使人体消耗过多用于抑制或平缓神经的神经传递素，如血清素，而饮食中获取的血清素远远供不应求。但是如果我们给身体提供足够的氨基酸，在刺激神经传递素和抑制神经传递素之间建立一个平衡，那么抑郁的症状就会得到改善。

任何刺激因素都会损耗神经传递素，其中最厉害的是咖啡因和用于集中注意力的药物。能够加剧这一变化的因素有：酒精、高糖分、蛋白质摄入量低、血糖失衡、念珠菌病、甲状腺病、肾上腺分泌失常、营养不良、吸烟、食物过敏、压力、荷尔蒙失调、处方药物和环境污染。

许多药物能够帮助神经传递素的重新分配，但却无法制造出新生的神经传递素。有的药物针对一种神经传递素如帕罗西汀、百忧解、西普兰、普伐他汀钠，有些如郁复伸、欣百达可以针对几种神经传递素。各种用于治疗抑郁症的处方药物都有副作用，有些副作用还非常大。多种氨基酸和营养补充剂以及饮食结构的调整对于缓解症状、根治疾病都有一定的效果，而且基本没有副作用或者副作用很小，但是缓解症状的速度较慢。如果你已经服用了抗抑郁的处方类药物，那么任何改变都请遵医嘱。多数情况下，应该逐渐降低复方药的剂量。记住，健康饮食疗法只有在制定了全方位的治疗计划时才会效果最佳，其中包括食用各种蛋白质、大量的蔬菜和饮用蔬果汁。

生活方式建议

获得充足的睡眠。这有助于抗抑郁。血清素影响睡眠,反过来睡眠也影响血清素。如果你患有失眠症,请参考 196 页失眠和时差。

经常运动。运动能促进血清素的分泌。快步走能帮助大脑分泌血清素和多巴宁。锻炼不仅能调整身体机能,改善身体状况,还能愉悦你的身心,使大脑分泌出一种良性化学成分内啡肽。这就是为什么在半个小时以上的运动过后人会感觉开心、畅快、头脑清晰的原因。

戒烟。吸烟能够降低体内色氨酸水平从而导致抑郁。吸烟也会降低体内维生素 C 的含量,而维生素 C 的含量降低将直接导致抑郁。抑郁又会使人更难戒烟。因此,当抑郁症有所缓解时你会发现更容易戒烟,并且戒烟后你会发现你的抑郁症有所缓解 (参见 115 页嗜食癖)。

每天进行 15 分钟日光浴。阳光能促进血清素的分泌。如果室外寒冷,可以坐在窗下。

每天安排娱乐节目。任何使你开心的人或活动都会有助血清素的分泌。参与类似的活动也能促进血清素的分泌。多对自己和别人说鼓舞人心的话语,你的话语和思想会影响你的身体。每天做些自己喜爱的事。爱的感觉能使血清素瞬间迸发。

饮食建议

不吃甜食和加工过的碳水化合物。血糖含量低能导致抑郁。这种紊乱会在体内缺乏足够保持血糖稳定的元素时发生。应该避免任何加工过的碳水化合物的摄入,包括甜品如蛋糕、糖果、曲奇、冰激凌,白面制品如面包、意大利面食、比萨饼、春卷和所有垃圾食品。这在情感压力大极其渴望甜品时非常难以做到,因为甜品能瞬间为身心提供愉悦感。但是甜品最终会耗尽你的感情,加重抑郁的症状。当然,在压力大时通过进食像蔬菜、全麦食品、豆类食品以及多种蛋白质这样的复合碳水化合物来稳定血糖水平还是十分重要的，这些食品都能促进大脑分泌血清素。而且可以通过吃高能量的食品，如生蔬菜、水果、新鲜蔬菜汁、坚果，保持血糖平衡，减轻抑郁症状（参见 174 页低血糖症，115 页嗜食癖）。

减少咖啡摄入量。刺激性饮料能损耗神经传递素，导致抑郁症。好多研究都显示出咖啡因的摄入与抑郁症有着必然的联系。在一项对健康大学生的调查研究中发现，喝咖啡过多的学生比较少喝咖啡的学生抑郁等级高。其他的研究显示抑郁症患者消费咖啡因量都居高不下。另外，咖啡因的摄入与精神病患者的抑郁程度有关——咖啡因摄入越多，抑郁程度越深。因此建议你每天喝咖啡不要超过 3 杯，并且不要过浓。研究还指出咖啡因和糖的组合会恶化抑郁症状，因此咖啡里加糖或糖浆、咖啡和甜甜圈的组合都是明令禁止的。

避免食品添加剂。食品添加剂也会导致抑郁。阅读食品标签，不食用添加化学成分和食品添加剂的食物。尤其要注意避免食用味精，它能够刺激大脑消耗血清素。注意有时食品标签上不会出现味精的字样，有时以脱水蔬菜蛋白、味之素、天然嫩肉剂的方式表现出来。最好的解决办法就是不去购买标签上带有你不熟悉成分的食品。

降低能导致过敏的食品摄入量。食物过敏会使你感到更加戒备和沮丧（参见 27 页过敏症和 292 页排除饮食法）。

多吃生的食品。新鲜水果、蔬菜、蔬果汁都是很好的选择。那些多吃生的新鲜蔬菜、水果的人会感到精神振奋。斋戒 1~3 天，只吃水果，非常有效。很多人在斋戒过后幸福感倍增（参见 295 页蔬果汁断食法）。

营养建议

氨基酸能有效平衡帮助大脑细胞联络的天然化学物质——神经传递素。这些化学元素控制我们的情感、记忆、情绪、行为、睡眠和学习能力。

神经传递素是由身体中的来源于食物蛋白的氨基酸转化而来的。神经传递素中负责防止抑郁的是血清素，还有刺激大脑的化学成分多巴宁和去甲肾上腺素。当血清素含量低时，你会感到焦虑、脾气暴躁、情绪低落甚至抑郁。血清素由氨基酸左旋色氨酸转化而来。左旋色氨酸会分解成 5- 羟基色氨酸用于合成血清素。为了合成血清素还需要其他成分如 B 族维生素和酶的参与。左旋色氨酸分解成 5- 羟基色氨酸的比例很低，因此 5- 羟基色氨酸需要服用补充剂来补充。剂量大小还需测试。B 族维生素在合成和传导左旋色氨酸以及左旋色氨酸分解成 5- 羟基色氨酸的过程中是必不可少的成分，因此也应摄入一定的 B 族维生素。这一过程中多种蛋白质也是必不可少的，如坚果、种子、豆类、鸡蛋，纤维肉类如鱼肉、鸡肉、火鸡和牛肉（请选用有机栽培的，自由放牧或散养的，没有抗生素和激素的种类）。

　　叶酸和维生素 B$_{12}$ 对于抗抑郁有很好的疗效，体内缺乏两者或其一缺乏都会导致抑郁症。饮酒和阿司匹林会导致叶酸缺乏。蔬果汁中含叶酸最多的有芦笋、菠菜、羽衣甘蓝、甜菜根、西兰花、甘蓝和黑莓。水果和蔬菜中维生素 B$_{12}$ 含量高。食物中含维生素 B$_{12}$ 最多的有肉类、禽类和鱼类。

　　镁缺乏可导致多种心理变化，包括抑郁。镁缺乏的症状有注意力不集中、记忆力低下、抑郁、恐惧、不安、失眠、痉挛、抽筋和眩晕。抑郁症患者体内的镁元素含量比健康人要低得多。200~400 毫克甘氨酸镁能有效帮助你控制自己的情绪。而且这种形态的镁也最稳定。蔬果汁中含镁最多的有甜菜根、菠菜、西芹、蒲公英、大蒜、黑莓、西兰花、菜花、胡萝卜和芹菜。

　　Ω-3 脂肪酸是脂肪酸中抗抑郁最重要的一种成分。饮食中 Ω-3 脂肪酸含量低会加剧抑郁症状。Ω-3 脂肪酸对于大脑功能和身体健康十分重要。它们是神经元的绝缘体。这层绝缘物质很重要，因为神经传导素在这层脂肪层外侧进行传导。可以从鱼类、鱼油、食草动物（非食谷类动物）和坚果类如胡桃、亚麻、棕榈中获得。Ω-3 脂肪酸摄入过低会加重抑郁症状甚至导致自杀。这是由于 Ω-3 脂肪酸的缺乏会影响额叶皮层和海马结构神经元中的血清素和多巴宁的传导。其他导致抑郁的生物化学原因还有基因上不能合成足够的由必需脂肪酸构成的大脑代谢物前列腺素EI。

　　可以通过多吃亚麻子、棕榈子，配合鱼油如磷虾和鱼肝油，多食淡水鱼如鲑鱼、鳟鱼、鲭鱼、比目鱼或牛肉来获得 Ω-3 脂肪酸 （参见 282 页果汁女士的健康治疗饮食基础指南）。

思美泰 （SAM）

思美泰是人体自然生成的一种复合合成物，来源于氨基酸中的蛋氨酸和腺嘌呤核苷三磷酸，是人体所有细胞中都含有的能量来源。许多研究都致力于找出思美泰和抑郁症直接的联系。据推断，思美泰能增加神经传递素——血清素和多巴宁的可用性。思美泰应该与在临床实践中应用的处方抗抑郁药物有同样的功效。二元分析法已经获取了足够的证据并得出结论，思美泰在治疗抑郁紊乱中要优于安慰剂，几乎和标准三环类抗抑郁药物一样有效。2002 年意大利的一项研究发现，思美泰和一种三环类抗抑郁药米帕明有一样的功效。而且思美泰的受体出现副作用的少于丙米嗪的受体。推荐剂量：400~1600 毫克／天。

维生素 C 和生物类黄酮，尤其是芦丁有助于抑郁症患者。蔬果汁中含维生素 C 最多的有羽衣甘蓝、西芹、西兰花、抱子甘蓝、豆瓣菜、菜花、甘蓝、草莓、菠菜、柠檬、酸橙、萝卜和芦笋。蔬果汁中含生物类黄酮最多的有彩椒、浆果 （蓝莓、黑莓和酸梅）、西兰花、甘蓝、柠檬、酸橙、西芹和番茄。

维生素 D。我们能从阳光中获取维生素 D，但是冬天或者阴天时最好从饮食中获得。研究显示冬天里每天服食维生素 D 补充剂超过一年的患者抑郁症症状大有缓解。

鱼肝油和 Ω-3 脂肪酸中含有大量维生素 D。

蔬果汁疗法

芹菜汁。根据欧洲风俗，芹菜能让你忘掉心碎的烦恼同时还有抚慰神经的功效。可能是由于芹菜中的丁基酞内酯有镇定的功效。

深绿色蔬果汁中富含叶绿素和其他营养元素，这些成分都有助于抗抑郁。

茴香汁长久以来一直被用作帮助往血管中释放内啡肽的补剂。内啡肽能产生愉悦感，有助于削减焦虑和恐惧感。

蔬果汁配方

绿芽汁 （329 页） 静心汁 （326 页） 怡晨汁 （322 页） 清晨活力汁 （327 页） 活力西芹汁 （328 页） 冰草爽口汁 （335 页） 醒神薄荷汁 （326 页） 超能菠菜汁 （331 页） 美肤汁 （317 页） 无双辣沙司 （330 页）

糖尿病

糖尿病是身体无法保持血糖平衡的一种病症。糖尿病患者会感觉疲惫、口渴。糖尿病分几种情况。1 型糖尿病也被称作胰岛素依赖型糖尿病，多发于青少年，患者身体自己的免疫系统会摧毁胰岛 B 细胞。胰岛 B 细胞分泌帮助细胞吸收葡萄糖 （细胞能量的主要来源） 的激素——胰岛素。因为血液中没有或缺乏胰岛素，必须依赖外源性胰岛素补充以维持生命。1 型糖尿病通常发生在童年，但成人也会得 1 型糖尿病。

2 型糖尿病也被称作非胰岛素依赖型糖尿病，多发于中老年人，胰腺分泌的胰岛素不够，或者胰岛素的分泌量并不低但体内周围组织对胰岛素的敏感性降低。没有足够的胰岛素或胰岛素使用不当，葡萄糖就会留在血液内。激素消脂素负责胰岛素信号的准确性和是否患有胰岛素抵抗 （详见下一部分）。这种现象通常出现在 40 岁以后，可以靠饮食或药物进行调节。但如果 2 型糖尿病病情无法控制就要另外增加胰岛素了。2 型糖尿病的症状有：疲劳、口渴、体重降低、视线模糊和尿频。有些患者没有上述症状，就需要检测血糖指数了。

糖尿病会伴随一系列并发症，包括动脉硬化、易感染、眼病、神经和肾损伤。因此，在没有任何并发症时用饮食控制好血糖水平至关重要。

饮食建议

仅仅为降低糖尿病患者的血糖而增加胰岛素含量这种治疗手段无法解决新陈代谢紊乱的问题，只能使病情恶化。这样做只能是拆东墙补西墙。科学告诉我们，摄入的饮食必须使胰岛素和消脂素信号的准确性最大化，使我们的身体细胞听从于维持生命的信息。这才是行之有效的疗法。重点在于控制脂肪含量，减少糖分和细粮的摄入，少食低纤维碳水化合物包括淀粉。下面推荐一些控制糖尿病的行之有效的方法。

避免吃糖、甜品、单一碳水化合物，控制高淀粉食物。包括曲奇、糖果、蛋糕、派、冰激凌、精加工的面食，如面包、春卷、意大利面食和比萨饼。

少吃淀粉含量高的蔬菜，如土豆、冬南瓜、玉米和豌豆。应该留心的是虽然许多面包、松糕、百吉饼和通心粉都标注是全麦的，但事实上并不是这样，只有少数是全麦的，多数是白面掺入些全麦粉而已。只有几种面包是全麦的。水果中也是单一碳水化合物，因此每天食用不要超过一个。每天摄入果汁量也要控制每天不要超过120毫升，并且要用水或者蔬菜汁稀释。避免饮酒，这种单一碳水化合物在体内和糖是一样的。

食用单一碳水化合物和高淀粉食物会造成胰岛素抵抗，即血管中胰岛素含量太高。胰岛素抵抗是指体内周围组织对胰岛素的敏感性降低，外周组织如肌肉、脂肪对胰岛素促进葡萄糖的吸收、转化、利用发生了抵抗。体内细胞无法吸收葡萄糖，大脑会发出信号需求更多的碳水化合物。这就是所谓的"新陈代谢综合征"，涉及一系列病理——腹型肥胖症、胰岛素抵抗、高脂血症和高血压。这些症状的流行趋势越来越大，严重影响全世界人类的健康，这和近几十年来人们饮食的改变和身体运动量的减少有关。这种饮食结构的变化是因为果糖的摄取逐渐增加，这也是导致糖尿病人日益增多的原因。对糖尿病人来说最好的甜味剂（也是唯一推荐的）是甜菊，在健康食品店以粉末和液体的形式有售。

避免喝可乐。研究发现，饮用可乐甚至是无糖可乐都会造成新陈代谢综合征。科学家历时9年，追踪9500名年龄在45~64岁的患糖尿病男女的饮食信息，其中每天喝一罐无糖可乐的人患新陈代谢综合征的几率比不喝的人高34%。

水果。糖尿病患者可以食用一些水果和浆果，但多数水果不合适。鳄梨、草莓、覆盆子、酸梅、花楸、黑莓、石榴、梨、柠檬、酸橙、葡萄柚和玫瑰果对糖尿病人来说是很好的选择。其他的水果，如樱桃、李子、葡萄、菠萝、橘子、香蕉都不合适。这些水果含糖量太高。

多吃复合碳水化合物和完整的未加工食品。蔬菜、全谷类和豆类（菜豆、小扁豆、裂豌豆）是由复合碳水化合物组成的。这些碳水化合物需要用更多的时间为你的消化系统分解食物注入能量。简单的碳水化合物往往将葡萄糖一下子注入血液中，与之相比，复合碳水化合物由于需要更多时间来消化，葡萄糖释放到血液中的速度更缓慢而且更均匀。整体食品有良好的纤维资源，这也有助于调节血糖。淀粉类蔬菜，如马铃薯、甘薯、南瓜、豌豆、玉米，其进食量应该限制为每周不超过3~4杯，它们转化成能量的速度比其他蔬菜都要快。

多生吃蔬菜，饮用新鲜的蔬菜汁。洛杉矶永皇研究中心的约翰·道格拉斯博士发现，生蔬菜比煮熟的蔬菜对糖尿病患者有更好的耐受性，而且生的食物可以帮助稳定血糖水平。欧洲Bircher-Benner专科医院的马克思博士成功地将生蔬菜汁用于糖尿病的临床治疗中。榨汁时，需要确保主要来源是蔬菜而不是水果。主要选用含糖量低的蔬菜。在一般情况下，地上种植蔬菜的糖分含量低，而那些生长在地下的蔬菜如甜菜、胡萝卜、土豆、红薯、山药含糖量较高。可以添加少量的胡萝卜、甜菜或绿色的苹果使其更加美味。但关键是只能加很少的量而且要用大量的蔬菜汁去稀释。

多餐少吃，每餐食用少量的蛋白质。糖尿病患者最好坚持一日多餐少吃，而不是两三顿饭，每餐大饱口福。更频繁进食，每餐吃少量的蛋白质有利于保持血糖处于一个平稳的水平，远比大吃一顿导致血糖激增要好得多。实现这一目标的一个办法就是留下每餐的一少部分作为间食稍后食用。

降低动物产品的食用量。研究表明，降低饮食中的动物蛋白可以降低得重度糖尿病并发症的风险。不需要严格吃素。可以更多地选择鱼来代替其他动物蛋白，只吃少量的肉类和家禽。冷水鱼类，如鲑鱼、金枪鱼、大比目鱼、鳕鱼、鳟鱼、沙丁鱼都含有被称为必需脂肪酸的鱼油，可以帮助细胞更容易吸收胰岛素。

营养建议

黑莓叶。将2汤匙干燥的黑莓叶粉在一杯沸水中浸泡30分钟，经过过滤，一日3次，每次饮用1/3杯。这一疗法有助于使糖尿病患者的血糖水平恢复正常。

铬。铬可以使胰岛素在细胞中发挥更高的效用。它是葡萄糖耐量因子（GTF）的组成部分，有助于细胞吸收葡萄糖，调节血糖水平。研究发现，铬在糖尿病人的体内含量较低。许多卓有成效的研究表明，补充铬可以有效预防和治疗糖尿病。铬的最佳蔬菜汁来源：青椒、欧洲防风草、菠菜、胡萝卜、生菜、四季豆和白菜。

铜。铜缺乏可能削弱糖耐量。铜的最佳蔬菜汁来源：胡萝卜、大蒜、姜根和萝卜。

镁。镁是糖尿病患者最常缺乏的矿物质。实验和临床结果表明，在西方饮食中镁的含量不足以满足个人需要，镁缺乏可能导致胰岛素的抗药性。一些研究表明，低镁水平可能恶化2型糖尿病患者的血糖控制，而补充镁可以帮助缓解胰岛素的耐药性。例如，一项研究调查了63名低镁含量的2型糖尿病患者，其正在服用药物格列本脲。16周后，补充镁的患者其胰岛素敏感性有所改善，极大地降低了血糖水平。动物研究表明，镁在平稳血糖和胰岛素分泌及作用方面发挥了关键的作用。实验和临床研究表明，镁的摄入可以降低患高血压和2型糖尿病的风险，降低血脂，增加高密度脂蛋白胆固醇水平。镁的最佳蔬菜汁来源为绿叶蔬菜，如甜菜叶、菠菜、西芹、蒲公英嫩叶，以及大蒜、甜菜根、西兰花、菜花、胡萝卜及芹菜。

维生素 B₃（烟酸）。维生素 B₃ 与铬一样，是耐糖因子 GTF 的组成部分。维生素 B₃ 的最佳食物来源：啤酒酵母粉、大米和麦麸、花生、火鸡、鸡肉和鱼。蔬菜和水果是不能提供维生素 B₃ 的。

维生素 C。糖尿病可以干扰维生素 C 的代谢，维生素 C 缺乏可导致血糖调节的问题。即使补充维生素 C，糖尿病患者的维生素 C 水平通常也比较低。维生素 C 的最佳蔬果汁来源：羽衣甘蓝、西芹、西兰花、芽甘蓝、西洋菜、菜花、甘蓝、菠菜、柠檬、酸橙、萝卜和芦笋。

维生素 E。糖尿病患者需要增加维生素 E 的摄入量，它有助于降低所需的胰岛素量。维生素 E 的最佳蔬菜汁来源：菠菜、西洋菜、芦笋、胡萝卜和番茄。

锌。锌在胰岛素的生成和存储方面起着重要的作用。有研究表明，2 型糖尿病患者由于锌吸收量的降低和排泄量的增加，其锌水平并不理想。锌的最佳蔬菜汁来源：姜根、西芹、大蒜、胡萝卜和菠菜。

草本植物推荐

武靴叶。武靴叶是一种在阿育吠陀（印度传统医药）中使用的草药。动物研究表明，它有助于降低高血糖患者的血糖水平，而不影响正常人血糖水平。

肉桂。一些研究发现，肉桂可以改善 2 型糖尿病患者的血糖控制水平。

肉桂茶

虽然很多人喜欢简单地将肉桂洒在燕麦片上，但其实喝肉桂茶也是一个不错的选择。你可以在香料茶中发现肉桂，但它往往是甜的，不适合糖尿病患者。最好是依照下面的配方自制肉桂茶。

1 根肉桂棒

1 杯沸水

1 包不含咖啡因的红茶

少量甜菊

制法：

1. 将肉桂棒放入水杯中。

2. 加入沸水，加盖浸泡 10 分钟。

3. 加入茶包，浸泡 1~3 分钟。

4. 需要的话按个人口味加甜。

蔬果汁疗法

苦瓜。苦瓜是可以在亚洲市场上找到的一种绿色瓜果。中国人和东印度人几百年来一直使用苦瓜来治疗糖尿病；苦瓜可以提高葡萄糖的代谢水平，降低血糖。苦瓜可以用来榨汁，并且和其他所需果汁及水混合。

芽甘蓝。芽甘蓝汁对糖尿病患者来说是很好的降糖药。它还可以保持皮肤健康，增强男性功能。

甘蓝。一项研究表明，甘蓝汁对糖尿病患者有益，或许其具有胰岛素效能。

芹菜。芹菜汁也对糖尿病患者有益。

大蒜。大蒜汁可以降低血糖水平，有助于糖尿病患者增强身体抵抗力以抵抗感染。

菊芋。菊芋汁对治疗 1 型和 2 型糖尿病有独特疗效。每天每餐 20 分钟前生吃 2~3 个菊芋或者饮用菊芋汁 （1/3 杯到一整杯） 有助于稳定血糖水平。

四季豆。四季豆汁一直以来被用作保养胰腺。建议每天饮用 5 杯四季豆汁；三餐各 1 杯，其他两杯作为间食。绿色的豆汁口感比较强烈，和口感柔和的蔬菜汁如胡萝卜汁和芹菜汁混合，更容易被人接受。

蔬果汁配方

小贴士：大部分的蔬果汁配方应该为糖尿病患者修改。每份蔬果汁只使用 1~2 个胡萝卜，半棵小甜菜，半个青苹果。重点是低糖蔬菜和绿叶蔬菜。

美肤汁 （317 页） 三蔬汁 （333 页） 减肥伴侣 （335 页） 青豆汁 （325 页） 清晨活力汁 （327 页） 冰火番茄汁 （324 页） 圆白菜汁 （318 页） 醒神大蒜汁 （321 页） 增强免疫汁 （324 页） 东方快车调理汁 （328 页） 健胰汁 （328 页） 活力西芹汁 （328 页） 绿芽汁 （329 页） 春季滋补汁 （331 页） 超级绿芽汁 （332 页） 醒脑汁 （330 页） 冰草爽口汁 （335 页）

憩室病和憩室炎

憩室病是一种病症，指有我们叫做肠憩室的小的袋状物长在肠壁上，一般是在大肠壁上。憩室病是因憩室对肠壁产生的压力造成的。这种压力在 S 状结肠区域最强，S 状结肠区大肠最为狭窄。毫不奇怪，S 状结肠区域也是大多数憩室被发现的地方。这些肠袋一般发生在较为薄弱的地方，如在肠内肌肉的纤维间或者动脉进入肠壁处。憩室通常无症状，但可能有直肠出血和肠内不适的隐约感觉。它往往是慢性便秘的根源（参见 112 页便秘），因为干硬的大便需要更多的力量通过。

憩室炎的特征是结肠憩室（内壁的袋状物或液囊）破裂。破裂导致结肠周围组织感染。憩室炎的症状包括腹痛、腹部痉挛、腹泻、便秘、发热以及腹胀。肠瘘即肠与其他器官的不正常连接可能形成脓肿。这两种状况往往在中年以后出现。

慢性胃肠道疾病，如憩室炎，可能导致营养不良，损害营养物质的消化和吸收。营养不足导致消化酶分泌量的下降，减缓细胞的生长。食用天然食品，并遵照相关建议既可以减轻营养不良又可以消除潜在的憩室炎。

饮食建议

突发病症（急性），应该选择非常低纤维的饮食（不溶性纤维）。最好的选择是喝 2~3 天的蔬果汁，如胡萝卜、芹菜、西洋菜、生菜、黄瓜和青苹果（参见 295 页蔬果汁断食法）。突发病症时要坚持多喝水，如纯净水、薄荷凉茶和新鲜的蔬菜汁，以帮助结肠痊愈。然后发展到半固体食物如蒸蔬菜、甜土豆泥、山药泥或者磨碎的蔬菜，也可以添加燕麦片或藜麦。

防止进一步发病。一旦症状得到改善，可以逐步在饮食中添加高纤维食物。当痊愈的时候，不要吃坚果、种子和爆米花。开始每天食用 5~15 克纤维，逐步增加到 25~35 克，坚持食用高纤维饮食。20 世纪前憩室病在美国是罕见的，因为人们过去常常食用含有很多纤维的饮食。粗粮对消化道的健康至关重要。可溶性和不溶性纤维都可吸水，增加粪便体积。可溶性纤维与水结合，形成凝胶润滑粪便。果汁中就含有可溶性纤维，使粪便更柔软，更容易通过肠道。一般情况下，不溶性纤维缩减了食物从消化道一端到另一端所需的时间，可溶性纤维使通过时间恢复正常。在长期连续的对男性健康的专业人士的研究中，人们发现食用膳食纤维，特别是不溶性纤维可以降低大约 40% 的憩室病的风险。对高纤维饮食的重要性怎么强调也不过分，高纤维在蔬菜、水果、芽类、全谷物和豆类（菜豆、小扁豆、豌豆）中含量丰富。

补充纤维。食用果胶、亚麻纤维、欧车前子壳、瓜尔豆胶或燕麦麸，还有有助于消化的嗜酸乳杆菌，它们都可以帮助预防便秘。但是，在炎症活动期应该避免补充纤维，因为它可以使问题恶化。

急性发作期快速食用蔬菜汁。蔬菜汁可以使肠道得到修养，并提供可溶性纤维。胡萝卜、甘蓝和绿叶蔬菜汁对肠道有特殊疗效（参见 295 页蔬果汁断食法）。如果你的消化功能薄弱，可以食用室温的蔬果汁（不要冰镇，因为这会加重消化道的负担）。肠道的清洁对身体也是十分有益的（参见 298 页）。

避免刺激性食物。坚果、种子、爆米花可能被憩室所困，造成发炎。乳制品，特别是奶酪（少量的纯酸奶是可以接受的）、红肉、油炸食品、脂肪类食品、辣酱、香料、糖、精细的面粉制品、酒类、咖啡和含有咖啡因的可乐、茶、苏打水，以及加工食品都能引起肠道发炎和／或便秘。

营养建议

β-胡萝卜素。β-胡萝卜素对肠道内壁黏膜有益。一般来说，胡萝卜素的最佳蔬菜来源是：胡萝卜、羽衣甘蓝、西芹、菠菜、叶甜菜、甜菜、西洋菜、西兰花以及长叶生菜。

消化酶。消化酶存在于生的食物里，但会在烹调过程中遭到破坏。身体消化和吸收食物需要足够量的酶。通常，人到 40 多岁的时候腺体和器官功能开始减退，不能产生足够的酶来保持最佳的健康状态。补充酶有助于增强消化功能，由此改善肠道健康。

益生菌。益生菌有助于维持肠道菌群的自然平衡。研究表明，益生菌在治疗肠道疾病方面十分有效。

维生素 K。维生素 K 缺乏可导致肠胃功能紊乱。维生素 K 的最佳蔬菜汁来源为：萝卜叶、西兰花、生菜、甘蓝、菠菜、西洋菜、芦笋以及四季豆。

草本植物推荐

胡卢巴种子、亚麻子、甘草、葵花根、欧车前子种子能够软化和保护肠道内壁黏膜。如果你患有高血压应该避免长时间食用甘草。可以食用草药但不要食用甘草糖。

蔬果汁疗法

梨。梨汁一直以来被人们用来治疗消化系统疾病；梨和苹果汁可以提供胶质（可溶性纤维），促进代谢。

麦草。麦草汁对消化道的治疗十分有效。它也可以用来作为结肠植入物或者溶解在水中作灌肠剂。

蔬果汁配方

抗溃疡甘蓝汁（316 页）清晨活力汁（327 页）天然利尿汁（327 页）清肠汁（320 页）增强免疫汁（324 页）活力西芹汁（328 页）绿芽汁（329 页）三蔬汁（333 页）冰草爽口汁（335 页）

湿疹 （异位性皮炎）

湿疹是一种具有强烈的瘙痒感的皮肤炎症疾病，通常发生于手部、脸部、腕部、肘部以及膝部。它可发病于任何年龄，但最常见于婴儿而且经常在 18 个月之内消失 （尽管会在以后的生活中复发）。它的特点是皮肤出现红色、瘙痒、干燥、增厚的斑块，有各类病变：划痕、丘疹、红斑、出血、鳞片状小水泡。湿疹使得皮肤易受细菌和／或病毒的感染。

湿疹由很多因素引起，包括遗传、饮食、压力、念珠菌 （参见 78 页念珠菌病），以及环境污染和刺激物 （还有一种湿疹称作接触性皮炎，常由接触到毒葛或橡树引起）。许多湿疹患者都有感染过花粉热或荨麻疹等过敏症状的个人或者家庭病史。尽管人们知道某些遗传因素可能与湿疹有关，但是一些专家指出遗传可能与家庭环境更为相关，如相似的饮食和生活方式。

二战以来，湿疹病例的出现呈稳步上升趋势。这说明环境污染、深加工食物和快餐的食用以及必需脂肪酸的缺乏是导致这一病症发展的主要因素。

对于患有湿疹的婴儿而言，母乳是最好的食物 （实际上对每个婴儿而言，母乳都是最好的食物）。母亲应多摄入本部分所提到的营养丰富且多汁的食物。如果你或孩子有这方面的问题，下列建议会有所帮助。

生活方式建议

避免接触刺激性金属。有研究指出湿疹的产生与金或镍过敏有关。所以首先应避免佩戴含金或镍的珠宝首饰。同时也应注意避免接触含有金或镍的填充物或化妆品中的金镍成分。常见的含镍物品也包括不锈钢炊具。

饮食建议

多吃高纤维、天然未经加工的食物，如生的水果、蔬菜及蔬菜汁等。高纤维饮食有助于排便通畅，而排便通畅对减轻湿疹的症状起到至关重要的作用。大量饮用新鲜蔬菜汁和水对维持正常的通便也有很大作用（详见112页便秘）。

只饮用纯净水。自来水含有一些有毒化合物，会加重湿疹的症状。所以要饮用纯净、干净的水，并保证每日至少饮用8杯水（240毫升／杯）。

肝脏／胆囊排毒。当肝胆不通时，身体内的脂溶性营养物质就会消化不良，从而诱发湿疹、牛皮癣和皮肤干燥。如果能完成肝胆的排毒工作，那么症状就会很快消失（详见300~311页肝胆排毒相关内容）。

避免摄入糖和能够迅速转化为糖的精粉食品。应避免任何形式的糖（如蔗糖、果糖、蜂蜜、枫糖浆）和精粉食品（如面包、面包卷、比萨和意大利面），这些物质会使免疫系统功能减弱，从而生成湿疹。

减少动物性食物的摄入，鱼肉除外。肉和乳制品含有花生四烯酸，这是一种脂肪酸，会加重湿疹和牛皮癣的炎症。动物脂肪会加重瘙痒和刺痛感。许多人在采用素食饮食后（包括食用鱼肉），上述症状都会明显减轻。

排除食物过敏原。许多研究证明，湿疹的发病与某些食物的摄入有密切关系，如牛奶等乳制品、小麦、玉米、黄豆、花生和蛋类。很多例子也显示，排除饮食当中的过敏原食物后，皮疹的症状会有很大改善。一些研究显示，无谷蛋白的饮食对湿疹和牛皮癣患者的皮肤损害有很好的疗效。谷蛋白是蛋白质的一种，通常见于小麦、黑麦、大麦和燕麦中（大米和玉米属于无谷蛋白食物）。

采用蔬果汁断食法和排毒饮食来排除身体的毒素。有湿疹生成就说明身体没有进行有效的排毒。1~3天的蔬果汁断食会帮助淋巴系统排毒，这是治疗湿疹过程中很重要的一步。人体的皮肤，也就是所谓的"第三个肺"，在一定程度上要承担将毒素排出体外的工作。但一旦淋巴系统运转不畅，皮肤的这一重要功能将无从实现。肝脏是另一个重要的排毒器官。如果它的负担过重，就不能正常运转，实现自身功能，进而导致血液和淋巴中的废物堆积。当废物过多时就会产生炎症，从而诱发湿疹 （详情参见 295 页蔬果汁断食法和 300 页肝脏排毒相关内容）。

多食用生食。一项大型调查研究发现，生食的大量摄入对皮肤功能紊乱有很大改善作用。生食的摄入量应占总饮食的 60%~75%。

营养建议

生物黄酮素有助于控制炎症及过敏反应。含有生物黄酮素的最佳蔬果汁来源有：甜椒、浆果 （蓝莓、黑莓和蔓越莓）、西兰花、甘蓝、西芹和番茄。

消化酶能改善消化并减轻湿疹症状。Ness Formula 酶是我所发现的最有效的补充酶，一般可以在医生那里开药或者订购。

味苦的绿叶蔬菜，如羽衣甘蓝、芥菜和蒲公英叶有助于增加消化酶的分泌。可将这些蔬菜榨汁，并掺入一些味道柔和的蔬果汁 （如胡萝卜、青苹果和柠檬），饭前饮用。

必需脂肪酸 （EFAs） 对皮肤健康至关重要。研究人员指出要高度重视摄入富含必需脂肪酸的食物。必需脂肪酸包括 Ω-3 脂肪酸和 Ω-6 脂肪酸。在治疗湿疹过程中，Ω-3 脂肪酸最为重要。有研究显示，患有湿疹的孩子，通常他们母亲的母乳中所含的 Ω-3 脂肪酸较低。冷水鱼富含 Ω-3 脂肪酸，如鲑鱼、鳟鱼、金枪鱼、鲱鱼、鲭鱼、大比目鱼以及沙丁鱼。此外，亚麻子和大麻子、鱼肝油和磷虾油中也含有丰富的 Ω-3 脂肪酸。

湿疹和牛皮癣患者身上叶酸含量都较低。叶酸的最佳蔬菜汁来源有：菠菜、羽衣甘蓝、甜菜根、芥菜、西兰花和甘蓝。

益生菌，即"好"细菌，是人体消化道内天然存在的活性微生物有机体。这些物质能抑制有害细菌的繁殖，提高免疫功能，加强消化道的保护屏障。一项长期研究表明，益生菌在治疗婴儿湿疹方面有很好的疗效。

维生素 A 的缺乏会引起皮肤增厚，这也是湿疹病症的典型表现之一。蔬果中的胡萝卜素能转换成人体所需的维生素 A。胡萝卜素最佳蔬菜汁来源有：胡萝卜、羽衣甘蓝、西芹、菠菜、叶甜菜、甜菜根叶、豆瓣菜、西兰花和长叶生菜。

锌是必需脂肪酸转化成用于消炎的前列腺素的过程中的必要物质。获取锌的最佳蔬菜汁来源有：姜根、芜菁、西芹、大蒜、胡萝卜、菠菜、甘蓝、生菜和黄瓜。

草本植物推荐

牛蒡根、蒲公英根、大蒜、北美黄连和红三叶草都是有助于淋巴排毒的草药。孕妇忌用北美黄连，且北美黄连不能一次连续使用 10 天以上。

蔬果汁疗法

甜菜根、甘蓝、胡萝卜、芹菜、黄瓜、西芹和菠菜等蔬菜汁都有助于淋巴系统和肝脏的排毒。将黄瓜汁直接涂抹在皮肤上有助于止痒。胡萝卜汁（300 毫升）与菠菜汁（500 毫升）的混合汁能减轻湿疹病症。

绿色蔬菜汁，如冰草、西芹、羽衣甘蓝和菠菜汁，含有丰富的叶绿素，能净化血液，因此这些蔬菜在治疗湿疹过程中也有很大作用。

西芹汁富含 β - 胡萝卜素和锌。它的摄入量应控制在安全并有治疗效果的范围内，通常为每日半杯到一杯。过度摄取西芹会导致中毒，孕妇尤其要禁用。

蔬果汁配方

富镁汁（325 页）超能菠菜汁（331 页）绿芽汁（329 页）冰草爽口汁（335 页）消敏汁（315 页）午后提神汁（315 页）清晨活力汁（327 页）活力姜汁饮（321 页）姜汁饮（322 页）三蔬汁（333 页）增强免疫汁（324 页）青豆汁（325 页）补肝汁（325 页）活力西芹汁（328 页）超级绿芽汁（332 页）

癫痫病及非惊厥性癫痫

非惊厥性癫痫是指大脑中神经细胞神经元失控性异常放电，导致电流活动的异常同步。发作时可出现意识丧失、肌肉抽搐、肢体麻木、暂时失语、目光呆滞及失神等症状。有些发作表现较轻，如短时失忆、眼球颤动、闻到异味、上腹不适及感到恐惧等。医学上把经常性的无端发作称为癫痫。但有时非惊厥性癫痫同样会发生在非癫痫病人身上。癫痫病的特征是反复发作，在发作过程中，大脑突然放电，引起其他脑功能的紊乱。有些病人每日都有发作，而有些人的发作间隔时间较长，如1~2年发作一次。

许多被确诊为癫痫病的儿童长大后便不再发作。

如果非惊厥性癫痫同时影响了大脑中的多个区域，就是大发作，这会引起意识丧失和抽搐。如果只是大脑的一小部分受到影响，则是部分发作。部分发作的症状并不严重。发作的性质要根据出错神经元的位置而定。在这两种基本的发作类别中还有许多种发作形式，并且每种发作形式都有具体的症状表现。

引起非惊厥性癫痫的原因有很多，如睡眠不足；饮酒；压力；与月经周期相关的激素变化；食物过敏，如面筋（谷蛋白）、黄豆或乳制品；重金属中毒；自由基等毒素引起的细胞损害；农药中毒；重伤；药物中毒；阿斯巴甜（NutraSweet）；感染，如脑炎、脑膜炎；发烧引发的抽搐；代谢紊乱，如低血糖、低血钠或缺氧；或癫痫病人和非癫痫病人的颅脑损伤（脓肿、肿瘤）。

饮食建议

应遵循高脂肪、低碳水化合物的饮食。巴尔的摩儿童中心的小儿癫痫门诊部主任约翰·弗里曼博士说，临床实验已经证明高脂肪饮食的疗效"比任何其他方案都显著"。而他本人也正是生酮饮食（KD）的发明人。一项关于 150 名靠药物治疗控制发作的癫痫病儿童的研究表明，在采用生酮饮食后，大约有 1/4 的儿童减少了 90% 以上的发作。另有一半的儿童减少了 50% 以上的发作。目前，MCT（中链甘油三酯）是最受推荐的饮食，这是一种改善了的生酮饮食，增加了碳水化合物和蛋白质的摄入量，进而减少摄入高脂肪所带来的问题，同时又不影响高脂肪饮食的作用发挥。纯鲜椰子油是获得 MCTs 的最佳途径之一（使用椰子油的食谱参见我的另一本书《椰子食谱》，书中介绍了 70 余种椰油食谱）。

低血糖指数治疗（LGIT）。最好将 KD（MCT 饮食）与 LGIT 结合起来，这是 2002 年出现的作为替换生酮饮食的另一饮食疗法（LGIT 注重低血糖指数的碳水化合物，即含糖低的碳水化合物）。高纤维食物在这一疗法中很重要，因为纤维（与加工过的食物不同）必须进行分解，而这一过程会减慢糖的吸收，从而避免血糖的迅速升高。一些粗加工食物，如豆类、糙米、燕麦片等能帮助减慢糖的吸收。在采用 LGIT/KD 饮食的同时，要补充多种维生素、矿物质和钙，以免造成这些物质的缺乏。

选择无谷蛋白饮食。有很大一部分癫痫病人对谷蛋白过敏，所以避免食用含谷蛋白的食物对这些病人有积极作用。一本 1948 年出版的《美国生理学杂志》记录了狗食用面筋（谷蛋白）后出现癫痫发作，并伴有视力障碍、运动失调神经症状和死亡的案例（如果你的宠物有发作症状，请只购买无谷蛋白宠物食品和为小狗准备的食品。或者用肉馅、少量糙米和蔬菜自己动手准备宠物食品）。务必保证你的饮食中没有任何包含谷蛋白的食物（包括小麦、荞麦、燕麦、黑麦和大麦）。你可以食用大米、米粉、土豆、土豆粉、玉米、玉米粉和其他无谷蛋白的面包和面食。

选择有机食物。有机食物受重金属和农药的污染较轻，而这些物质与癫痫病关系密切。

避免摄入人工甜味剂阿斯巴甜。国家癌症研究所显示，自 1985 年以来，即阿斯巴甜投入市场大约两年后，与阿斯巴甜有关的癫痫发作和恶性脑瘤显著增加。批评家一直在研读早期的研究，并对食品和药物管理局如何将阿斯巴甜定性为对人体"安全"深感疑惑。1972 年，在一项名为"52 周婴猴经口毒性研究"（SC-18862）的实验中，科研人员连续52周给7只婴儿猕猴喂食阿斯巴甜。结果在实验进入第7个月时，所有喂食中高剂量阿斯巴甜的猴子的血液中，其苯丙氨酸水平普遍升高，并出现脑部癫痫发作。发作类型属于大发作。其中有一只喂食大剂量阿斯巴甜的猴子在实验开始300天后死亡。由于数据丢失，该猴的死亡原因未被确定。当猴子的饮食中不再添加阿斯巴甜后，其脑部癫痫发作消失。GARD这个缩写最初代表的是"限制钾型氨基酸／阿斯巴甜的饮食"，此名称来自于对这两种非必需氨基酸的限制，它们也是味精和阿斯巴甜的母体化合物，被称为"兴奋毒素"，能诱发癫痫。

许多飞行员都对摄入阿斯巴甜尤为敏感，他们也提到过许多由阿斯巴甜带来的严重的毒副作用，包括机舱中的大发作。在阿斯巴甜消费者安全网飞行员热线上，大约有一千例有关飞行员反应的报道。含有阿斯巴甜的食物包括低热量软饮料、口香糖、冰激凌、甜酸奶、冷冻酸奶、曲奇、糖果和其他标明无糖的甜点。

避免强化维生素D的牛奶及乳制品。刘易斯·B·巴内特医师（得克萨斯州赫里福德史密斯诊所及聋人研究基金会会长）指出，合成维生素D同氟一样，会与镁结合，而人体内镁含量低会引起癫痫发作。合成维生素D常被添加到巴氏杀菌奶中。这种合成维生素D与镁结合的能力是天然维生素D的10倍。因此像鱼肝油这些物质中的天然维生素D并不会引起镁缺乏。

避免咖啡因。研究表明，咖啡因会影响癫痫发作的频率，使癫痫更加难以控制。含有咖啡因的食物有咖啡、绿茶、白茶、红茶、软饮料和巧克力。某些药物也含有咖啡因。

蔬菜汁。虽然引起癫痫及其发作的根本原因尚不明确，但研究发现，自由基引起的损伤更易引发癫痫发作。氧化应激是癫痫发作的主要因素。而癫痫病人的大脑常处于由自由基产生的很强的氧化应激下。研究表明，癫痫病人体内通常缺乏抗氧化剂，包括谷胱甘肽、超氧化物歧化酶和维生素E、维生素C、维生素A。研究也同时发现，维生素E和维生素C并用能保护创伤后癫痫病人的神经细胞膜免受氧化。鲜榨蔬菜汁中含有丰富的抗氧化剂。

营养建议

氨基酸。镁、Ω-3脂肪酸（冷水鱼和鱼油），以及氨基酸神经递质平衡疗法能改善癫痫及其发作的症状。

任何种类的癫痫发作都会引起神经递质的大量溢出，从而导致神经递质耗竭，并最终引起大脑化学物质的极大失衡。这也是加重癫痫发作的诱因之一，癫痫病症越重，失衡越大。许多有癫痫发作活动的病人都有刺激兴奋的神经递质而缺乏抑制兴奋的神经递质。这种失衡很可能会引起发作活动。因此平衡神经递质会在很大程度上缓和发作。在此治疗方案中，B族维生素和各种蛋白质的摄入必不可少，包括坚果、种子、豆类、蛋类和肌肉，如鱼肉、鸡肉、火鸡和牛肉（应选择有机喂养、自由放养并且没有食用激素和抗生素的动物肉类）。

镁。根据刘易斯·B·巴内特博士（医师，得克萨斯州赫里福德史密斯诊所及聋人研究基金会会长）的研究，在给癫痫病人服用大剂量的葡萄糖酸镁后，其癫痫发作症状有惊人改善。一旦病人体内缺乏镁，就会导致癫痫发作。镁缺乏也可呈现在应激状态中。脑垂体功能失常会导致镁缺乏。此外，氟的摄入也会引起镁缺乏，因为氟与镁会在血液中结合，生成不溶性氟化镁。这意味着镁不能被脑垂体消化吸收，导致垂体功能失常，进而导致镁缺乏的症状（氟普遍存在于水、牙膏及牙科治疗中）。为了获得最佳效果，你应在健康计划中补充葡萄糖酸镁。只饮用纯净水并使用无氟牙膏。避免所有含氟的牙科治疗。多饮用富含镁的蔬果汁。含镁的最佳蔬果汁来源有：甜菜根叶、菠菜、叶甜菜、羽衣甘蓝、西芹、蒲公英嫩叶、大蒜、甜菜根和西兰花。此外还有鳄梨和生葵花子。

锰是一种矿物质，在癫痫病人的血液和头发中含量较低。一般而言，体内锰含量最低的病人通常伴有最高的发病频率。含锰的最佳蔬菜汁来源有：菠菜、绿叶甜菜根、芽甘蓝、胡萝卜、西兰花、甘蓝和甜菜根。

硒在某些酶反应过程中起重要作用，能保护神经细胞免受自由基的损害。硒缺乏也是导致癫痫病人癫痫发作以及神经损伤的原因之一。含硒的最佳蔬菜汁来源有：叶甜菜、芜菁、大蒜、小红萝卜、胡萝卜和甘蓝。

　　钠是许多人应该尽量避免摄入的物质，但对癫痫病人却有很大益处。研究表明，体内血液中钠含量最低的癫痫病人常伴有最高的发作频率。我们并不建议你增加精制食盐（氯化钠）的摄入量，而应该食用更多富含钠的新鲜蔬菜和蔬果汁（最好的盐是富含矿物质的凯尔特海盐和灰盐）。含钠的最佳蔬菜汁来源有：叶甜菜、甜菜根叶、芹菜、菠菜、豆瓣菜、芜菁、胡萝卜、西芹、葵花苗粉、甘蓝、大蒜和西兰花。

　　B族维生素对中枢神经系统许多功能的维护都有很重要的作用。维生素B_6和叶酸是生成神经递质过程中两种至关重要的辅助因子。在与癫痫的关联中，维生素B_6负责将大脑中的主要兴奋性神经递质，即谷氨酸酯，转化成抑制兴奋的神经递质，即γ－酪氨酸（GABA）。GABA含量的降低会增加发病的几率。有些医生采用静脉注射维生素B_6一周，并随后用补充使用该种维生素的方法来彻底控制病人的发作。富含维生素B_6的最佳蔬菜汁来源有：羽衣甘蓝、菠菜、芜菁叶和甜椒。为维护髓鞘——分布于神经元周围并影响其产生连续神经冲动的组织，病人还需摄取维生素B_1、B_3、B_{12}和肉碱。

　　维生素E。多伦多大学的研究人员发现，10个12岁的患病儿童在连续3个月每日服用400个国际单位的维生素E后，他们的发病频率降低了60%以上，其中6人的发病频率减少了90%甚至100%。与之相比，12个使用药物控制病情并同时服用安慰剂（非活性物质）的儿童中，没有一人的病情得到很大改善。但当服用安慰剂的儿童转服维生素E后，所有人的发病频率都降低了70%~100%，且没有副作用。富含维生素E的最佳蔬菜汁来源有：葵花苗粉、菠菜、芦笋和胡萝卜。

　　锌。研究表明，癫痫病人体内的锌含量普遍低于其他人。含锌的最佳蔬菜汁来源有：姜根、芜菁、西芹、大蒜、胡萝卜、菠菜、甘蓝、生菜和黄瓜。

蔬果汁疗法

　　胡萝卜、甜菜根和黄瓜的混合汁对癫痫有一定疗效。

蔬果汁配方

消敏汁 （315 页） 清晨活力汁 （327 页） 超能菠菜汁 （331 页） 活力姜汁饮 （321 页） 东方快车调理汁 （328 页） 绿芽汁 （329 页） 芜菁汁 （334 页） 冰草爽口汁 （335 页）

眼疾

眼睛常出现一系列的疾病，如飞蚊症、白内障、黄斑变性及其他眼病，如青光眼、视网膜脱落或近视等。这些问题都是由眼睛及周围组织的功能减退和发炎引起的。许多眼部疾病都是由自由基这种毒素导致的。

飞蚊症是指玻璃体上呈点状、线状和片段蛛网形状的小块凝胶，随眼球转动而慢慢飘浮，如飞蚊一般。虽然这些小黑影看起来是在眼前晃动，但实际上它们是飘浮在玻璃体，投影在视网膜上的。

晶状体混浊称为白内障。人体内的自由基对晶状体的蛋白质和脂肪产生损害，引起混浊，从而生成白点。当上述情况出现时，晶状体就不能将光传递给视网膜，从而导致进行性视觉模糊。某些眼病、手术、外伤、系统病变、紫外线灯光照射、辐射、中毒等都可引起白内障。白内障同黄斑变性一起，已经成为导致 50 岁以上人群失明和视力障碍的首要原因。糖尿病患者患白内障的风险更高。

美国 75 岁以上人口中，大约有一半遭受白内障的困扰。

与白内障一样，年龄相关性黄斑变性 （AMD） 也常发生在老龄人口中。黄斑变性的病理机制主要为视网膜中央的黄斑区发生病变。萎缩型黄斑变性由色素沉积所致。渗出型黄斑变性由血液或其他液体渗出并在黄斑区形成瘢痕所致。黄斑变性的主要症状有视物模糊不清，尤其出现在阅读时，并伴有中心视力逐步下降和中心视力区空白。系统病变和中毒同样能引起黄斑变性。

戒烟。烟草中含有大量的镉，而眼部晶状体中镉含量升高会引起白内障和黄斑变性。吸烟也会增加体内自由基和醛的含量，这些物质会破坏眼睛的蛋白质和脂肪。

进行身体排毒。果胶（可溶性纤维，富含于苹果中）可帮助眼睛排除不需要的金属和毒素，L-蛋氨酸能整合有毒金属，这些都是在治疗飞蚊症、白内障和与年龄相关的黄斑变性过程中十分重要的物质。

小贴示：我曾患有飞蚊症，并且这一病症困扰了我大半生时间。现在我已痊愈。我注意到，我的这些症状是在我进行了一系列的排毒，更多饮用新鲜蔬果汁并开始实施氨基酸计划后才逐步消失的。

多吃水果和蔬菜，尤其多吃菠菜等深绿色叶菜，多喝新鲜蔬菜汁。研究表明，每周食用 5 次或更多次菠菜等深绿色叶菜的人，他们患白内障的几率将减少 47%~65%（参见 316 页"怪味绿果昔"配方）。深绿色蔬菜富含类胡萝卜素，尤其是叶黄素和玉米黄质，这些物质都是十分重要的抗氧化剂。此外，番茄对降低患白内障风险也有显著作用，因为番茄同样富含类胡萝卜素（详见下文抗氧化剂）。

避免甜食和精制碳水化合物。糖会增加渗透压（晶状体肿胀），加大自由基损伤的风险。在一项由美国农业部人类营养研究中心主办，针对女性展开的为期 14 年的研究中发现，食用简单碳水化合物最多的女性，她们患白内障的几率是那些摄入简单碳水化合物较低的女性的 2.5 倍。

营养建议

抗氧化剂。研究表明，富含抗氧化剂的饮食能够阻止甚至在某些情况下部分可以矫正眼部疾病。抗氧化剂能保护眼睛免受氧化损害。研究显示，维生素 C 和维生素 E，叶黄素和玉米黄质（类胡萝卜素），β - 胡萝卜素和锌都对眼部健康至关重要。胡萝卜素尤其能破坏自由基，从而帮助阻止或治疗视网膜疾病。一项研究表明，给缺乏维生素 A 的儿童补充维生素 A 和胡萝卜素能帮助其阻止或矫正失明的症状。另一项研究也指出，摄取维生素 C 和维生素 E、β - 胡萝卜素、叶黄素、玉米黄质（都属于抗氧化剂）和叶酸最多的人，其白内障的发生率也最低。姜黄素是植物营养素，有助于阻止眼睛晶状体退化。一般姜根和姜黄中含有姜黄素，可通过补充的形式获得。营养和正常视力间的关系确定无疑。富含胡萝卜素的最佳蔬菜汁来源有：胡萝卜、羽衣甘蓝、西芹、菠菜、甜菜根叶、豆瓣菜、西兰花和长叶生菜。

小贴示：几年前，我收到一位女士的来信。在信中，她说自己在法律上已经被认定为盲人，可当她开始饮用蔬果汁并遵循我蔬果汁书中的饮食计划后，她的视力竟恢复到了正常水平。

谷胱甘肽是蛋白质的一种，在保护细胞免受自由基损害方面有很大作用。现已证实，谷胱甘肽同样有助于阻止白内障的形成。含谷胱甘肽的最佳蔬菜汁来源有：芦笋、西兰花和番茄。

Ω-3 脂肪酸。Ω-3 脂肪酸能有效阻止眼睛产生视网膜病变。一项发表于《自然医学》杂志的小鼠实验表明，要增大 Ω-3 脂肪酸与 Ω-6 脂肪酸的比例，因为过度摄取 Ω-6 脂肪酸会增加视网膜病变的几率。

富含 Ω-3 脂肪酸的食物有：鱼油、亚麻子、大麻子和冷水鱼。

槲皮素是一种生物类黄酮，能降低体内山梨醇（一种由葡萄糖形成的糖醇，在晶状体内产生毒素）的积累，有助于阻止糖尿病白内障的发生。最佳含槲皮素的蔬果汁来源有：浆果和西芹。

硒，以补充形式被人体吸收后，能恢复谷胱甘肽的细胞活动。研究证明，许多患有白内障的病人体内硒的含量都很低。最佳含硒的蔬果汁来源有：叶甜菜、芜菁、大蒜、小红萝卜、胡萝卜和橄榄。

维生素 C 能减慢白内障和黄斑变性的发展速度。由塔夫茨大学进行的"护士健康研究"发现，在饮食中补充维生素 C 达十年以上的护士患白内障的几率最低。维生素 C 的最佳蔬果汁来源有：羽衣甘蓝、西芹、西兰花、抱子甘蓝、豆瓣菜、菜花、甘蓝、菠菜、柠檬、酸橙、芜菁和芦笋。

维生素 E 有助于阻止白内障和黄斑变性的发生，同时它也有助于阻止和矫正这些病变的进程。富含维生素 E 的最佳蔬菜汁来源有：菠菜、豆瓣菜、芦笋、胡萝卜和番茄。

蔬果汁疗法

苹果汁能帮助眼睛清除不需要的金属和毒素。

蓝莓汁有助于改善视力。

胡萝卜汁对改善眼睛功能和视力有很大作用。

蔬果汁配方

甜菜－黄瓜排毒汁（318 页）怡晨汁（322 页）冰火番茄汁（324 页）东方快车调理汁（328 页）佛罗伦萨番茄汁（333 页）清晨活力汁（327 页）活力姜汁饮（321 页）芜菁汁（334 页）

乳腺增生

乳腺增生（FBD）是一种常见的良性乳房囊肿病，至少 20％的育龄女性患有乳腺增生。乳腺增生与激素活性，主要是雌激素的活性有关，是由激素代谢不良引起的。

乳腺增生主要表现为乳房肿块，肿块可能是硬的也可能是软的，可在皮肤下自由移动。纤维组织将囊肿包裹并增厚形成类似于疤痕组织的肿块，引起乳房疼痛。随着女性激素周期变化，肿块在不同时期的大小也不同，经前期触痛加剧，肿块变大。乳腺增生的症状表现差别很大，轻则只有轻微的不适感，严重的则会有剧烈的疼痛。

乳腺增生主要是由于内分泌失调所致。如果抑制雌激素活性的黄体酮分泌不足，则雌激素水平过高，导致乳腺组织过度生长。那些自食物中摄入的过量雌激素也会引起乳腺增生。经常吃肉的女性体内雌激素水平比素食女性高出50%。所有动物蛋白都含有雌激素，如果牛、猪、羊、鸡和火鸡被喂食生长激素，雌激素含量会更高，这些激素通过食用肉类和乳制品进入人体。能够降低体内雌激素水平的饮食习惯可以减轻由乳腺增生引起的疼痛和不适。碘缺乏和非正常哺乳也与乳腺增生有关。值得注意的是，大多数肿块是良性的，如发现肿块应及时去医院就诊。

生活方式建议

黄体酮：黄体酮分泌不足的女性可补充天然黄体酮。但如果乳腺增生是由雌激素水平过高引起的，补充黄体酮却是错误的做法，这常常是治疗上的误区。当体内雌激素水平过高时，补充黄体酮并不会降低雌激素水平，这样做只能暂时掩盖问题，对治疗疾病毫无帮助，只会增加身体的激素负担。通过这种方式并不会恢复体内的激素平衡，相反会加重症状及肝脏负担。这里提供一个可供选择的方法，那就是放弃补充黄体酮，通过增强肝功能来加强激素代谢，增强淋巴排泄能力，降低雌激素水平，通过按摩乳房改善局部血液循环（游泳机对于改善淋巴功能是一个不错的选择，这是一种动作温和的健身机械，使用时将双脚放入槽中，躺在地板上，游泳机会移动你的身体使你像鱼在水中游泳一样。它可以增强淋巴系统以及其他器官的功能）。通过肝脏排毒增强肝功能参见300页肝脏排毒相关内容。

为什么不能服用处方药？一些医学专家认为通过服药（通常为睾丸素）来降低雌激素水平会引发比疾病本身更严重的副作用。除价格昂贵外，睾丸素还会产生副作用，其中一些副作用使女性男性化：面部以及身上体毛加重、男性型秃发、声音变粗、出现粉刺、阴道干涩以及乳房干瘪下垂。更多信息可登录 www.fibrocystic.com 查询。

饮食建议

减少肉类摄入量。在美国和加拿大，牧场主和农场主定期给他们的牲畜和鸡喂食合成雌激素，这样就造成牲畜和鸡水肿，含水量增加，这些含有雌激素的肉更重更柔软，含有更多脂肪，而且脂肪分布更均匀。由于重量大，质地柔软，这些牧场主和农场主们可以从中赚取更多的利润。欧盟已经禁止从美国和加拿大进口牛肉，这说明欧盟对欧洲的乳腺癌患病率上升已有所警觉。只选购那些有机养殖的、不含抗生素和激素的散养畜肉、鸡肉和火鸡肉，在乳腺增生得到控制以前，只能偶尔少量食用以上食物。

以蔬菜和豆类（蚕豆、小扁豆、干豌豆瓣）为主要食物。高复合糖天然食品是最佳选择。这种饮食结构应为全素食，但也可以食用鱼肉、少量散养的畜肉或禽肉。另外还有一种包括谷物、蔬菜、水果和豆类食物的饮食结构可以减轻经前乳房肿痛（参见 206 页月经失调）。研究表明，素食女性排泄出的雌激素是杂食女性的 2~3 倍。这在某种程度上解释了为什么素食女性的乳腺癌患病率比较低。这种饮食结构中的膳食纤维对身体十分有益，因为膳食纤维缩短了废物在大肠内的停留时间。废物在肠道内的停留时间越长，被重新吸收进血液的雌激素就越多。含有丰富膳食纤维的食物有：豆类食物（蚕豆、豌豆和小扁豆），蔬菜如抱子甘蓝、西兰花和胡萝卜，新鲜水果如苹果、橘子和梨，以及谷物，尤其糠和燕麦含有膳食纤维最高，新鲜蔬菜汁中含有水溶性纤维。另外，还可以通过营养补充剂补充纤维，如苹果果胶粉或纤维胶囊。

饮用鲜榨蔬果汁。水果和蔬菜占多数的饮食结构对患有乳腺增生的女性十分有益，因为水果与蔬菜中的植物化学成分可以帮助体内的酶分解有害物质。鲜榨蔬果汁可以轻而易举地增加蔬菜摄入量。

为身体解毒。科学家认为摄入过多的外源性雌激素会导致乳腺增生，这些外源性雌激素来源于大量的合成雌激素或环境中的类雌性激素。这些化学物质对人体的内分泌系统有很大影响，其浓度为人体正常激素浓度的千百倍。研究证明，两种弱性外源性雌激素会相互作用产生很强的雌激素效应。一些外源性雌激素如DDE（DDT的代谢物）能够在人体内的脂肪中存留数十年。许多类雌激素过去被认为只会出现在杀虫剂中，但如今在许多过去被认为不含雌激素的日常用材料中又新发现了许多外源性雌激素。这就意味着定期排毒对于乳腺增生的日常护理和治疗有着极其重要的意义（详见294~314页的排毒方法）。

肝脏排毒。肝脏淤血会导致乳房纤维囊肿的发生。肝脏具有代谢激素的功能。肝脏将活性雌激素从血液循环中清除，使其形成化合物释放到胃肠道中，然后排泄出体外。如果肝脏负担过重，如代谢大量激素、乳化脂肪和胆固醇以及从血液中清除毒素、杀虫剂、药物、酒精和其他物质，那么激素代谢就会发生困难。当患有便秘或肠道菌群失调，如白色念珠菌生长过度，未被排泄的已经在肝内化合的雌激素（与其他物质结合）会在肠道内转化为非化合状态（解除化合）被重新吸收，第二次甚至第三次回到肝脏，加重肝脏负担。

禁止食用甲基黄嘌呤。甲基黄嘌呤存在于咖啡（不论是含咖啡因的还是脱咖啡因的）、可乐、沙司、巧克力以及红茶中。这些食品会加重乳腺增生。众所周知，咖啡因能促使纤维组织和囊液过度生长。

营养建议

碘。碘用于合成甲状腺激素。乳腺增生与甲状腺功能低下有关。海鲜中含有丰富的碘，其中包括鱼和海菜，如海苔和羊栖菜。含碘丰富的蔬菜汁来源包括生菜、菠菜和青椒。

维生素A。维生素A有助于减轻乳房疼痛和减少乳房肿块。人体可将β-胡萝卜素转化成维生素A，β-胡萝卜素存在于水果和蔬菜中。富含β-胡萝卜素的蔬菜汁来源包括胡萝卜、羽衣甘蓝、西芹、菠菜、唐生菜、甜菜根、豆瓣菜、西兰花和长叶生菜。

B族复合维生素。1942年，一位研究者在对动物和人体进行的试验中发现，B族维生素缺乏会使肝脏的激素代谢功能降低。因此，补充B族维生素可以改善经前期综合征、月经量过多以及乳腺增生。

维生素E。维生素E可以减轻炎症、中和自由基以及稳定激素水平。富含维生素E的蔬菜汁来源包括菠菜、豆瓣菜、芦笋、胡萝卜和番茄。

草本植物推荐

雷公根，用于乳腺增生的天然草药。穗花牡荆，蔓荆子的果实，可以使激素水平恢复正常。

蔬果汁疗法

芦笋汁、哈密瓜汁（带子）、黄瓜汁和西瓜汁是天然利尿剂，可将体内多余水分排出。

甜菜根汁可以很好地清理肝脏，洋蓟叶汁也具有同等作用。

西芹汁富含β-胡萝卜素，用量应控制在安全的治疗范围内，每天半杯至一杯。过量服用对身体有毒害作用，特别需要注意的是，孕妇忌服西芹汁。

蔬果汁配方

清晨活力汁（327页）午后提神汁（315页）天然利尿汁（327页）富镁汁（325页）富钙鸡尾果汁（319页）超能菠菜汁（331页）甜菜-黄瓜排毒汁（318页）清肠汁（320页）清肝利胆汁（320页）补肝汁（325页）活力西芹汁（328页）醒脑汁（330页）

纤维肌痛综合征

纤维肌痛综合征 （FMS） 是一种自身免疫性疾病，在美国和加拿大有1000万~2000万人患有此病。四象限中的16个压痛点中，FMS病人有11个点疼痛，这就导致了全身广泛性疼痛。FMS是由中枢神经系统的神经传递素发生紊乱引起的。FMS有其他常见症状，包括疲乏、晨僵、睡眠障碍、焦虑、抑郁和认知障碍 （纤维雾） 等。患有FMS的病人，脑化学发生明显变化，如血清素减少，P物质水平增高。

FMS症状可由许多因素引发或加重，包括过分劳累、抑郁或焦虑，温度和湿度变化也会使疼痛加剧。

纤维肌痛的病因目前尚不清楚，对于纤维肌痛综合征的致病因素也无法给出一个简单的回答。FMS的致病因素很复杂，其中包括营养不良、有毒物质、肠道菌群失调 （下消化道菌群失调）、缓解压力能力不足、过敏、不当或过量服药、血糖控制障碍、内分泌紊乱、姿势不正、呼吸功能障碍、曾经或现有病毒感染、寄生虫、酵母菌或细菌感染、消化或排泄器官受损以及情绪低落。目前尚没有治愈FMS的"魔弹"，也许还要经过很多年才能找到治愈它的良方。目前最紧要的是找出潜在的致病因素，否则治疗仅仅是掩盖或缓解症状。加强营养对战胜任何疾病都十分重要，尤其是当你面对这种难以治愈的疾病——纤维肌痛综合征。

按照下面推荐的饮食习惯来改变饮食结构能够帮助你痊愈。以恢复免疫力使FMS好转为目的的健康保健首先从在家中改变饮食习惯和生活方式开始。不需要什么特效药物，只有通过消除那些损害健康的因素，才能给身体一个可能复原的机会。

饮食建议

不食用糖和精粉制品。饮食结构的改变不仅体现在禁止食用的食物中，同样也体现在可食用的食物中。绝对禁止食用单糖食品（糖和白面）。已经证实，绝大多数 FMS 患者都患有低血糖症或者血糖过低（参见 174 页低血糖症），也不可食用碳水化合物类食品。不能食用甜食，如蛋糕、各种派、冰酸奶、糖果、糕点、冰激凌和果汁（果糖含量过高），但柠檬汁、酸橙汁、葡萄汁、蔓越莓汁和绿苹果汁除外。禁止食用的食物还包括所有精粉（白面）制品，如面包、卷饼和比萨饼。控制果汁摄入量，由于果汁含糖，每天食用量不超过 1 份或 2 份。

远离酒精和咖啡因。酒精能阻止身体对葡萄糖（血糖）的利用，而咖啡能改变体内葡萄糖水平。

采用天然食品。增加蔬菜和蛋白质的摄入量，只食用天然食品。

为身体排毒。有毒物质似乎在 FMS、慢性疲劳综合征（CFS）和海湾战争综合征（GWI）等慢性病中有着复杂的作用。这些慢性病有着相似的症状，这表明它们的致病因素有可能是相同的，毒素在其中的作用引起了人们的注意。随着大量出现的环境毒素，添加剂，存在于食物、空气和水中的污染物、杀虫剂以及工业化学品，自体免疫性疾病如 FMS 已被证实与毒素来源之一的疫苗有关。排泄器官为处理这些毒素已不堪重负，毒素在体内越积越多引起疼痛并使人生病。有趣的是，中医认为肩膀和颈部疼痛与胆结石有关（详见 308 页胆囊排石）。对排泄器官进行排毒对治愈 FMS 十分有益（参见 294~314 页）。

服用蔬果汁。服用蔬菜汁、进行短期蔬果汁断食以及为身体排毒，尤其是大肠、肝脏和胆囊的排毒会使你朝痊愈迈进一大步。蔬菜汁能极大地缓解肌肉和关节疼痛。建议用量为每天 2~3 杯蔬菜汁。除柠檬汁、酸橙汁和绿苹果汁外，不要选用蔬果汁配方中的果汁（如果柑橘类水果会引起你关节疼痛，那么也不要选用柠檬汁和酸橙汁）。另外，1~3 天的短期蔬菜汁断食也会对治愈疾病有好处（参见 295 页蔬果汁断食法）。你也可以在生食和蔬果汁排毒中心进行为期一周的治疗来恢复，而不必自己进行排毒。

确保食物中有 65%~70% 为生食。一些研究表明了由新鲜水果、蔬菜、生菜色拉、胡萝卜汁和其他蔬菜汁（每天 1~2 杯）、坚果、种子以及脱水食品构成的饮食结构，再加上晚餐食用一些熟食会极大缓解疼痛、增加关节柔韧性、减轻关节僵直、提高睡眠质量，而且肥胖患者的体重可大幅减轻。

营养建议

氨基酸。氨基酸有助于保持神经传递素的平衡，神经传递素是一种天然化学物质，可促进脑细胞之间的联系。疼痛是纤维肌痛综合征的主要症状，它会耗尽神经传递素——血清素和多巴胺。多巴胺是一种使人有愉快感觉的神经传递素，主要成分是 DL- 苯丙氨酸。DL- 苯丙氨酸可以使多巴胺的水平略低于 L- 酪氨酸，但是它的最大功效是抑制内啡肽分解，而内啡肽则是天然止痛药。焦虑也是纤维肌痛综合征的常见症状之一，这是因为血清素水平由于疼痛迅速下降。在许多研究中，5- 羟基色氨酸被成功用来帮助 FMS 患者和 CFS 患者保持血清素水平。

当神经传递素处于平衡状态，你又可以睡个好觉了。睡一整晚好觉对大多人来说是指 7~9 个小时安适地深度睡眠，这是治愈疾病的关键所在（更多信息参见 196 页失眠和时差）。

谷氨酸盐经常会导致剧烈疼痛和偏头疼。这就是为什么我们要避免食用味精（MSC）。许多袋装食品都添加味精，因此我们食用前要仔细阅读食品标签（含有味精的食品清单详见 210 页偏头痛）。托吡酯（妥泰）能够减少谷氨酸盐的过度分泌。牛胆碱也能起到同样作用，一旦牛胆碱水平上升，它可以降低谷氨酸盐和去甲肾上腺素的水平。

在人体所必需的营养成分中，B 族维生素可将 L- 色氨酸和 5- 羟基色氨酸传递至血清素，因此 B 族维生素是维护大脑健康不可或缺的营养成分。另外，$\Omega-3$ 脂肪酸和各种蛋白质也非常重要。

镁。纤维肌痛综合征患者体内的镁含量比正常人低得多。充足的镁对依靠维生素 B_1 保持活性的酶来说十分重要。最好的补充镁的来源是甘氨酸镁。

含镁丰富的蔬菜汁来源包括：甜菜叶、菠菜、西芹、蒲公英叶、大蒜、甜菜根、西兰花、菜花、胡萝卜和芹菜。

苹果酸。苹果酸是一种从苹果中提取的果酸。近年来，有证据表明纤维肌痛综合征是由肌肉局部缺氧造成的。例如，纤维肌痛综合征患者的患处肌肉氧压较低。果酸似乎对碳水化合物酵解和能量生成有反抑制作用，因此很有可能会增加能量生成，减少局部缺氧带来的副作用。由于纤维肌痛综合征患者体内镁含量偏低，在很多研究中也使用镁剂来治疗纤维肌痛综合征，但在用果酸进行治疗后，患者病情很快得到改善，而停用果酸后病情急剧恶化，这说明果酸是治疗纤维肌痛综合征最重要的成分。建议果酸服用量为每天2次，一次1200毫克。

S－腺苷甲硫氨酸（SAMe）。SAMe是一种氨基酸，人们已经对它的纤维肌痛综合征治疗作用作了研究。一些初步研究结果证明了它的有效性。在一项对17个患有纤维肌痛综合征的病人（其中11人有抑郁症状）的小规模双盲研究中，对SAMe或安慰剂的效果进行了评估，病人压痛点的数量在服用SAMe而非安慰剂后减少了，依照两份评量表，病人的抑郁症状都得到了改善。

在另一项研究中，44名纤维肌痛综合征患者每天服用800毫克SAMe或安慰剂。6周以后，疼痛、疲乏、晨僵、焦虑和行动不便等症状得到了极大的改善。但是与安慰剂相比，SAMe对于减少压痛点数量、增强肌肉力量和改善情绪（采用贝克抑郁问卷进行评价）没有明显效果。

维生素 B_1（硫胺素）。据调查，维生素 B_1 已经帮助了许多纤维肌痛综合征患者。富含维生素 B_1 的食物包括：种子、坚果、豆类、剥荚干豌豆瓣、小米、荞麦、全麦、燕麦片、野生稻、龙虾和粗玉米粉。此外，在向日葵和荞麦的嫩芽以及大蒜中也含有数量较少的维生素 B_1。水果和蔬菜中不含维生素 B_1。

蔬果汁疗法

苹果汁和蔓越莓汁含有丰富果酸。

作为传统的滋补品，茴香汁有助于释放内啡肽进入血液。内啡肽能够使人心情愉快，减轻焦虑和不安情绪。

大蒜汁可以提供大量维生素 B_1，而且具有杀菌的功效。

西芹汁富含镁元素。西芹汁的服用剂量应控制在安全的治疗剂量内，每天服用半杯至一杯。过量服用会对人体产生毒性，特别需要注意的是，孕妇忌用。

嫩芽汁含有极为丰富的多种维生素、矿物质、酶和氨基酸等天然营养成分。植物嫩芽是公认的最好的天然药食之一。

小麦草的功效早已为人所知，它能够净化淋巴系统、补血、保持生理平衡、清除细胞内有毒金属、滋养肝肾、使人恢复活力。

蔬果汁配方

静心汁（326 页）芜菁汁（334 页）绿芽汁（329 页）富镁汁（325页）活力西芹汁（328 页）清晨活力汁（327 页）午后提神汁（315 页）佛罗伦萨番茄汁（333 页）冰火番茄汁（324 页）甲状腺滋补汁（333页）冰草爽口汁（335 页）

胆结石与肝胆淤滞

胆囊位于肝脏的正下方，是一个梨形的小囊，用来储存肝脏产生的胆汁，帮助身体消化脂肪。胆囊通过细小的胆管与肝脏和肠道相连。称为胆石的坚硬的积聚物可形成于胆囊、肝脏和胆管内。

食品中加入的化学物质和防腐剂、喷洒的农药、大量咖啡因、磷酸、甜点中含有的精制人造甜味剂、点心、软饮料、药物（合法的和非法的）以及酒精使得肝脏解毒的负担加重，这就导致了肝脏和胆囊的淤滞。持续不断的淤滞使沉淀物在胆管外沉积形成类似石头、沙子或泥浆的积聚物。

胆固醇与胆汁盐和胆红素（一种淡红色的黄色素）相结合形成胆结

石。如果任何一种上述物质在胆汁内含量过高，胆汁在一定条件下就会硬化成胆结石，积聚在胆囊和肝脏内。随着时间的推移，结石和沙泥的数量越来越多，占据了大量胆囊和肝脏内的空间。此时，胆囊用来储存新产生胆汁的空间就会变得很小。因为人体需要利用胆汁来消化脂肪和吸收维生素、矿物质等营养成分，所以胆囊堵塞会导致营养吸收障碍（营养吸收不良）和消化不良，并随之产生其他症状。肥胖与胆结石有关，因此极低热量饮食可以使体重迅速下降。

如果结石堵塞了胆管，通常会引发恶心、呕吐和可能持续数小时的剧烈疼痛。这些症状经常在食用高脂肪食物之后出现。如果胆囊出现炎症，右上腹部会剧烈疼痛，并伴有恶心、呕吐和发烧（这种情况下，必须马上就医，否则会有生命危险。打电话给你的私人医生或去最近的医院就诊）。

胆结石症状

颈部和背部疼痛

右侧胸腔疼痛或有压痛感

肩胛骨之间疼痛

稀便或白便

进食后消化不良（胃痛），尤其是油腻食物

进食后苦水反流

恶心

眩晕

胀气

排气

嗳气或打嗝

有饱腹感或消化不良

腹泻（由软便变为水样便）

性欲减退

便秘——需经常使用通便剂

眼部尤其是右眼疼痛

饮食建议

采用胆囊排石饮食法。很多研究证实低纤维精细饮食可导致胆结石的产生。要确保你的饮食中有 57% ~ 70% 的食物是生的（未经加工的）食物，如水果、蔬菜、嫩芽、蔬果汁、坚果和种子，还包括大量的深色绿叶色拉、甜菜根、苹果、谷物和特级初榨橄榄油。还可食用鱼和适量有机鸡蛋，但禁止食用其他畜产品。

在进行肝胆排毒前的至少一周，饮食应完全为素食（禁食动物性食品），主要食物为新鲜的和轻微烹饪过的蔬菜、种子、坚果、嫩芽、蔬菜汁和适量新鲜水果。梨对治愈胆结石有特殊功效，因此要多食梨。每天要食用 2 次特级初榨橄榄油，一次一大匙。橄榄油可刺激胆汁和脂肪酶（一种消化脂肪的酶）的产生，优质特级初榨橄榄油还能够预防胆结石的形成。

避免食用高脂肪食物：红肉、黄油、低质食用油，包括豆油、谷物油、红花油、葵花子油和菜子油，以及人造黄油和辛辣食物。只可食用特级初榨橄榄油和椰子油。排石食品包括梨、欧洲萝卜、海藻、柠檬、酸橙和姜黄。萝卜是众所周知的排石佳品。每天在两餐间食用 1 ~ 2 个萝卜，饮用 3 杯猪殃殃茶或 5 杯甘菊茶，连用 21 天。

饮用新鲜蔬果汁。饮用大量新鲜蔬果汁：苹果汁、梨汁、甜菜根汁、胡萝卜汁、紫甘蓝汁、深色绿叶蔬菜汁、姜根汁和柠檬汁。这些蔬果汁有助于肝胆排毒，增强胆囊功能。

胆囊和肝脏排石。保养我们的胆囊和肝脏（其他器官也一样）要像养护我们的汽车一样。正如我们不能指望我们的汽车在持续使用而不加任何养护的情况下不出一点毛病，我们也不能使我们的身体在年复一年地工作而不对排毒器官作任何保养的情况下不出任何问题。结石可形成于胆囊里，也可形成于肝脏里。肝内结石会对健康造成巨大影响，并且加速衰老，使人丧失活力，这是引起疾病和身体难以复原的主要原因。中医认为肩、颈、背部的问题与胆汁不畅和肝淤有直接关系。胆汁不畅还会导致关节疼痛，这是由于关节周围的滑液减少，有时还会引起剧烈疼痛。大多数健康问题都是由肝淤引起的，而传统药物对此无能为力。只有当肝细胞遭到严重破坏时，如患有肝炎，血液中的酶水平才能上升，在此之前，血液检测显示一切正常。

胆囊排石法有助于溶解和清除胆囊和肝脏中的结石和泥沙。肝脏和大肠排毒对胆囊有好处，而肾脏排毒对肝脏有好处。具体做法请参见 294~314 页胆囊、肝脏、肾脏及肠道排毒。

远离甜食和精粉食品。研究证明患有结石的人大都糖摄入量较多，糖可能影响结石的形成。因此不要食用任何类型的甜食，包括巧克力、蛋糕、糖果、点心、派、冰激凌、冰酸奶和软饮料。同时也不可食用精粉食品，包括面包、卷饼和比萨。只可以食用全谷物食品，包括全谷面食（保健食品店有售）。

禁酒。众所周知，酒精可导致肝损伤和肝淤。"即使是只喝一杯啤酒，在显微镜下观察你的肝切片，也可以看到有肝细胞死亡。"医学博士桑德拉·麦克莱伦如是说。酒精自胃部和肠道被吸收进血液，但必须首先经过肝脏，然后才能进入周身血液循环。因此，流过肝脏的血液酒精浓度最高。30 毫升的酒精就可以损伤肝脏，造成脂肪沉积。肝脏分解酒精时会产生副产物，如乙醛和自由基（损伤肝脏的有毒分子），这些副产物中有些对身体的毒害作用要比酒精本身对身体的伤害大得多，即使是在身体营养充足的时候。自由基对身体的伤害体现在对细胞膜主要成分的破坏。酒精还使肝肽（GHS）的含量下降，而肝肽具有化学物质解毒作用。

预防便秘。研究表明患有结石的女性的消化时间（食物通过肠道的时间）更长，因此消化时间增加也许是结石形成的诱因之一（参见 112 页便秘）。这时需要进行肠道排毒（参见 298 页）。

营养建议

维生素 C。维生素 C 能够预防结石的产生，它可以促进胆固醇转化为胆汁酸。那些血液中维生素 C 含量较高的女性患结石的风险相对较低。有试验证明缺乏维生素 C 的豚鼠体内经常有结石产生，因此维生素 C 同样也可能降低人类患胆结石的风险。对于女性来说，仅靠提高血清维生素 C 水平就可以使胆囊疾病和胆结石的患病率下降13%。有些医生认为维生素C能导致胆结石，但是至今没有任何证据能证明这一论点，事实恰恰与之相反。富含维生素C的蔬果汁来源包括：羽衣甘蓝、西芹、西兰花、抱子甘蓝、豆瓣菜、菜花、甘蓝、草莓、菠菜和柠檬。

草本植物推荐

水飞蓟（水飞蓟宾）是一种传统药物，用于肝脏的排毒和保养。

蔬果汁疗法

苹果汁和菠菜汁有助于预防便秘，有益于大肠和胆囊。

甜菜根汁、芹菜汁、蒲公英汁和柠檬汁可用于肝脏的排毒和保养。

胡萝卜汁、甜菜根汁和黄瓜汁通常用于胆囊排石。

白萝卜汁可作为中药清除体内多余脂肪。

洋姜汁益于肝脏和胰腺，有助于使血糖水平恢复正常。

紫甘蓝汁、胡萝卜汁、带叶甜菜根汁、柠檬汁、苹果汁和姜根汁是个有益于肝脏和胆囊的组合。

梨汁有助于预防便秘，对胆囊十分有益。

番茄汁加上一捏辣椒或一盘辣沙司可以提供能量，并且有助于恢复肝脏和肾上腺的活力。

蔬果汁配方

清肠汁（320页）甜菜-黄瓜排毒汁（318页）天然利尿汁（327页）活力西芹汁（328页）清晨活力汁（327页）补肝汁（325页）清肝利胆汁（320页）醒脑汁（330页）东方快车调理汁（328页）活力姜汁饮（321页）富镁汁（325页）绿芽汁（329页）无双辣沙司（330页）冰火番茄汁（324页）

痛风

痛风是一种最让人痛苦的关节炎。痛风的起因是体内尿酸过多，这是由人体生成过多尿酸或尿酸排泄减少造成的。过多的尿酸在关节和其他组织里结晶进而形成：

针状尿酸结晶沉淀，通常在大脚趾中

皮肤下尿酸沉淀 （称为痛风石），看起来像肿块

尿酸结晶形成肾结石

许多人的痛风发作部位首先出现在大脚趾 （也有人首先出现在脚踝和脚后跟）。痛风通常是在食用过量的富含嘌呤的食物之后在夜间发作，高嘌呤食物包括肉类、家禽、鱼、酒精、油炸食品、营养丰富的甜点等 （在 20世纪中期以前，只有少数人能吃到这类食物，因此痛风有时也称作"富人病"）。痛风经常将人从睡梦中惊醒，发病的脚趾出现酸、红、热、肿等症状。随着病症的发展，越来越多的关节受到影响，发作时间越来越长，并且出现关节变形，还有可能出现肾功能下降和肾结石。

饮食建议

增加水果、蔬菜和蔬菜汁的摄入量。食用大量新鲜的水果和蔬菜。新鲜水果和蔬菜在你所有食物中所占比例不应小于 50%。饮食结构中的大部分应为蔬菜和全谷物，如糙米、小米、大麦和荞麦。带点咸味的爆米花 （不添加黄油和食用油） 可作为零食食用。

禁食高嘌呤成分的食品。嘌呤是一种存在于酒精和某些食物 （如动物产品） 中的成分，在体内代谢产生尿酸。一项在 《新英格兰医学》 杂志 （2004 年） 上发表的研究发现，肉类摄取量最高的组群比起肉类摄取量最少的组群，其痛风患病率高出 40% 多，在高嘌呤鱼类方面，摄取量最高组

群比起最低组群，其痛风患病率高出50％多。

高嘌呤成分食品

动物心脏	松鸡	鹧鸪
鲭鱼	羊肉	鳟鱼
蚌类	小牛肉	鹅
酵母菌	熏肉	黑线鳕
胡瓜鱼	动物肝脏	野鸡
沙丁鱼	鲑鱼	扇贝
羊杂	火鸡	
凤尾鱼	动物肾脏	

提示：一些蔬菜虽然含有较多嘌呤，但并不会引起痛风，包括豌豆、大豆、蘑菇、西兰花和菠菜。

禁止食用油腻食物，如肉汁、肉汤、浓缩糖、糕点、蛋糕和派。禁止食用的食物还有精粉产品和糖。严格控制动物脂肪的摄入量，因为它能减少尿酸的正常排泄量。

禁酒。尤其是啤酒。酒精能够促使尿酸生成。对痛风患者的调查显示，许多患者的饮酒量超过平均水平。

多食樱桃。每天食用250克樱桃（新鲜或冷冻均可），连用2周即可预防痛风发作。或者每天饮用200~500毫升樱桃汁。你也可以服用经水稀释的黑樱桃浓缩汁或樱桃汁浓缩丸（每次1000毫克，每日3次为治疗量，每日1次为预防量）。樱桃和其他暗红色浆果（山楂）含有花青素，它们能够保护胶原蛋白不被破坏，而且还具有消炎的作用。研究表明患有痛风的人每天食用樱桃可预防痛风发作，血液中的尿酸水平也恢复正常。此外，很多食用樱桃的痛风患者反映手指和脚趾关节的活动性增强。不论是暗紫红色的、黄色的、红色的、酸的还是甜的，所有樱桃的功效都是相同的。樱桃中治疗痛风的有效成分是什么还不为人所知，很有可能是花青素鼠李葡糖苷这种天然色素在起作用。草莓汁和芹菜汁也有助于治疗痛风。

营养建议

　　钾可以使尿酸结晶溶解，以便排出体外。大量水果、蔬菜和鲜榨蔬菜汁可以提供丰富的钾元素，不必再另外服用钾补充剂。富含钾的蔬果汁来源包括：西芹、唐生菜、菠菜、西兰花、芹菜、萝卜、豆瓣菜、红球甘蓝、甜菜根、覆盆子、樱桃、草莓和柠檬。

　　维生素 C 通过增加尿酸排泄量降低血清尿酸含量。临床研究已经证实，服用维生素 C 补剂可以促进尿酸排泄，降低血液中尿酸浓度。根据马里兰大学医学中心的研究，大剂量服用维生素 C 有助于降低血液中的尿酸水平，但必须在专业保健医的指导下服用。有一小部分痛风患者在服用高剂量维生素 C 后症状加重。而且单纯的高剂量维生素 C 会使尿酸上升，导致肾结石。因此，最好的办法是最初服用剂量为每日 500 毫克，然后慢慢增加剂量，直到尿酸水平开始下降。对于痛风患者来说，最好间歇性地服用维生素 C，因为这样做身体不会产生酸性物质。维生素 C 的最佳蔬果汁来源有：羽衣甘蓝、西芹、西兰花、抱子甘蓝、豆瓣菜、菜花、甘蓝、菠菜、柠檬、酸橙、芜菁和芦笋。

草本植物推荐

　　钩果草具有祛痛消炎的功效。服用剂量为一次 750 毫克（胶囊），每日 3 次，或者一次 1 茶匙（酊剂），每日 3 次，发作时两餐中间服用。如果患有糖尿病或正是服用抗血凝药物，则不能服用钩果草。

　　大荨麻。当身体为清除体内过多的尿酸而导致肾功能下降时，大荨麻可用来增强肾功能。可一次服用 250 毫克，每日 3 次，或者将 3~4 茶匙干叶或根用 2/3 杯开水浸泡 5 分钟。过滤，冷却后饮用。每天服用 3~4 杯。如果患有糖尿病或高血压，或正在服用抗血凝药物，则不可服用大荨麻。孕妇忌服。

蔬果汁疗法

樱桃汁含有抗痛风物质，草莓汁和芹菜汁也对治疗痛风有效。

姜根汁是一种抗痛风药剂。

柠檬汁有助于预防痛风发作，它可以促进碳酸钙的产生。碳酸钙能够中和人体内的酸，其中包括引发痛风的尿酸。用一个新鲜柠檬榨汁，加入一杯温水，每餐餐后饮用。

西芹汁能有效地与尿酸结合并将之带出身体各组织，缓解四肢与关节的疼痛。每日服用西芹汁3次，一次1茶匙，连服6周。停服3周后再次服用。服用剂量应控制在一个安全的治疗范围内，每天半杯至一杯。过量服用会对身体产生毒害作用，特别需要注意的是，孕妇忌服。

蔬果汁配方

以下蔬果汁均可用水稀释，以降低果糖浓度。

疱疹

疱疹病毒有很多种，最常见的是单纯疱疹1型和单纯疱疹2型。引发唇疱疹的通常为1型（HSV-1），2型（HSV-2）常引起生殖器疱疹。这两种类型的疱疹病毒都能引起具有痛感和高度传染性的水泡，水泡可单个出现也可成群出现。水泡出现前皮肤会有烧灼感或发痒，感染初期可伴有低烧。免疫力低下、精神压力大，患病或药物都可能导致疱疹反复发作，久治不愈。一旦进入人体，疱疹病毒就再也不会离开了，它可以长期潜伏在人体内。某些食物、发烧、过敏、晒伤和月经都可能引起 HSV-1 复发；疾病、压力过大、某些食物、晒伤、性行为和月经则可能引起 HSV-2 复发。

既然无法将疱疹病毒从体内清除出去，让它处于休眠状态就显得十分重要。最好的办法就是尽可能地控制致病因素，提高身体免疫力。

生活方式建议

练习舒缓压力。精神压力是引起疱疹频繁复发的首要因素。在现实生活中，遇到压力是不可避免的，我们只能通过练习来控制对压力的反应。记住，不安情绪会导致精神压力，因此当你觉得紧张不安时，要在它完全控制你之前及时调整情绪，以防止精神压力的产生。

饮食建议

选择高赖氨酸食品。赖氨酸是一种可以阻止疱疹病毒繁殖的氨基酸。高赖氨酸食品包括鱼、鸡、火鸡、蛋类和蔬菜。在疱疹发作期间要增加高赖氨酸食物的摄入量。

多食高碱食品。碱性环境可以抑制疱疹病毒的繁殖。对猴子和人类细胞的实验证明，西兰花可以干扰疱疹病毒的繁殖，这是因为西兰花和其他十字花科植物如甘蓝、羽衣甘蓝、菜花和抱子甘蓝中有一种叫做吲哚-3-甲醇（I3C）的化合物在起作用。高碱食品包括绿色和黄色的蔬菜，其中以山药和绿叶蔬菜为佳，还包括水果和谷物，其中以小米为佳。

避免食用高精氨酸食品。精氨酸是一种疱疹病毒生长所必需的氨基酸。谨慎食用以下高精氨酸食品，在疱疹发作期禁止食用。高精氨酸食品包括坚果，尤其是杏仁、腰果和花生，还包括葵花子、大豆和巧克力。

不吃或尽量少吃酸性食物。疱疹病毒在酸性环境中生长迅速，因此保持体内酸碱平衡至关重要。

有助于提高体内酸度的食物和饮料包括：加工食品、咖啡（包括不含咖啡因的咖啡）、不含酒精的饮料、糖类、乳制品、酒精、白醋、肉类、油炸食品和白面制品。如果你本身有可能频繁发病，或许你可以尝试将这些食物从饮食食谱中减少甚至去除。

营养建议

β－胡萝卜素可以增加干扰素的活性。干扰素是一种可以抑制病毒的发展，有助于增强免疫系统功能的蛋白质。除此之外，β－胡萝卜素还可以促使白细胞杀死更多的病毒。富含胡萝卜素的最佳蔬菜汁来源有：胡萝卜、无头甘蓝、西芹、菠菜、牛皮菜、甜菜叶、西洋菜、西兰花和长叶生菜。

赖氨酸是一种可以抑制疱疹病毒生长的氨基酸。建议的补充剂量是每天500~1000 毫克。

多酚在试管试验中有效地抑制了病毒的活性，在人体内很可能也具有同样的功效。富含多酚的最佳水果汁来源有：苹果、蓝莓和紫葡萄。

维生素 C 和生物黄酮素可以给免疫系统提供强大的支持。有研究表明，维生素 C 有助于减少水泡的形成。富含维生素 C 的最佳蔬果汁来源有：无头甘蓝、西芹、西兰花、芽甘蓝、西洋菜、菜花、卷心菜、草莓、木瓜、菠菜、柠檬、酸橙、白萝卜和芦笋。富含生物黄酮素的最佳蔬果汁来源有：柿子椒、浆果（蓝莓、黑莓和蔓越莓）、西兰花、卷心菜、柠檬、酸橙和西芹。

维生素 E 能够加强免疫系统的功能。富含维生素 E 的最佳蔬菜汁来源有：菠菜、西洋菜、芦笋和胡萝卜。

锌有助于阻止病毒的复制，加强免疫系统功能。富含锌元素的最佳蔬菜汁来源有：姜根、白萝卜、西芹、大蒜、胡萝卜、菠菜、卷心菜、生菜和黄瓜。

草本植物推荐

松果和白毛茛能够加强免疫系统的功能。每次服用白毛茛的时间不要超过 10 天，孕妇忌服。

　　大蒜被证实可以杀死试管中的单纯疱疹病毒和流感病毒，同时还可以加强免疫系统的功能。大蒜中含有一些诸如蒜素之类的对身体有利的化合物。蒜素是植物界中最有效的抗生素之一。

　　可以在病发期间每天食用几瓣生蒜。如果你不想呼吸中带有蒜味，可以尝试将蒜剁碎，并将其分成几份你可以吞服的剂量。每次在汤匙上放一份的剂量，用水吞服。千万不要咀嚼，这样做可以保证你的口气清新。你也可以将一两瓣蒜放在蔬果汁中饮用服用。

蔬果汁疗法

　　胡萝卜汁、蓝莓汁、西芹汁和菠菜汁中含有大量对防止疱疹感染非常有效的营养素。西芹汁的摄取量应该控制在每天半杯至一杯的安全治疗剂量。过量食用西芹有毒，孕妇尤其应该注意避免食用。

蔬果汁配方

　　冰草爽口汁（335 页）清晨活力汁（327 页）超能菠菜汁（331页）姜汁饮（322 页）佛罗伦萨番茄汁（333 页）清肠汁（320 页）活力姜汁饮（321 页）抗病毒蔬果汁（316 页）圆白菜汁（318 页）蔓越莓－苹果汁（320 页）醒神大蒜汁（321 页）怡晨汁（322 页）增强免疫汁（324 页）活力西芹汁（328 页）绿芽汁（329 页）超级绿芽汁（332 页）

高血压症

　　高血压症是指血压的读数为 140/90 毫米汞柱或者更高，其中，只要舒张压和收缩压的读数中有任何一个数值高于相对数值就可以被诊断为高血压症。高血压前期是指人的收缩压处于 120~139 毫米汞柱，舒张压处于 80~89 毫米汞柱。处于该时期的患者应该得到妥善的治疗，否则，前期高血压会最终演变成为高血压。人的血压读数在 120/80 毫米汞柱以下为血压正常。

大约 1/3 的美国人患有高血压症。一旦患有高血压，它便会伴随患者一生。好消息是，患者通过自然的方式能够达到降低、控制血压的效果。

由于高血压通常不伴有任何症状，因此也被称为"无声的杀手"。一些患者可能在发现他们的心脏、脑部或者肾脏出现问题之前并不能够发现这一病症。而一旦高血压症没有被及时发现并得到妥善的治疗，它就会引起人体内心脏扩大、血管内形成血管瘤（小的肿胀）、动脉硬化、肾脏内血管变窄、眼内血管爆裂等病征，也可能导致中风。

日常生活方式可以对高血压的形成与发展产生影响。这些不良的生活方式包括：大量摄取咖啡因（每天饮用超过 3 杯咖啡）；饮食中含有大量的酒精、糖分、脂肪和盐分，却只含有少量的蔬果。除此之外，较高的压力，缺乏锻炼，维生素、矿物质和必需脂肪的缺乏和一些药物都可能促进高血压症的产生。

生活方式建议

戒烟。吸烟会导致高血压症的产生。

规律性的锻炼。通常情况下，不包括举重在内的任何有氧运动都有助于降低血压。每周至少应该锻炼 3 次，每次 30 分钟，可以选择散步、游泳、有氧舞蹈和踏板操等运动方式。

练习放松技巧。一些类似于深呼吸操练、生物反馈疗法和逐步放松肌肉的方法都可以帮助降低血压。

饮食建议

食用大量蔬菜。有研究表明，当你的饮食成分的 60% 以上是蔬菜、水果、蔬果汁、芽类植物、种子和坚果时，你的血压便会下降。经常饮用蔬果汁可以帮助你轻松地达到降低血压的目的。增加食用包括鲑鱼、金枪鱼、鲱鱼、鲭鱼和大比目鱼在内的富含脂肪的冷水鱼类，以获取它们体内的 $\Omega-3$ 脂肪酸。饮食中应包括更多的洋葱、大蒜、芹菜、橄榄油和有机蔬果（尤其是诸如西兰花、菜花、芽甘蓝和卷心菜之类的绿叶蔬菜和十字花科蔬菜）、全麦和豆类植物（菜豆、扁豆和裂荚豌豆）。一项 2002 年所作的研究表明，连续 6 个月增加蔬菜、水果摄取量的受验人员的血压得到降低。这些食物中的大部分都富含钾和纤维，有助于降低血压。

保证你所摄入的蔬果中至少有 60％是生的蔬果。一项发表于 1985 年《南方医学》杂志上的报告表明，那些饮食中有 62％是生食物的人明显降低了自己的血压。

增加 $\Omega-3$ 脂肪酸的摄取。根据美国心脏协会杂志《高血压》上的报道，那些饮食中包括富含 $\Omega-3$ 脂肪酸的鱼类、坚果、种子和油脂的人一般血压较低。一些研究表明，经常吃鱼的人血压甚至要比那些素食主义者的血压还要低。这是由于鱼类中含有两种重要的必需脂肪酸——二十碳五烯酸（EPA）和二十二碳六烯酸（DHA）。人体还可以从诸如亚麻子和大麻之类的植物油脂的必需脂肪酸中获取二十碳五烯酸（EPA）和二十二碳六烯酸（DHA）。

禁食或者大量减少糖分和酒精的摄取。过多摄入糖分会增加体内的水储量。对于每一克糖分，都需要 3 克水来进行运输、贮藏和新陈代谢。这也就增加了液体量，进而可能会引起排尿问题。同时，糖分的增加也提高了体内甘油三酯和胆固醇的含量，进而增加了血液黏性。酒精在体内具有与糖分相似的功用，会产生类似的问题。

避免饮用无糖汽水。研究人员已经发现，饮用无糖汽水与患有代谢综合征具有一定联系。代谢综合征是心血管疾病和糖尿病这些风险因素的集合。糖尿病的症状包括腹部肥胖、胆固醇过高、血糖水平增高和血压增高。在一项研究中，科学家们收集了 9500 多名 45~64 岁人的饮食信息，并且对他们的健康状况进行了长达 9 年的跟踪与了解。那些每天只饮用一罐无糖汽水的人比那些完全不喝无糖汽水的人得代谢综合征的几率高出 34％。

少量食用盐分。研究表明，严格控制氯化钠（即普通的精盐）的使用可以降低血压，并且减少药物需求。如果你经常外出吃饭，你获取的盐分要比你意识到摄入的盐分多出很多，因为饭店的食物主要依靠盐分来调味。你可以选择那些无盐菜肴，这样就可以控制自身的盐分摄取量。醋、柠檬汁和草药都是很好的替代增味剂。除此之外，可以用钾来抵消钠所产生的效用（参见营养素推荐）。（凯尔特海盐与灰盐是例外情况，因为它们富含多种矿物质，你可以用它们来替代精盐进行自我调节）

蔬果汁可以帮助你降低血压。在 2008 年英国的一项研究中，甜菜根汁被证实具有降血压的功效。新鲜的蔬果汁中富含可以直接降低血压和保持正常血压的维生素和矿物质。许多患者报告说，他们通过在饮食中增加生的蔬果汁的方法自然地降低了血压。

限制或者避免咖啡因的摄入。关于咖啡的试验表明，在饮食中控制咖啡因的摄取可以明显降低血压。咖啡因同样存在于绿茶、白茶、红茶、无酒精饮料、巧克力和一些药物当中。如果你舍不得放弃咖啡的味道，可以转而选择服用那些经过水处理的无咖啡因咖啡。也可以尝试普通无咖啡因咖啡或者凉茶（参见 173 页草本植物推荐）。

营养建议

钙在保持正常血压方面起到重要的作用。富含钙元素的最佳蔬菜汁来源有：无头甘蓝、西芹、蒲公英嫩叶、西洋菜、甜菜叶、西兰花、菠菜、长叶生菜、四季豆、芹菜和胡萝卜。

镁。关于镁的研究表明，患有高血压症（或具有患高血压风险）的人应该保持充足的镁元素的摄取。一项来自加拿大的研究得出了这样的结论，每天摄取充足的钙、钾和镁对于降低血压很有帮助。还有研究表明，那些摄入了更多富镁食物的人要比那些没有摄入的人血压更低。富含镁元素的最佳蔬果汁来源有：甜菜叶、菠菜、西芹、蒲公英嫩叶、大蒜、黑莓、甜菜根、西兰花、菜花、胡萝卜和芹菜。

富钾饮食能够明显地减少高血压患者对高血压类药物的服用量。富含钾元素的最佳蔬菜汁来源有：西芹、牛皮菜、大蒜、菠菜、西兰花、胡萝卜、芹菜、小红萝卜、菜花、西洋菜、芦笋和卷心菜。

　　维生素 C 有助于将患者的血压控制在正常范围内。一项包含了 39 名受试人员的实验表明，那些经过 10 天维生素 C 治疗的受试人员，血压得到了明显的下降，而使用安慰剂的一组受试人员的病情没有得到任何改善。富含维生素 C 的最佳蔬果汁来源有：无头甘蓝、西芹、西兰花、芽甘蓝、西洋菜、菜花、卷心菜、菠菜、柠檬、酸橙、白萝卜、芦笋和哈密瓜。

草本植物推荐

已有研究证实，绿茶具有降血压的功效。绿茶中不含有咖啡因。
如果你患有高血压症，就应该避免服用甘草。

蔬果汁疗法

甜菜根汁。位于伦敦的圣巴斯罗米医院在一次实验中，将其招募的志愿者分成两组，要求他们分别饮用大约 1 升的甜菜根汁或者水。那些饮用了甜菜根汁的志愿者在 1 小时后出现了血压下降的情况；在饮用 2.5 小时后，收缩压和舒张压均明显下降。

　　黑莓汁、胡萝卜汁、黄瓜汁、西芹汁、覆盆子汁和菠菜汁都是用来治疗高血压症的传统药品。西芹汁的摄取量应该控制在每天半杯至一杯的安全治疗剂量。过量食用西芹有毒，孕妇应该尤其注意避免食用。

　　西兰花和胡萝卜中含有大量的植物素，有助于降低血压。

　　芹菜是中医一直推荐的降压药剂，这一点已经经过了实验证明。注射了芹菜提取物的实验室动物都明显地降低了血压。对于人类来说，每天只要食用 4 根芹菜梗就可以起到同样的效果，所以，为什么不每天饮用一些芹菜汁呢？

　　大蒜。在一项研究中，高血压症患者在连续 12 周每天食用一瓣大蒜后经过监测，他们的血压水平和胆固醇水平出现明显下降。你可以在蔬果汁中加入一瓣大蒜，这样你就会发现它的神奇功效。

根据最近的研究结果，由于石榴对心血管健康很有益处，它被认为是最健康的食物之一。

番茄中富含一种叫做 γ－氨基丁酸的化合物，有利于降低血压。

蔬果汁配方

超能菠菜汁 （331 页） 午后提神汁 （315 页） 富镁汁 （325 页）佛罗伦萨番茄汁 （333 页） 甜菜－黄瓜排毒汁 （318 页） 富钙鸡尾果汁（319 页） 清肠汁 （320 页） 姜汁饮 （322 页） 怡晨汁 （322 页） 冰火番茄汁 （324 页） 清晨活力汁 （327 页） 东方快车调理汁 （328 页）无双辣沙司 （330 页） 美味素食汁 （334 页）

低血糖症

低血糖症是由于人体内的胰腺过量分泌胰岛素所造成的，主要是人体对糖分消耗的反应。血液以葡萄糖的形式在体内进行循环，而过量的胰岛素会清除血液中的葡萄糖。当胰岛素清除血液中的葡萄糖过快时，便会产生低血糖症状。这主要是由于体内过低的血糖水平所造成的。当口服葡萄糖耐量测试显示葡萄糖的读数低于 2.78mmol/L 时，就会被诊断为低血糖症。但是，一些患者在葡萄糖水平处于正常范围内时也会出现类似的情况，关于低血糖的本质有很多的争论。在十几年前，该病症还很少被诊断出来。一些医生认为，低血糖症是由其他医疗问题所引起的，而不是自身系统的紊乱失调。而另外一些医生认为，低血糖症实际上就是糖尿病的前期阶段。

脑部缺少作为能量的葡萄糖供应 （即低血糖） 会引起轻重不同的各种症状，如较轻的头痛、轻度混乱和较严重的由于失去知觉而引起的异常行为、抽搐、癫痫发作、昏迷和死亡。低血糖通常以一些较轻微的症状为特点，如过度疲乏、丧失警觉性、肌肉力量丧失和失调、眩晕、复视、心率加快、沮丧感、步履蹒跚甚至不能够行走、渴望进食盐分或者糖果、过敏、耳鸣、皮肤发炎、颈部和肩膀疼痛、记忆力出现问题和大量流汗。这些症状一般会在食用了糖分或者其他精制碳水化合物的 3~5 小时后出现。

经常食用精制的碳水化合物，如糖果和白面制品，会给胰腺造成巨大的负担，因为这些碳水化合物会对血液中高水平的糖分含量作出反应，造成胰岛素的大量分泌。如果持续进行该类饮食，人体内的其他器官也会开始显现出压力反应。由于胰岛素造成人体内血糖水平的下降，肝脏便接到信号不断地释放糖分。胸腺也加快释放糖分的速度来支援肝脏。肾上腺素则会分泌更多的用以释放葡萄糖的激素。最后，所有这些腺体和器官都承受过多负担。除非饮食上有所改变，否则这些反应会使一些人患上糖尿病，使另外一些人的低血糖症状加重。

饮食建议

不要选择糖分含量过高的食物来缓解低血糖症状。选择进食一些甜食看起来好像是缓解低血糖症状的逻辑性处理方法，而且，这的确会在一开始使你的血糖水平有所提高，但是，随后，你的血糖水平会由于胰岛素对糖分摄入量的增加作出过度分泌的反应而骤降。造成这种情况的原因是，你体内出现了乒乓效应，使你有被墙壁反射弹回的感觉。

避免食用类似于饼干、糖果、蛋糕之类的甜食，不要吃馅饼、甜甜圈、冰激凌和诸如面包、面包卷、面团和比萨之类的精面粉制食品。还要禁食像马铃薯、笋瓜之类的淀粉类食物和牛奶（含乳糖）。当然，也不能大量摄入天然糖分，如蜂蜜、槭糖浆、干甘蔗、糙米糖浆和麦麸糖浆。水果是单一碳水化合物的来源之一，因此，每天水果的摄取量不应该超过一至两个整个的新鲜水果。如果你的低血糖症状非常严重，摄取量应该进一步减少。果糖非常甜，要比蔗糖甜 1.5 倍。由于果汁中含有大量的果糖，因此应该避免饮用，或者至少应该只摄取很少的量（每天不要超过 120 毫升），并用同量的水稀释后再进行饮用。无论来源是什么，果糖就是果糖，它并不是糖分的良好替代物。科学实验表明，果糖会引起人体对胰岛素的抵抗性，而且很容易上瘾。许多患者发现，无论他们的病症有多么严重，他们都无法将果糖戒掉。

避免进食高碳水化合物食品。当我们持续进食糖分、糖果、高淀粉蔬菜、精制面粉类食品时，我们体内的细胞便会习惯于这种持续的高葡萄糖量摄取，也就需要不断提高的胰岛素分泌水平来维持正常的血糖水平。当细胞形成抵抗性之后，胰岛素会促进额外的葡萄糖转化成甘油三酯，并以脂肪的形式储存在体内。

同时，较高的胰岛素水平会抑制两种重要的激素的生产：胰高血糖素和生长激素。胰高血糖素有助于促进体内脂肪和糖分的燃烧和消耗；生长激素则用来促进肌肉的发展和形成。

增加必需脂肪酸和蛋白质的摄取量。我们的身体能够在肝脏中，通过利用由蛋白质和甘油三酯转化的氨基酸生产出葡萄糖的方式，使身体保持一个理想的葡萄糖含量。这一过程被称为糖异生。应该增加蛋白质和必需脂肪酸的摄取量，因为这些脂肪对你的健康很有帮助。生坚果、种子和鳄梨可以作为日常零食食用。这些食物可以为身体提供稳定的能量，并且对过动性低血糖状态有镇静的作用。应该将复合碳水化合物、蛋白质和有益的脂肪类食物相混合大量食用。例如，生杏仁或者其他的坚果和种子中含有蛋白质、脂肪和碳水化合物，与蔬菜放在一起，可以作为很好的、便于携带的零食。

患有低血糖的患者通常会伴有必需脂肪酸的缺乏，如干燥的头发和皮肤、体重过低（也可能在缺乏必需脂肪酸的同时超重）、沮丧、紧张、疼痛和抽筋。当你增加食用复合碳水化合物和蛋白质，并且降低对精制加工食品的摄取时，你的必需脂肪酸水平会自然升高。食用大麻子和亚麻子，服用鱼肝油，多吃鲑鱼、大比目鱼、金枪鱼、鳕鱼、鲭鱼和鳟鱼之类的冷水鱼类，同样对增加体内必需脂肪酸的水平有好处。鱼类是蛋白质的极佳来源。

食用大量非淀粉类的复合碳水化合物。复合碳水化合物包括蔬菜、全谷食品和豆类植物（菜豆、扁豆和裂荚豌豆）。大量摄取这些食物是控制和治疗低血糖症的重要方法。复合碳水化合物中富含纤维，纤维可以使复合碳水化合物在血液中比单一碳水化合物更加缓慢地释放。精制的碳水化合物不但在加工过程中被去除了其中的纤维，而且只含有少量维生素、矿物质和植物营养素。

为什么要在饮食中增加纤维呢？纤维有助于放慢消化速度，减缓糖分在血液中的释放。因此，摄取较多的纤维有助于控制血糖。选择合适形式的纤维食用是很重要的。在众多纤维中，水溶性纤维最有利于控制血糖。半纤维素、黏液、树胶和果胶都属于水溶性纤维。你会惊奇地发现，这些纤维就是发现在新鲜果汁中的纤维。水溶性纤维的其他来源还有豆类植物、燕麦麸、坚果、种子和蔬菜。

亚麻子中的纤维可以帮助人体全天稳定血糖，这不仅仅是因为纤维延缓了胰岛素的释放，而且是因为这些纤维是必需脂肪酸的主要来源。梨汁和苹果汁是可溶性纤维的极佳来源，但是却要尽量避免饮用这两种果汁，因为它们的糖分含量较高。如果你确定要少量饮用这两种果汁，务必要用等量的水对果汁进行稀释后方可饮用。

蔬菜汁。根据发表于 2000 年的《新英格兰医学》杂志上的一项研究表明，美国饮食协会极力推荐人们大量摄取膳食纤维（尤其是可溶性纤维），因为膳食纤维可以改善对血糖的控制，减少患高胰岛素血症的几率，并且降低血脂浓度。蔬菜汁中含有可溶性纤维和大量的酶，可以支持胰腺，避免其过度工作。

少食多餐。最好多次进食，且每次只食用少量食物（不像往常一样每天进行 2~3 次丰盛的大餐）。增加进食的次数，每餐饭或者零食时均摄入一些蛋白质。这有助于将血糖控制在一个相对恒定的水平，而不是在每顿大餐之后都出现一个血糖的高峰值。达到这一目标的方法之一就是在一餐饭的时间里只进食原先饮食量的一半，把剩下的量作为零食在其他时间食用。睡前的蛋白质零食甚至可以帮助人们在夜间保持血糖水平。在夜间维持正常的血糖水平很重要，因为较低的血糖水平会导致睡眠不良，甚至会使你由于饥饿在夜间醒来（夜间低血糖）。

清洁并支持你的肝脏。当你患有低血糖的时候，说明你的肝脏负担过重，可以通过进食和饮用对肝脏有利的食品和蔬果汁的方式来对你的肝脏提供支持，如甜菜根和朝鲜蓟就非常有帮助。其他对肝脏很有帮助的食物还包括豌豆、欧洲防风草、南瓜、甘薯、笋瓜、山药、菜豆、西兰花、芽甘蓝、卷心菜、胡萝卜、菜花、芹菜、香葱、黄瓜、茄子、大蒜、无头甘蓝、苤蓝、芥菜、黄秋葵、洋葱和西芹。肝脏排毒有助于改善肝脏功能（参见300页肝脏排毒）。

避免饮用酒精饮料。酒精的摄入会使低血糖症状加剧。酒精会促进胰岛素的分泌，进而降低血糖水平。这样的状态往往会产生对高碳水化合物的渴望，因为高碳水化合物能够快速提升血糖含量。而这些种类的食物又会使人体强烈渴望酒精的摄入，进而形成可怕的螺旋形效应。同时，酒精的分解过程会对肝脏造成额外的负担。过量的酒精摄入还会抑制葡萄糖的生产过程，大大减少体内的糖原储量。

禁止摄入咖啡因。咖啡因会通过两种途径影响大脑：它会减慢脑部血液流动的速度，同时暗示大脑需要更多的葡萄糖（糖分）。所以，咖啡因对大脑具有这种二分效应，而产生的最终效果是使大脑误认为体内的血糖含量较低（没有实际那么多）。每天2~3杯的咖啡饮用量便会产生足够的咖啡因导致该反应。

多食用海藻和微藻。这一类食物包括螺旋藻、绿藻和野生蓝海藻。它们能够帮助身体维持正常的血糖代谢。类似褐藻和红藻这类海藻中含有较高含量的碘、硅和磷一类微量矿物质，能够给人体提供能量。

营养建议

一般营养素。α-硫辛酸能够提高胰岛素的降糖作用。铬、烟酸、维生素C、维生素E和钒（一种微量元素）都是能在人体内起到调节血糖水平作用的重要营养素。甲基磺酰甲烷可以改善低血糖症，因为它能够使血糖轻松地穿过细胞壁而引入。甲基磺酰甲烷是一种存在于食物中的天然化合物，可以在牛奶、肉类、海产品、水果和蔬菜中获得。

铬是一种最重要的能够控制血糖的营养素。它是耐糖因子（GTF）的重要组成部分，耐糖因子（GTF）可以增加胰岛素将糖分引入细胞的活性。铬缺乏被认为是糖尿病和低血糖症的根本诱因。啤酒酵母是铬元素的最佳食物来源，可以被加入新鲜的蔬菜汁中。富含铬元素的最佳蔬菜汁来源有：青椒、欧洲防风草、菠菜、胡萝卜、生菜、四季豆和卷心菜。吡啶甲酸铬是铬补充剂的首选形式，每天的服用剂量为 200 毫克。

镁有助于减少由葡萄糖诱导的胰岛素分泌。富含镁元素的最佳蔬果汁来源有：甜菜叶、菠菜、西芹、蒲公英嫩叶、大蒜、黑莓、甜菜根、西兰花、菜花、胡萝卜和芹菜。

维生素 B_3 是耐糖因子（GTF）的另一种组成成分。富含维生素 B_3 的最佳食物来源有：啤酒酵母、大米和麦麸、花生、火鸡、鸡肉和鱼类。水果和蔬菜中并不含有维生素 B_3。

草本植物推荐

蒲公英根对肝脏有温和的滋补作用。

甘草常被用来支持肾上腺。甘草茶味甜，适用于禁食甜食的初期阶段。然而，如果你患有高血压症，则不要选择服用甘草；而且，甘草不能够长期服用。要选择药用形式的甘草，而不是糖果形式的甘草进行服用。

蔬果汁疗法

甜菜根汁、芹菜汁和蒲公英汁向来被用于清洁和支持肝脏。

菊芋汁能够帮助支持肝脏和胰脏的功能，有助于使体内的血糖水平正常化。它还有助于遏制身体渴求。

西芹汁中含有大量的镁。摄取量应该控制在每天半杯至一杯的安全治疗剂量。过量食用西芹有毒，孕妇应该尤其注意避免食用。

四季豆汁对胰脏具有滋补作用，可以帮忙调节血糖水平。推荐量为每餐 1 杯 （参见 325 页"青豆汁"配方）。

番茄汁中加入微量辣椒或者少许辣酱可以给人体提供能量，有助于使肝脏和肾上腺恢复元气。

麦草汁中含有大量的酶，可以支持胰脏功能。

蔬果汁配方

清晨活力汁（327页）甜梦汁（332页）补肝汁（325页）减肥伴侣（335页）青豆汁（325页）冰火番茄汁（324页）美肤汁（317页）超能菠菜汁（331页）富镁汁（325页）健脑汁（326页）佛罗伦萨番茄汁（333页）活力西芹汁（328页）

消化不良

消化不良用于描述饭后出现在上腹部或者胸部的疼痛或者不适。胃灼热是一种灼热痛，是由于胃酸回流至食管所致，这种现象被称为胃酸倒流。消化不良还会伴有许多其他症状，如饭后上腹部的不适或者灼热痛、打嗝、腹胀、胀气或者进食后的饱胀感。

消化不良的病因就如同病症本身一样不尽相同。不良的饮食习惯、进食过快、进食过多、咀嚼食物不充分、饮食中动物脂肪含量过高、食用煎炸或辣味食物，或者在压力的状况下进食均会导致消化不良。食物过敏和敏感也是造成消化不良的主要原因。持续进食令你感到敏感的食物会在体内产生聚集效应，也会产生消化不良的症状。同时，压力过大的生活方式将会对你的消化系统的作用方式产生影响。压力会减少类似于盐酸和酶的消化液分泌物（这些分泌物可以帮忙分解食物），从而导致消化不良。盐酸由胃壁细胞生成，是消化液的重要组成成分。盐酸缺乏或者盐酸过量都会导致消化不良。其他如疝气和溃疡等更严重的问题也会导致消化不良（参见264页溃疡）。

消化不良的重要原因之一是胆汁的生产和分泌不充分。胆汁是一种在肝脏中生成，并储存于胆囊的物质。胆汁有助于人体对脂肪和脂溶性维生素的消化。不充分的胆汁分泌往往是由于肝脏和胆囊充血。当肝脏充血和产生积水时，胆汁中的沉淀物往往会形成类似于石头、沙子或者泥巴之类的沉积。

随着时间的推移，石头、沙子或者泥巴的数量不断增加，占据了胆囊和肝脏中的主要空间。当这种情况发生时，胆囊中储存新胆汁的地方就会变少。鉴于人体需要胆汁来帮忙消化脂肪，吸收类似于维生素和矿物质之类的营养素，因此，胆囊充血会导致吸收不良（对营养素的吸收不良）和伴有消化不良症状的食物消化不良，以及许多其他的病症（参见158页胆结石与肝胆淤滞）。

饮食建议

听取下述建议，你就可以增强你的消化系统功能，缓解消化不良。

为了迅速减轻体内的酸度，可以将1~2大汤匙的小苏打混合至250毫升的水中，饮用。

充分咀嚼食物，小口慢速啜饮蔬果汁。这是一种你可以采用的改善营养不良状况的最佳方法，同时可以实现肝脏和胆囊清洁。通过咀嚼，在你的嘴中将食物与唾液相混合，便开始了整个消化过程。唾液中含有可以将淀粉分解成小一些分子的淀粉酶。在天然药物方面有这样一句谚语："你应该将你的食物榨汁（用自己的牙齿），然后进行充分咀嚼。"这是因为充分的咀嚼可以促进人体更好地吸收和利用食物中的营养物质。如果进食的第一个步骤进行得过于匆忙或者不充分，就会导致消化不良的产生。

少量多餐。过量饮食或者将不同的食物进行混合会直接导致消化不良和胃酸倒流。一次食用少量食物，并且充分咀嚼，可以使消化系统更好地运转和工作。应该尽量避免在进餐的过程中饮用液体。相反，应该在两餐之间饮用大量的液体。同时，还要避免饭后直接躺卧。

在放松的环境下进食。进食过程中的焦虑和压力会导致消化不良。在进食过程中应该创造一种平和的环境。两餐之间应该坐下休息。吃饭的过程中不要看电视，要集中精力于体验进食的乐趣，给自己时间将一天的焦虑与烦恼放在一边、不去理睬。

减少摄入刺激性食物。会刺激胃壁的食物包括：油炸食品、辣味食品、咸味食品和甜味食品，还包括巧克力、动物脂肪、反式脂肪、氢化油和部分

氢化油 （如人造黄油）。酒精和咖啡因同样可以刺激胃肠道。咖啡会产生一些容易被误认为是溃疡的症状。因此，同酒精一样，即使是规律性地饮用咖啡或者饮用无咖啡因的咖啡，也应该尽量从你的日常饮食中减少或者去除它们。胃灼热是由于胃酸溅入食管所致，通常可以通过禁食这些食物的方式得到很好的控制，其主要原因是，对于一些人来说，这些食物可以放松胃部上方的肌肉，使胃酸上行。

富含动物蛋白质的食物难以消化，而那些含有化学物质、染料和添加剂的饮食会给消化系统造成严重负担。

食用天然食品，尤其是新鲜水果、蔬菜和蔬果汁。有证据表明，那些承受着慢性消化不良的患者在经过低碳水化合物的饮食后，病情明显得到改善。一项研究表明，在进行了低碳饮食后，70％的消化不良患者病情得到缓解。在我所著的一本名为《椰子饮食》的书中，记录了许多好吃的低碳饮食配方，有兴趣的读者可以阅读。

对你的身体进行碱化。当你的身体组织里积累了过多的酸性，如患有慢性疾病或者规律性使用法莫替丁、西咪替丁、甲胺呋硫或者奥美拉唑缓释剂之类的酸阻断药物来控制胃酸过多的现象时，将身体的酸碱度调节回归至一个正常范畴是非常重要的。人体内的酸度是由代谢废物、呈酸性的食物和压力所产生的。当人体系统降低酸性的能力减弱时，有害的酸性便会在人体组织内形成。久而久之，酸性便会在人体的组织和液体内部积聚，对正常的细胞功能产生干扰。这种过于酸性的条件将会为类似于白色念珠菌这样的有害微生物提供一个理想的血液环境，对免疫系统造成巨大负担。

为了与体内的酸性抗衡，应该多食用碱性食物。食物是呈酸性还是碱性取决于它们在体内代谢后剩余的残渣。典型的西餐中富含呈酸性食物，包括：肌肉肉类、糖类、酒精、咖啡、精面粉焙烤制食品、动物脂肪、氢化油和部分氢化油 （人造黄油）、一些水果、乳制品和蛋类。因此，如果你患有消化不良或者胃灼热，就应该适度选择这些食物进行食用。应该多食用那些碱性食物，包括一切蔬菜、蔬菜汁、芽类植物、种子、坚果、豆类植物（菜豆、扁豆、裂荚豌豆）、小米、橄榄油和海藻类的海菜。蔬菜汁非常有利于将自己的身体碱性化。如果你的胃酸浓度过高，可以选择避免食用水果；如果你的胃酸过低，将柠檬汁或者酸橙汁掺水饮用会对病情有所帮助。奇怪的是，酸性消化不良可能是由于个别人体内过少量的胃酸所造成的。

食用生杏仁。随身携带生杏仁作为零食，慢慢咀嚼以缓解胃灼热。生杏仁可以在大部分的健康食品店内买到。

如果你有超重的问题，就不要食用过多的杏仁，因为杏仁的能量很高。

进行肝脏和胆囊的清洁。对你的肝脏和胆囊进行清洁有助于溶解其中的结石，对这些器官进行清洗。可能你需要做几次的清洁才能够将这两个器官彻底清洗干净。当清洗干净了这些器官时，消化不良也会得到很大改善。这种清洁工作应该至少一年进行两次（参见 300 页肝脏排毒和 308 页胆囊排石）。

进行短期的蔬果汁断食。进行 1~3 天的蔬果汁断食，使你的消化系统得到短暂的休息。通过使用蔬果汁断食法，你会快速地使你的身体系统由酸性转变成为合理的酸碱平衡状况（参见 295 页蔬果汁断食法）。

在饮食中选择凯尔特海盐或者灰盐。如果胃部不能够制造足够数量的盐酸，低盐饮食将会变得很困难。健康问题并不是由全盐造成的，而是由氯化钠（也就是普通的精制食盐）引起的。相对而言，食用粗制、富含多种矿物质的海盐对身体健康有利。在大部分的天然食品店里都可以买到被称为凯尔特海盐或者灰盐的这类更健康的食用盐。在大部分商店里销售的普通精制海盐并不含有同样高含量的矿物成分。

会使症状恶化的一些行为：

● 选择难以消化的膳食进行食用

● 饮用过量的酒精

● 吸烟

● 不规则饮食：两餐间的时间过长会使酸液有更多的时间作用于身体（每顿餐都会暂时中和酸性）

● 压力和焦虑

● 服用用以治疗关节炎的阿司匹林和抗炎类药物

● 消化性溃疡（胃溃疡或者十二指肠溃疡）

避免食用会引起过敏和敏感的食物。如果你患有经常性消化不良，可以考虑你是否是食物过敏和敏感，然后避免食用这些食物（参见 27 页过敏症及 292 页排除饮食法）。

营养建议

β－胡萝卜素是一种即使你患有慢性消化不良也可以任意食用的营养素。它会随着身体的需要而转化成为维生素 A。β－胡萝卜素可以作为消炎剂来支持包括消化道膜在内的黏膜上的黏液分泌细胞。当体内出现维生素 A 缺乏时，肠道便会对那些诸如咖啡因、酒精和辣味食物的强烈刺激物的损伤更加敏感。蔬菜汁是 β－胡萝卜素的最佳来源。富含胡萝卜素的最佳蔬菜汁来源有：胡萝卜、无头甘蓝、西芹、菠菜、牛皮菜、甜菜叶、西洋菜、西兰花和长叶生菜。

盐酸甜菜碱。大部分胃肠部有问题的人都会认为胃灼热、消化不良、胀气和回流都是由胃酸过多所造成的。但是，对于大多数人来说，实际情况恰恰相反。根据样本组的测试试验表明，理论上来说，超过 50 岁的美国人中，有超过一半人的体内盐酸生产量没有超出恒定标准量，因而产生了消化不良和免疫系统的问题。

你可以进行一种被称作"海德堡胶囊试验"的测试。遗憾的是，大部分医生并没有条件进行该测试。如果你没有办法做该测试，则可以尝试在你的两餐之间自行补充盐酸甜菜碱，然后观察消化功能是否得到了改善。

以下是进行自行测试的方法。首先，在健康食品店购买一些盐酸甜菜碱，最好是含有胃蛋白酶。然后，在刚开始进餐时服用一粒胶囊（应该先吃少量食物，因为空腹服用药物会产生灼热感）。在进餐过程中和进餐过程后，对你胃部的感觉进行监测。一旦出现任何的灼热感或者负担感，或者在服用药物之前就具有明显的灼热感，在服了盐酸甜菜碱之后症状有所恶化，则应该立即停止服药。这些症状很可能是在反映你的胃部制造了过量胃酸的情况，也可能是由于你的胃黏膜出现了损伤。如果没有出现任何的胃部不适，则可以在你下次用餐刚开始时服用两粒胶囊，然后在进餐过程中和进餐过程后继续监测胃部是否出现灼热感或者负担感。如果服用两粒胶囊时出现了服用一粒胶囊时未出现的不适感，则在之后的每餐饭刚开始进餐时只服用一粒胶囊。如果服用两粒胶囊也没有产生任何的不适感，则可以在下次尝试服用三粒。如果在每餐饭的刚开始阶段服用三粒胶囊可以改善你的消化状况，则可以保持这个药量。大部分人并不需要将药剂量增加至四粒胶囊。

大部分情况下，规律地服用盐酸甜菜碱补充剂可以重新调节你的胃部功能，使胃部产生更高浓度的酸液。根据自身的身体状况，你可能需要服用盐酸甜菜碱几周至几个月不等。当你不再能够忍受一直所保持的等量的盐酸甜菜碱补充剂时，就表明你体内的酸度得到了明显的改善。如果你没有达到这一点，仍然能够忍受等量的盐酸甜菜碱补充剂，则说明你还应该继续保持服用同等的药剂量。

小贴士：如果你的胃酸浓度过高，你可以通过使用被称为"碱性基础"的碱性补充剂来改善身体状况。这些"碱性基础"补充剂包括：磷酸氢钠、碳酸氢钾、碳酸钠、柠檬酸钙、乳酸钙、枸橼酸钠、二氧化硅和海盐。

草本植物推荐

大茴香通过挥发油的功效帮助治疗消化不良，有助于肠部的放松。

甘菊茶具有抗痉挛、抗炎和排气的功效。

蒲公英、龙胆和白毛茛是可以被用来治疗消化不良的苦药。这些中药的药效直接来自于它们释放苦味的特性。苦味的释放会刺激中央神经系统，并最终导致胃泌素的释放（胃泌素是一种消化激素）。龙胆的服用不能超过10天，且孕妇禁服。

姜根有利于排气，减轻胀气和疼痛。同时，它还具有抗炎的特性。

薄荷茶中含有薄荷醇，对消化器官有解痉作用，有助于排气、缓解胃痉挛。

滑榆树皮内的黏液具有保护、缓解胃部发炎组织的功效。

蔬果汁疗法

卷心菜汁中含有溃疡愈合因子，对治疗消化不良和胃炎有一定的功效。

茴香汁可以治疗消化不良，帮助排气。

姜根在几千年的历史中一直被视为良好的气体缓解物质。

在饭前 30 分钟饮用柠檬汁和水是促进唾液和胃液分泌的一种传统方式。可以尝试将鲜柠檬汁与苏打水相混合制成柠檬饮品，其具有清凉提神的功效。还可以尝试其他含有柠檬的蔬果汁配方（如果你患有严重的酸性胃或者胃壁受损，可以将柠檬从配方中去除）。

木瓜汁和菠萝汁中分别含有木瓜蛋白酶和菠萝蛋白酶，这两种酶均具有缓解消化不良和胃灼热症状的功效。这些消化酶可以增加消化活性，加强胃部功能，直接缓解胃灼热。可以在用餐过程中少量配合饮用（木瓜并不容易榨汁，但是易于与其他食品混合，是沙冰的良好配料之一。若想知道更多关于沙冰的配方，可参见我所著的《终极沙冰》一书）。

蔬果汁配方

小贴士：如果你有胃酸过多的问题，则应该将柠檬从所有的配方中去除。

三蔬汁（333 页）静心汁（326 页）姜汁饮（322 页）超能菠菜汁（331 页）抗溃疡甘蓝汁（316 页）消敏汁（315 页）圆白菜汁（318 页）活力姜汁饮（321 页）怡晨汁（322 页）热姜－柠檬汁（323 页）补肝汁（325 页）醒神薄荷汁（326 页）东方快车调理汁（328 页）

炎症

炎症是身体对创伤和感染的一种自然反应。它可以帮助身体抵御外来入侵的生物和毒素，同时可以帮助身体处理体内已经死亡的细胞和组织。如果人体不产生炎症，那么受伤组织将不会愈合，感染也会加剧。但是，慢性炎症（也被称为慢性系统性疾病）是一种最终会导致组织损伤的时间延长了的炎症免疫反应。核因子 kappa B 是最具有破坏性的炎症分子之一。虽然它是一种体积很小的分子，却可以对身体造成很大的损害。压力、毒素、自由基和有毒性的、刺激性的或者引起过敏的食物均可能激发核因子 kappa B 的活性。一旦活性被激发，它便会制造出大量的炎症分子，产生炎症，影响你的整个身体系统。

身体有炎症时，体内的血管会变得更加具有渗透性，会导致更多的免疫细胞和化学物质进入组织。当炎症演变成为慢性炎症时，这个过程会破坏受伤区域或者感染区域周围的健康组织。很多疾病都伴有慢性炎症，比如，狼疮、类风湿性关节炎、纤维肌痛、动脉粥样硬化、炎症性肠病、慢性胰腺炎和慢性肝炎。新的研究证明，肥胖与炎症也有密切联系。身体超重会促进炎症的产生，而炎症又会反过来促进肥胖，形成循环。

据估计，超过一半的美国人体内都是有炎症的，但是他们中的大部分人并不知道这一点。有时候，人体内用来制造足够炎症来有效控制感染、过敏原、毒素和其他应激物的免疫系统会出现紊乱。每当这个时候，免疫系统便会进入一种长久的警戒状态，或者产生炎症，很快遍及全身。当这种警报发生在心脏部位时，便会导致心脏疾病；发生在脑部，便会导致痴呆或者阿尔茨海默氏症；发生在全身，便会导致癌症；发生在眼部，便会导致失明；发生在脂肪细胞，便会导致肥胖。

健康人则可能因为个人的生活方式或者环境而接触那些被身体视为刺激物的物质，如，由牙周病、病毒和细菌导致的轻度感染，食物过敏原、毒素和类似于糖类、酒精和反式脂肪的刺激性食物。当提到炎症的时候，我们往往会认为就是碰触起来肿胀、充血，感觉很暖的受伤部位；但是，科学证明，炎症可以发生得更加安静与不知不觉，甚至没有任何这些明显的症状。除非炎症得到妥善处置，否则将会对我们的健康产生极坏影响。

生活方式建议

控制压力。压力是诱发炎症反应的一个主要因素。当我们学会如何放松，并且释放有害情绪的时候，我们就可以使自己和他人的内心平静，身体状况也趋于健康的状态。这些有害情绪包括：愤怒、憎恨、遭受他人的排斥、自暴自弃、焦虑、恐惧和悲痛。这种控制压力的生活方式与我们为了去除体内的炎症而进行的抗炎饮食一样重要。我们的日常情况往往会引起炎症爆发。想想我们有多频繁地使用"暴脾气、发怒、筋疲力尽、担心得要命或者害怕不起作用"这些词语？

我们在身体和思想上发动的极端情绪会在我们的胃部释放强大的炎症激素和胃酸，导致关节和肌肉处酸痛，以使我们对体内正在产生的问题有所警觉。这种情况的最佳解决方式就是要尽快释放那些负面情绪，使自己和他人保持平和的心态，将我们的情绪转变为快乐、平静、满足，同时，心中对世界充满爱和热情。

也同样可以进行一些有助于身体释放压力、提升自身情绪的体能锻炼，这些体能锻炼可以在人体内制造使自身感觉良好的内啡肽。这可以在我们体内产生平衡，对身体和思想进行双方面治疗。

饮食建议

马克西曼说："你的饮食和运动量是控制体内炎症的两个最重要因素。"治疗炎症的大部分因素其实都在你的控制之下。你拥有改变它们并且治疗你自己身体的能力。以下就是你可以做的事情：

减少肉类的摄入量。动物产品是花生四烯酸、前列腺素和白三烯的主要来源。前列腺素是一种可以转化为类激素物质的脂肪酸。这些物质会使炎症反应有所恶化。

避免食用糖类、精制碳水化合物、精盐和垃圾食品。我们在选择食用典型的美国式食品时便陷入了一个恶性循环。美国式饮食会产生炎症，制造可以提升压力等级的皮质醇，进而引起对糖类、淀粉、精面粉烘制食物、盐类和垃圾食品的渴望。然后，身体又会由于不良饮食而制造更多的皮质醇。接着，皮质醇再导致更严重的炎症，产生对不良饮食的更大渴望，再制造更多的皮质醇，往来反复，恶性循环。为了打破这种恶性循环，可以避免摄入糖类，甜食，诸如面包、面团、面包卷和比萨之类的精面粉制食品，牛肉，猪肉，酒精，咖啡，红茶，乳制品（有利于黏膜形成）和垃圾食品。

禁食食物过敏原。食物过敏原会导致炎症过程的产生（参见 27 页过敏症和 292 页排除饮食法）。

禁食氢化油、部分氢化油和反式脂肪。美式饮食中含有过多的 $\Omega-6$ 油脂和反式脂肪，而不是那些可以在蔬菜、特定种子和坚果及富含脂肪的冷水鱼类中找到的有抗炎功效的 $\Omega-3$ 油脂。$\Omega-6$ 油脂会使导致炎症的化学物质在全身循环，降低我们细胞正常工作的能力。

包括玉米油、大豆油、红花油、菜子油和葵花子油在内的多不饱和油脂很容易发生氧化，尤其是在加热的时候。这就意味着它们会与氧气发生反应，生成氧化物。氧化了的蔬菜油会导致自由基损伤，而且，在高温情况下，这些蔬菜油会形成反式脂肪，产生更多的自由基，破坏数以千计的细胞。类似于人造黄油的部分氢化油具有同样的破坏作用。因此，应该只使用那些健康的油类，如，使用特级初榨橄榄油制作冷菜和色拉酱，用有机特纯椰子油来烹调食物。

食用更多的碱性食物。碱性食物具有抗炎的功效。水果和蔬菜都是碱性的，含有大量可以促进免疫系统运转和预防慢性炎症的抗氧化物。同时，水果和蔬菜中富含类似生物黄酮素的植物营养素，它们可以增强血管强度，减少毛细血管渗液的可能性。如果想将身体转变为碱性体质，可以尝试以下方法：

- 每天食用 6~9 份水果和蔬菜（每一份包含一杯半熟的和一杯生的果蔬）
- 生的坚果和种子，尤其是杏仁、胡桃、葵花子和南瓜子
- 绿茶和凉茶
- 特级初榨橄榄油和有机特纯椰子油
- 至少饮用 1800 毫升纯净水来清除毒素，促进细胞代谢

将蔬菜榨汁。每天饮用 1~3 杯新榨的蔬菜汁，对碱性化你的体质，提供充足的用于绑住自由基的抗氧化物很有帮助。

增加 $\Omega-3$ 脂肪酸的摄入。$\Omega-3$ 脂肪酸有助于减少体内炎症。体内不平衡的必需脂肪酸（过多的 $\Omega-6$ 脂肪酸和过少的 $\Omega-3$ 脂肪酸）会导致疾病的发展，而恰当的平衡会帮助保持身体健康，甚至提高健康水平。健康

的饮食中 $\Omega-6$ 脂肪酸的含量应该比 $\Omega-3$ 脂肪酸多出 4~6 倍。然而，在典型的美式饮食当中，$\Omega-6$ 脂肪酸的含量要比 $\Omega-3$ 脂肪酸的含量多出 14~25 倍。许多研究人员相信，$\Omega-6$ 脂肪酸与 $\Omega-3$ 脂肪酸在饮食中含量的这种不平衡是导致美国境内炎症性疾病不断增长的一个主要原因。

你可以选择以下食物来增加体内的 $\Omega-3$ 脂肪酸的含量：富含脂肪的冷水鱼类（包括鲑鱼、金枪鱼、沙丁鱼、鲱鱼、鲭鱼和鳟鱼）、磷虾油、鳕鱼肝油、亚麻子、大麻子和胡桃。

清洁你的身体。你可以每天服用抗炎药物，服用鱼油，使用大量的补充剂，但是，如果你不能够去除造成你体内产生炎症的根源问题，那么你的体内还是会出现炎症。毒素会导致炎症的产生。因此，为你的身体解毒是去除病因的最佳方法。参见 294~314 页的排毒方法。

控制寄生虫、真菌、酵母菌、细菌和病毒。这些病原体都是炎症的潜在来源。因此，定期进行白色念珠菌清洁和寄生虫清洁有利于缓解、治疗炎症。

营养建议

抗氧化剂是强大的自由基冷却器。自由基是在炎症过程中产生的一种会损害细胞的不稳定分子。而且，受损细胞又会再次成为更多自由基的来源。以此形成恶性循环。抗氧化营养素可以绑住自由基，防止它们损伤健康组织，进而减短炎症的过程。下述的各种抗氧化剂都具有很好的效果：

硒是一种强大的抗氧化剂。富含硒元素的最佳蔬菜汁来源有：牛皮菜、白萝卜、大蒜、小红萝卜、胡萝卜和卷心菜。

维生素 A 和 β－胡萝卜素是功效很强的抗氧化剂。β－胡萝卜素在体内需要时会转化为维生素 A。富含胡萝卜素的最佳蔬菜汁来源有：胡萝卜、无头甘蓝、西芹、菠菜、牛皮菜、甜菜叶、西洋菜、西兰花和长叶生菜。

维生素 C 和生物黄酮素可以抑制组胺的释放。组胺是一种在发生炎症和过敏症状时体内释放出来的物质。除此之外，维生素 C 有利于巩固细胞膜，而生物黄酮素可以增加维生素 C 的活性。富含维生素 C 的最佳蔬果汁来源有：无头甘蓝、西芹、西兰花、芽甘蓝、西洋菜、菜花、卷心菜、菠菜、柠檬、酸橙、白萝卜和芦笋。富含生物黄酮素的最佳蔬果汁来源有：柿子椒、浆果（蓝莓、黑莓和蔓越莓）、柠檬、酸橙、西兰花、卷心菜、西芹和番茄。

维生素 E 是一种抗炎抗氧化剂。富含维生素 E 的最佳蔬菜汁来源有：菠菜、西洋菜、芦笋、胡萝卜和番茄。

铜已经被证实可以减轻实验室动物体内的炎症。富含铜元素的最佳蔬果汁来源有：姜根、白萝卜、西芹、大蒜、胡萝卜、葡萄、菠菜、卷心菜、生菜和黄瓜。

草本植物推荐

姜黄素是姜黄的构成成分之一，具有抗炎功效。传统做法都是将姜黄素使用于外伤、扭伤和发炎的关节部位来进行消炎。它与那些用以缓解关节炎症所伴随的肿胀和僵硬病征的处方类药物具有同等功效。姜黄素可以以补充剂的形式获取。

钩果草苷（魔鬼爪）与皮质酮具有相似的抗炎效果，可以帮助缓解疼痛。

蔬果汁疗法

姜根汁具有抗炎特性。它还可以保护胃部不受非甾类消炎药物的不良作用。

蔬果汁配方

姜汁饮（322页）清晨活力汁（327页）超能菠菜汁（331页）春季滋补汁（331页）美肤汁（317页）增强免疫汁（324页）抗病毒蔬果汁（316页）消敏汁（315页）活力姜汁饮（321页）怡晨汁

（322 页）东方快车调理汁 （328 页）冰草爽口汁 （335 页）

流行性感冒

流行性感冒，简称"流感"，是一种传染性的病毒感染，通常会感染上呼吸道，也可能进入肺部。流行性感冒通常通过咳嗽和打喷嚏的方式进行传播，病征可能包括发烧（通常要比普通感冒的温度高）、咽喉疼痛、干咳、肌肉酸痛、疲乏、虚弱、鼻塞、头痛、恶心和呕吐。病征往往在 1~3 天的发病潜伏期后忽然出现。感冒和流感均产生于上呼吸道感染，但是流感的症状要更严重一些（参见 101 页感冒）。流感疫情通常每 2~3 年爆发一次，通常发生在冬季。

没有方法可以治愈流感，但是你可以选择一些方式来缩短患病时间。抗生素对病毒并不管用。实际上，它们不但没有治疗感冒和流感的功效，还会帮助产生具有抗药性的超级细菌。它们会同体内那些有害的肠道细菌一起杀死有益的细菌，这样在最后便会给身体制造出一个更大的问题，即念珠菌（念珠菌是由于酵母菌的过度生长造成的，如想了解相关内容，可参见 78 页念珠菌病）。流感必然经历自身发展的过程，无法治愈。但是，下述的建议可以帮助你增强免疫系统功能，达到缩短患病时间的效果。已有研究证实这些方法均有效。例如，纽芬兰的一项研究表明，在一年内充分补充多种维生素，可以改善人体对流感的免疫反应。

生活方式建议

充分卧床休息。我们的身体需要充分的休息来抵抗病菌。而深度睡眠就是我们获取充分休息的一种重要方式，因为在深度睡眠中，人体会制造最重要的流感治愈激素。

选择流感疫苗怎么样？如果人们注意到普通流感疫苗的组成成分，那么在选择使用该疫苗之前就会三思而后行。下面所列举的便是流感疫苗中可能含有的一些防腐剂和填充物的不完全清单：乙二醇（防冻剂的成分）、苯酚（一种作为消毒剂的化学物质）、甲醛、铝、汞、新霉素和链霉菌（抗生素）。如果这些填充剂还不足以构成干扰素，那你还需记得，使用流感疫苗还会对你体内免疫系统的自身功能产生负面影响。通过使用类似于疫苗的非自然方法来控制你的免疫系统会扰乱体内平衡，导致免疫系统失调，使其功能错乱。

越来越多的事实表明，疫苗对免疫系统造成的紊乱是由于疫苗对 B 细胞的过度刺激和对 T 细胞的抑制作用。这样就会造成自体免疫性疾病。同时还要注意，疫苗可能造成与神经退行性疾病有关的脑部炎症。疫苗中类似汞和铝的添加剂会对你的脑部健康产生负面影响。

饮食建议

在病发的前两天只饮用液体。饮用大量的水、蔬菜汁、蔬菜沙冰、绿茶、凉茶和蔬菜汤。要遵守液体饮食的规则，饮食清淡一些，并且饮用大量的液体。选择最基本的蔬菜汁。当你生病的时候，最好只摄入少量食物。

避免一切糖类的摄入。糖果会降低红细胞的功能，而红细胞是人体内的主要免疫细胞。糖类和维生素 C 竞相进入白细胞内部，如果糖分充足，细胞"停靠站"将会堆满了糖分子，阻止维生素 C 的进入。因此，在你生病期间，应该避免食用含有任何形式糖分的食物，包括：蔗糖、玉米糖浆、甜菜糖、自然糖分〔如蜂蜜、槭糖浆（枫树糖浆）、糖浆、果糖、浓缩水果和干果〕和糖类酒精（山梨醇、木糖醇和甘露醇）。还要避免食用阿斯巴甜和三氯蔗糖（蔗糖素）。即使是饮用果汁，也应该限量（除了柠檬汁和酸橙汁），因为果汁中含有浓缩的水果糖分。在你生病期间不要饮用橙汁，因为橙汁中的糖分含量很高。如果你选择饮用果汁，应该先用等量的水稀释，并且每天饮用不超过 120 毫升。

禁止摄入任何酒精。酒精在体内具有与糖类同样的功效。研究表明，酒精的摄入会损害免疫系统，增加感染的可能性。

禁食一切肉类和垃圾食品。肉类很难消化，垃圾食品则可能含有大量的毒素。而且，诸如染料、人工合成甜味剂（如阿斯巴甜）、调料、防腐剂和氧化油会增加体内的毒素含量，对黏膜产生压力。要禁食一切诸如人造黄油的人造食物。

喝鸡汤的同时吃一些大蒜，确实会很有帮助。妈妈总是对的，但是，她很可能并不知道，一些鸡汤被证实含有天然抗生素。我们不推荐罐装的鸡汤面，反而建议你自己或者你请别人为你用大量的大蒜和蔬菜来亲手煲鸡汤。

营养建议

硒缺乏可能会减少体内的抗体生产，并降低被称为噬菌细胞的白细胞的噬菌能力。缺硒的噬菌细胞会产生缺陷膜，从而引起会进一步降低体内免疫功能的物质的释放。硒缺乏还可能会降低由胸腺产生的激素的活性，而胸腺是人体内对免疫功能有重要影响的腺体。富含硒元素的最佳蔬菜汁来源有：牛皮菜、白萝卜、大蒜、小红萝卜、胡萝卜和甘蓝。

维生素 A 和胡萝卜素被证实可以增强自然杀伤细胞的活性，自然杀伤细胞是免疫系统的一种重要组成部分。一项研究表明，当实验者在 3 周的测试时间中，每天都饮用一份由甘薯、无头甘蓝和番茄合成的蔬菜汁时，他们的免疫功能提高了 33％。这些食物均富含 β - 胡萝卜素、叶黄素和番茄红素，这些物质可以提升免疫细胞的繁殖能力。当人体有所需要时，大量胡萝卜素会在体内转化成维生素 A。富含胡萝卜素的最佳蔬菜汁来源有：胡萝卜、无头甘蓝、西芹、菠菜、牛皮菜、甜菜叶、西洋菜、西兰花和长叶生菜。

维生素 C 和生物黄酮素是人体内的第一道抵御防线，用于抵御一种被称为自由基的毒素对免疫细胞的攻击。一项研究表明，78％服用了一剂维生素的实验者中，维生素 C 将人体内的自然杀伤细胞，T 细胞和 B 细胞的活性提高了 10 倍。另一项研究表明，连续 10 个月，每天服用 100 毫克维生素 C 的码头工人要比没有服用维生素 C 的工人患感冒的概率减少 28％。而且，那些服用了维生素 C 的工人的平均感染期要比没有服用维生素 C 的工人短 10%。其他研究表明，大剂量维生素 C 的服用 （12 小时内每小时服用 2 克） 可以快速改善感染状况。因此，在感冒病征出现的第一阶段，可以每天服用 4~6 次 500 毫克维生素 C 与生物黄酮素或者玫瑰果的混合物。生物黄酮素和玫瑰果都可以增强维生素 C 的抗感染能力。

如果你正在腹泻，请在腹泻减轻前减少维生素 C 的服用剂量。同时服用生物黄酮素与维生素 C 有助于促进它们之间的协同效应的产生。富含维生素 C 的最佳蔬果汁来源有：无头甘蓝、西芹、西兰花、芽甘蓝、西洋菜、菜花、甘蓝、菠菜、柠檬、酸橙、白萝卜和芦笋。富含生物黄酮素的最佳蔬果汁来源有：柿子椒、西兰花、甘蓝、柠檬、酸橙、西芹和番茄。

维生素 E 是一种有效的抗氧化剂，有利于优化淋巴细胞和单核细胞的功能。富含维生素 E 的最佳蔬菜汁来源有：菠菜、胡萝卜和番茄。

锌支持免疫系统。有研究表明，缺锌会降低免疫功能，进而提高感染疾病的几率。锌与其他抗氧化剂的充分供给有利于防止胸腺缩小，增强胸腺激素的活性。富含锌元素的最佳蔬菜汁来源有：姜根、白萝卜、西芹、大蒜、胡萝卜、菠菜、甘蓝、生菜和黄瓜。

草本植物推荐

众所周知，大蒜可以杀死试管中的感冒病毒。同时，大蒜还有利于增强免疫系统功能，防止诸如支气管炎之类并发症的产生。大蒜中含有一些包括大蒜素在内的有利的化合物。大蒜素是植物界中最有效的广谱抗生素之一。在感染感冒病毒期间，可以选择每天食用几瓣生蒜。如果你不想呼吸中带有蒜味，可以尝试将蒜剁碎，将蒜末放在汤匙上，用温水吞服。千万不要咀嚼。也可以将一两瓣蒜放在蔬果汁中饮用。

姜根可以用来制作姜茶。它具有很强的抗病毒性，有利于帮助分解黏液和祛淤。而且，由于组成中含有止呕化合物，因此，姜根对治疗肠胃感冒也很有效。沏茶时，首先将两大汤匙新鲜的姜根末放在两茶杯纯净水中煮 15 分钟，然后闭火，浸泡 10 分钟，根据需要饮用一杯 （参见 323 页"热姜－

柠檬茶"配方）。可以将姜根添入你的蔬果汁配方。

绿茶被证实有利于抑制感冒病毒的活性。

蔬果汁疗法

苹果汁具有抗病毒性。请使用绿苹果做配料，因为它比其他品种的苹果含糖量更低。同时，还应该将水与苹果汁的比例控制在1：1。如果将苹果汁添加在蔬菜汁中，则会起到更好的效果，尤其是那些深绿色、橘色和红色的蔬菜汁。

甜菜根汁有利于抑制病毒的活性。

姜根汁中含有抗炎化合物，是治疗感冒的传统药品。

菊芋汁富含菊芋多糖，有利于激活人体的免疫防御功能，增强免疫系统的功能。

芽草汁富含叶绿素，具有清血作用。纯芽草汁的功用最好，但是如果你的味蕾需要一个适应的过程，可以先尝试冰草爽口汁（参见335页）。

蔬果汁配方

沃尔多夫蔬果汁（334页）活力姜汁饮（321页）热姜－柠檬茶（323页）减肥伴侣（335页）清晨活力汁（327页）超能菠菜汁（331页）佛罗伦萨番茄汁（333页）冰火番茄汁（324页）清肠汁（320页）增强免疫汁（324页）无双辣沙司（330页）冰草爽口汁（335页）

失眠和时差

当你在进入睡眠或者持续睡眠的过程中存在问题的时候，你就受到了失眠的威胁。一些失眠的人能够轻松地进入梦乡，但是却很快会醒来；其他失眠的人可能处于恰好相反的状况；或者，他们也可能在进入梦乡和持续睡眠的过程中都存在困难。失眠的后果是低质量的睡眠，在你醒来的时候，根本不会有神清气爽、焕然一新的感觉。大概 2/3 的美国人都存在着失眠或者其他睡眠紊乱问题，其中，女性患者的比重大于男性。

引起失眠的最常见原因有：一般性的焦虑和压力，极端温度，类似抑郁的精神问题，由关节炎或者其他疾病引起的疼痛，和不规则的工作及睡眠时间。其他原因还包括：药物滥用，咖啡因摄入，夜间低血糖（会使患者在夜间睡眠中饿醒），和类似不宁腿综合征的肢体运动异常。

由时差导致的失眠通常伴随在长期旅行之后，特点为失眠、疲乏和经常性的饥饿。经常出现在当人体内的生物钟没有及时随时区变化而很好地进行调整的情况。

当我们不能够正常睡眠的时候，我们中的大多数人会问自己："我现在可以做些什么来解决失眠的问题呢?"通常，我们会推荐非苯二氮类催眠药物，比如，安必恩、拉米替隆或者鲁尼斯塔。然而，服用这些规范用药还是会有一些担心，包括一些发生在夜间的危险性行为，如，驾车或者剁食物；也包括一些轻微的症状，如，发生在日间的困倦、眩晕和疲乏。针对自己的失眠问题你能够做得最好的事情，就是找出失眠的根本原因并解决它。有研究表明，在对生活方式和营养方面作出改变之后，大部分由失眠引起的症状可以得到缓解或者解除。

生活方式建议

运动。大量研究表明，规律性的运动有助于从质量和持续时间双方面改善睡眠。运动可以缓解压力，使身体进入更平静、使人得到充分休息的睡眠。而且，运动有利于促进生长激素的释放，从而引起减重和更好地睡眠。

舒减压力。压力是造成大多数失眠夜晚的主要原因。当我们生活中的压力不断积累，就会产生一个麻烦的循环——高压导致有问题的睡眠，有问题的睡眠又提高了我们的压力等级，使我们更加不能够处理焦虑，如此循环，压力和失眠会随着时间的推移不断加深。夜晚来临的时候，忧虑会在我们将头放在枕头上的那一刻瞬间充满我们的大脑。我们怎样才能够停止这个可怕的循环呢？那就是，要控制局面。因为我们是自身想法和情感的掌控者，所以，我们当然可以将那些焦虑驱散出自己的大脑。舒减压力一开始出现在我们自己的想法当中，主观上拒绝那些令人焦虑不安的想法继续骚扰我们。一旦那些忧虑、恐惧、不安、愤怒或者其他形式的紧张情绪和想法对我们平和的心态产生影响，我们可以让一切顺其自然地发展。

饮食建议

改变饮食。要选择富含高复合碳水化合物、多样蛋白质和必需脂肪酸的饮食。一项研究表明，这样的饮食会明显增加快速眼球运动睡眠，这种睡眠最能够使人们精神振奋。在提供蛋白质方面，鱼类是很好的选择。你可以从中一并获得蛋白质和 Ω-3 脂肪酸。复合碳水化合物包括蔬菜、全谷物（如小米、藜麦、黑麦、大麦、燕麦和糙米）和豆类蔬菜（如菜豆、扁豆和四季豆）。

饮用大量的蔬菜汁和水。为了避免由时差产生的失眠，可以在旅行当中大量饮用水。吃一些高含水量的食物，如水果、蔬菜和芽类食物；同时饮用大量新鲜的蔬菜汁。有证据表明，那些在旅途中只饮用了原汁，食用了新鲜蔬果的旅客感觉有活力并且免受了时差的影响。

避免服用咖啡因、精糖和酒精饮料。咖啡因是一种兴奋剂，即使在早上喝几小杯咖啡，也足以使我们在夜晚无眠。兴奋剂可以使血清素的水平降低，而这种降低在睡眠循环中起到重要的作用。咖啡因在不同人体内的分解率不同。一些人可以在体内很快地分解咖啡因，而另一些人则需要超过20小时来分解一份咖啡因。咖啡因不仅存在于咖啡和绿茶、红茶当中，还存在于巧克力、不含酒精的饮料、阿司匹林和其他一些止痛药当中（咖啡因和苏打水同时饮用会造成镁缺乏，还会引起不宁腿综合征）。酒精会阻碍人体对氨基酸的吸收。如果不能良好地吸收蛋白质，我们就没法制造出必要的神经传递素来生产在睡眠循环中起到很大作用的脑部化学物质。酒精会破坏将左旋色氨酸传递至脑中的过程，导致这种氨基酸向促进睡眠的血清素的转化不够充分。糖分会导致葡萄糖在血液含量中的一个高峰值和随之而来的急速下落，而血糖含量的急速下落会造成夜间醒来的状况。酒精、糖分和咖啡因都会导致人体脱水，这会影响到大脑，因为大脑需要大量的水来解毒。

避免服用含酪胺的物质。酪胺是一种可以增加去甲肾上腺素的氨基酸，是一种在失眠和焦虑过程中起到重要作用的兴奋性大脑化学物质。在我们清醒的时候，去甲肾上腺素应该保持在较高的水平，但是它需要一整天的时间下调来形成一个良好的睡眠周期。下述物质中含有酪胺，不应该在夜间食用，它们是奶酪、巧克力、德国泡菜、培根、火腿、茄子、马铃薯、菠菜和番茄。

除此之外，还应该避免吸用烟草，因为烟草中同样含有酪胺。

营养建议

氨基酸可以帮助平衡神经传递素，进而改善睡眠。神经传递素是在我们体内，以吸取的蛋白质为原料生产的天然化学物质，可以促进身体与大脑的沟通。有两种神经传递素在保证良好的睡眠循环中起到重要的作用。我们需要足够的血清素和去甲肾上腺素完全转化成褪黑激素。当我们清醒的时候，我们体内的兴奋性或者刺激性神经传递素（如去甲肾上腺素）应该维持在较高水平。它们需要一整天的时间下调以形成一个良好的睡眠周期。如果你的血清素水平太低，或者去甲肾上腺素水平过高或低，你就会失眠。当它们的水平平衡的时候，你就会一夜好眠。对大部分人来说，这意味着 7~9 小时的深层、舒适的睡眠。

血清素是由一种叫做左旋色氨酸的小型氨基酸转化而成的，左旋色氨酸在血清素的生成过程中会被分解成 5- 羟基色氨酸。从饮食中得到的左旋色氨酸数量并不足以满足我们人体的需要。除此之外，其他诸如 B 族维生素和酶的辅助因子也需要出现在这一转化过程中。因为左旋色氨酸只能分解出很小比重的 5- 羟基色氨酸，因此，5- 羟基色氨酸通常作为补充剂来摄取。然而，应该根据试验来制订适合的剂量。B 族维生素是传递左旋色氨酸，促进左旋色氨酸分解成 5- 羟基色氨酸，并进而转化成血清素的过程中很必要的营养素。它们也应该被视作完整的脑健康计划的一部分。同时，Ω-3 脂肪酸和多样蛋白质的食用也是必要的。你可以从完全按照你自身特定需求打造的氨基酸补充计划中获益良多。

小贴士：我曾经亲眼见过，在其他条件不变的情况下，这项氨基酸计划帮助人们整夜好眠。

钙缺乏会使你在夜间醒来，并且不能够再次进入梦乡。较低的钙质水平会导致肌肉收缩，不能放松。富含钙元素的最佳蔬菜汁来源有：羽衣甘蓝、西芹、蒲公英嫩叶、豆瓣菜、甜菜叶、西兰花、菠菜、长叶生菜、四季豆、芹菜和胡萝卜。

左旋色氨酸是血清素和褪黑激素的前身，是人体主要的睡眠激素，被认为是可以诱导睡眠的最佳氨基酸。富含左旋色氨酸的最佳食物来源有：金枪鱼、火鸡和酸奶。小球藻和蓝绿藻也是左旋色氨酸的重要来源。

镁缺乏可能会使你在入睡后的几小时内醒来，且不能够再次入睡。这种元素的缺乏同样会导致不宁腿综合征的产生。含镁元素的食物可以助人入睡，这类食物包括：海带、麦麸和胚芽、杏仁和腰果。富含镁元素的蔬果汁来源有：甜菜叶、菠菜、西芹、蒲公英嫩叶、大蒜、黑莓、甜菜根、西兰花、菜花、胡萝卜和芹菜。

有研究表明，褪黑激素可以帮助重新调整睡眠－觉醒周期，并且减少旅行中由于跨越时区而引起的时差反应。为了减少时差反应而使用褪黑激素的最佳方法是，在旅行去新的目的地之前，连续 5 天在夜间睡前 30 分钟服用 2~5 毫克褪黑激素，然后在到达目的地之后持续服用一段时间。然而，并不建议长时间服用褪黑激素，因为这样做会影响自身褪黑激素的生成。如果你的睡眠问题并不是由跨越时区的长途旅行所引起的，那么，长期采用这项氨基酸计划会更加有效，也更加安全。当你应用这项氨基酸计划有效地平衡了你的神经传递素之后，你可能不再需要褪黑激素，即使在你旅行的时候也不再需要。

Ω-3 脂肪酸。髓磷脂是围绕在神经元附近的保护层，它的 70% 由脂肪构成。好的脂肪可以提供高质量的隔层，使你的神经元可以高速运转。这层隔层对于良好的传导是非常必要的，因为神经传递素从该脂肪酸的外层进行传导。

缺乏泛酸会导致失眠。富含泛酸的最佳蔬菜汁来源有：西兰花、菜花和无头甘蓝。

维生素 B_1 （硫胺） 的缺乏会降低血清素的有效性。富含维生素 B_1 的最佳食物来源有：种子、干果、菜豆、四季豆、小米、荞麦、全麦、燕麦、野生稻、龙虾和玉米粉。同时，向日葵、荞麦芽和大蒜中也含有少量的维生素 B_1。这种营养素在蔬果中的含量并不大。

草本植物推荐

樟脑草、甘菊和黄芩可缓解神经紧张。
缬草有镇静安神的功效。

蔬果汁疗法

芹菜汁中含有硅元素，可以加强神经组织和心脏组织，具有镇静效果。
生菜汁具有镇静剂的功效。
西芹汁富含钙元素和镁元素，摄入量应该限制在安全的治疗剂量，即每天半杯至一杯。过量食用西芹有毒，孕妇尤其应该注意避免食用。

蔬果汁配方

甜梦汁 （322 页） 超级绿芽汁 （332 页） 静心汁 （326 页） 青豆汁 （325 页） 富钙鸡尾果汁 （319 页） 富镁汁 （325 页） 增强免疫汁 （324 页） 午后提神汁 （315 页） 健胰汁 （328 页）

更年期

更年期普遍被认为是"生命的改变期",是月经的结束期。这个词语来自于希腊,意为每月的停止,即生长停滞的意思。更年期是女性自然衰老过程的一部分。当一名女性的卵巢只生产少量的雌激素和黄体酮的时候,那么她再也不能够怀孕了。与女性的第一次月经不同,迈向绝经的整个变化过程往往会持续几年的时间。女性绝经的平均年龄是 52 岁,但是,更年期会出现在从 42 岁到 56 岁的任意一段时间内。一名女性从开始绝经到一整年完全没有月经通常要持续大概 5 年的时间。

在这段时间里,女性激素并不会消失,其他器官会接管卵巢的职能。例如,肾上腺会持续生产雄激素,这些激素的作用是维持性冲动。然而,体内雌激素的最普通形式——雌二醇的水平会降低至原先水平的 1/10 左右。这种激素水平的下降被认为是产生更年期症状的主要原因。更年期症状包括:潮热、眩晕、盗汗、头痛、呼吸困难、气短、心悸、阴道干涩、神经紧张、背痛和抑郁。如果该名女性还有低血糖的状况 (参见 174 页低血糖症),这些症状会更加明显。雌性激素水平的下降还可能令女性患上骨质疏松症 (骨头变得更脆弱),并且可能在动脉内积聚胆固醇,导致心脏疾病的产生。

医生们经常会采用动物性激素替代疗法,但是,血块在静脉中流向肺部(肺梗死) 并不是没有风险的。同时,它还可能导致乳腺癌。为了进行激素替代,进而考虑植物性雌激素。临床试验中证实,仅使用动物性雌激素一半剂量的由植物衍生的雌激素就可以防止骨质疏松症的产生,而且,植物性雌激素的副作用要更小一些 (根据 1997 年 《内科学文献》)。植物雌激素可以在诸如苜蓿芽和谷物类植物中找到。这些物质还会提供蛋白质来预防动脉粥样硬化,降低胆固醇水平,减少患潮热与乳腺癌的风险。你可以去寻找一名自然医学医生来获取更多适合你自己的信息。

饮食建议

食用高纤维食物。在更年期期间，你的饮食可以给你的感觉产生很大的影响。你的饮食计划中应该包括：大量的新鲜蔬果、蔬菜汁、全麦、豆类植物（菜豆、扁豆、四季豆）、种子和干果。应该仅食用少量的动物蛋白质，一次仅食用你的拳头大小的分量。确保你饮食的 50%~60% 是新鲜的生水果、蔬菜、蔬果汁、芽类植物、种子和干果。

蔬果汁，蔬果汁，蔬果汁！新鲜的蔬菜榨汁可以使人身体强壮，因此将你的榨汁机插上电源，让身体变得更健康吧。胡萝卜和红甜菜根汁对肝脏尤其有好处，而一个运转良好的肝脏可以帮助你摆脱更年期症状。

每天饮用两次新鲜蔬果汁，你的身体就会得到很好的改善。可以尝试蔬果汁断食法，这样做可以使你感觉精力充沛，能够舒缓压力。很多人都说，他们在进行了一个蔬果汁禁食期之后，便感觉到更健康了。如果你规律性地榨取饮用蔬果汁，你一定会成为那些自称没有任何更年期症状的女性之一（参见 295 页蔬果汁断食法）。

清洁你的肝脏。肝脏是人体内主要的激素代谢器官。它负责从胆固醇中生产激素，转化甲状腺激素，还要生产、分解和调节类似雌激素、睾丸激素、脱氢表雄酮和黄体酮之类的性激素。当肝脏没有负担过重的时候，它可以防止将雌激素转化成危险的雌激素代谢产物。这些子化合物被称为 2- 羟雌酮、4- 羟雌酮和 16-α 羟雌酮。这些代谢物可能有更强或者更弱的雌激素活性，因此，根据它们代谢方式的不同，也增加了女性患乳腺癌、子宫癌和其他种类癌症的风险。

适当的雌激素代谢和分泌是非常重要的。研究明显表明，那些通过 C-16 途径代谢体内大量雌激素的女性要比通过 C-2 途径代谢的女性患乳腺癌的风险更大。通过 C-16 途径代谢的雌激素可能与直接的毒性作用与致癌性相关。

雌激素是通过一系列的细胞色素 P450 家族中的氧化酶进行代谢的（肝脏解毒的第一阶段），然后它会在第二阶段继续进行结合。解毒酶将各种形式的药物、激素和环境毒素转化成通常情况下较无害的代谢物。当第二阶段放缓之后，会有含有毒性的中间产物形成。一个不充血的肝脏对解毒过程是非常重要的。然而，并不是所有人都拥有一个健康、不充血的肝脏，我们生活的世界里总是有很多毒素，我们的肝脏需要在没有任何帮助的情况下对这些毒素进行清理。因此，如果可以一年定期清洁两次肝脏，会使你的世界更加不同（参见 300 页肝脏排毒）。

避免服用那些可能会使你的黏膜变得干燥的物质。这些物质包括酒精、抗组织胺药物、咖啡因和利尿剂。干燥的黏膜是阴道干涩和阴道刺激的主要原因。有研究表明，酒精会引发更年期。同时，也不要吸烟、食用大量的糖分，因为它们会对更年期产生不良影响。

营养建议

有研究表明，生物黄酮素和维生素 C 可以降低潮热的频率和强度。生物黄酮素和维生素 C 可以修复血管壁组织，进而减少血管扩张，也就减少了潮热。富含维生素 C 的最佳蔬果汁来源有：无头甘蓝、西芹、西兰花、芽甘蓝、西洋菜、菜花、甘蓝、菠菜、柠檬、酸橙、白萝卜和芦笋。富含生物黄酮素的最佳蔬果汁来源有：柿子椒、浆果类植物（蓝莓、黑莓和蔓越莓）、西兰花、甘蓝、哈密瓜、柠檬、酸橙和马铃薯。

必需脂肪酸可以帮忙缓解更年期症状。有研究表明，当女性将必需脂肪酸加入她们的日常饮食中之后，她们的潮热症状会降低 40%。多脂肪的冷水鱼类、鱼油、亚麻子、胡桃和大麻子都是 $\Omega-3$ 脂肪酸的很好来源。必需脂肪酸不仅可以帮助减少潮热症状，还可以帮忙缓解阴道干涩的状况。除此之外，再辅以另一种富含必需脂肪酸的油脂——月见草油的补充，会帮助肾上腺生产更多的雌激素，这一点已经得到证实（如果想获知更加详尽的信息，可以参见 282 页果汁女士的健康治疗饮食基础指南）。

维生素 E 可以帮忙减少潮热和阴道干涩症状。富含维生素 E 的最佳蔬菜汁来源有：菠菜、西洋菜、芦笋、胡萝卜和番茄。

避免食用大豆补充品和大豆食物。尽管大豆补充品仍然被认为有利于减少更年期症状而被推崇，然而，一项研究表明，在使用通过浓缩的异黄酮提取物所做的试验中，患者的更年期症状并没有得到明显的改善。但是，却有大量证据表明，大豆中的一些异黄酮，包括染料木黄酮和雌马酚（大豆黄素的一种代谢物）会加强雌激素敏感组织和甲状腺中的毒性。除此之外，众所周知，异黄酮还对生产 T3 和 T4 的甲状腺过氧化物酶具有抑制作用。这种抑制会造成诸如甲状腺肿和甲状腺炎在内的甲状腺异常。大豆还是一种致甲状腺肿的物质，它会阻碍人体对碘的吸收，进而导致较低的甲状腺功能。动物实验还证实了大豆制品的致癌作用。同时，食用这种食物还会增加体重（通常会通过喂食大豆的方式来给牲畜催肥）。

草本植物推荐

黑升麻和红三叶草可以用来缓解潮热、抑郁和阴道萎缩。

当归是一种中药，被证实具有控制潮热的功效。大部分中医会将当归与其他中草药混合进行治疗。如果需要进一步建议，你可以向中医咨询。

益母草被用来缓解更年期症状。

蔬果汁疗法

如果你有潮热的症状，就不要把姜根作为你的蔬果汁的配料之一，因为它会升高身体的温度。如果你没有潮热症状，姜根则会起到缓解更年期症状的作用。

蔬果汁配方

超能菠菜汁（331页）无双辣沙司（330页）春季滋补汁（331页）甜梦汁（332页）怡晨汁（322页）静心汁（326页）活力西芹汁（328页）醒脑汁（330页）美肤汁（317页）

月经失调

月经周期失调是最常见的女性健康问题之一。它包括经血过多、闭经、纤维瘤、痛经和经前期综合征。一些女性在月经来临之前和月经期间都会出现生理和心理综合征。从经血过多、闭经到无法控制的情绪波动，除此之外，女性还要经历无力、神经紧张、易怒、抑郁、头痛、乳房肿胀、胃胀气和水肿等问题。

月经失调通常是由生活方式引起的，如不良的饮食习惯、压力、抑郁、缺乏运动和肥胖或极端体重问题。

生活方式建议

在一项研究中，受测试女性被要求列出三项她们曾经尝试并认为对缓解经前期综合征有效的治疗方式。她们提到了营养补充、做充分的运动和改善饮食。

规律地做运动。每周做三次至少 20~30 分钟的运动可以减轻经痛。可以采取快走、骑自行车、游泳和踏板操等运动方式。同样需要引起重视的是，运动可以在人体内产生一种使人感觉良好的化学物质——内啡肽，可以帮助增加体内血清素的含量。血清素是一种可以提升情绪的神经传递素。

要保证充足的持续性睡眠，一般人需要 7~9 小时的睡眠时间。研究表明，当你没有得到充足睡眠或者睡眠质量不高的时候，你体内的激素就会受到重创。这会造成你对碳水化合物的渴求、体重增加和水肿。做一个规律的睡眠计划有利于帮助你的身体和大脑对睡眠作出反应。同时，当你得到良好的休息时，你的身体就不会对疼痛那样敏感。还要记得，在你的月经周期中，你会对睡眠产生不同的需求（参见 196 页失眠和时差）。

饮食建议

食用高复合碳水化合物。吃较少量的动物蛋白质会降低你体内的饱和脂肪含量。这有利于通过降低循环雌激素的水平和转移外激素来源的方式减少经前期综合征。研究表明，具有月经过多问题的女性，她们体内的一种被称为花生四烯酸的炎症物质的含量较高，因而造成了经期的大量流血和疼痛。高纤维饮食已经被证实可以明显降低体内雌激素的水平，因为纤维可以将更多的雌激素排出体外（想获知更多信息，可以参见 282 页果汁女士的健康治疗饮食基础指南）。

避免服用糖分、咖啡因和酒精。酒精对肝脏具有毒性作用。肝脏承担着分解雌激素以使它能够排出体外的责任。酒精则可以提高体内雌激素的水平，进而增加盆腔淤血。糖分会造成血管阻塞，加重经痛的状况。因此，为了缓解经痛和其他经期症状，应该避免食用糖分和酒精。

糖分尤其是在与咖啡因相混合服用时，会造成经前期综合征和忧郁。要避免食用包括人造甜味剂在内的任何甜食（你可以饮用甜叶菊或龙舌兰糖浆，这些食物在健康食品店中有售）。咖啡因存在于咖啡、绿茶、红茶、白茶、非酒精饮料和巧克力中，这些食物会加重伴随经前期综合征而来的焦虑、抑郁和乳房胀痛。

饮用蔬果汁，选择高生食含量的饮食。据报道，规律饮用蔬果汁，食用大量生食的女性很少有或者几乎没有经期问题。可以进行蔬果汁断食和肝脏排毒来帮忙减少水肿和其他经期症状。短期的蔬果汁断食和肝脏清洁有利于帮助你改善自己的月经失调问题（参见 295 页蔬果汁断食法和 300 页肝脏排毒）。

营养建议

复合 B 族维生素。整个 B 族维生素都对健康有利。在 B 族维生素中，有两种最重要。维生素 B_6 在生产有益的前列腺素方面起着重要的作用。前列腺素可以放松子宫肌，缓解经痛。然而，维生素 B₆ 很容易耗尽。压力和类似口服避孕药的药物可以很容易造成体内维生素 B₆ 的缺乏。这样，你的身体也就不能够生产出足够的正确种类的前列腺素，就会使你在经期情绪紧张易怒，产生经痛的症状。如果你正在经受水肿和每月体重增加的问题困扰，服用维生素 B₆ 会对你有所帮助。每天服用 200~300 毫克维生素 B₆，作为摄入 B 族维生素的一部分。

烟酸在帮助减轻经痛方面非常有效。为了在开始经痛之前就预防它的发生，可以在你的月经来临前 7~10 天开始每天摄入 25~200 毫克的烟酸，需要注意的是，应该在月经开始时立即停药。烟酸会引起脸红，因此，你可以尝试使用不会产生这一问题的烟酸胺。

有证据表明，钙和锰共同服用不但可以改善情绪、注意力和行为方面的问题，还可以在经期缓解疼痛，在经前期减轻水肿状况的发生。研究表明，如果在不增加锰的摄入量的情况下增加钙的摄入量，这样并不能在经前期改善情绪和疼痛的问题。报告指出，在选择了高钙和锰含量的饮食之后，大部分女性的经期和经前期不良症状得到改善。锰的作用体现在血液凝固方面，有研究表明，较低的锰摄入量会导致较严重的经血过多的问题。女性应该每天摄入 1200 毫克左右的钙元素。如果你的饮食中没有含有大量的钙，你可以考虑每天服用 500~1000 毫克的柠檬酸钙补充物。推荐的锰的每日摄取量为 2~5 毫克。富含钙元素的最佳蔬菜汁来源有：无头甘蓝、西芹、蒲公英嫩叶、西洋菜、甜菜叶、西兰花、菠菜、长叶生菜、四季豆、芹菜和胡萝卜。富含锰元素的最佳蔬果汁来源有：菠菜、甜菜叶、胡萝卜、西兰花、甘蓝、苹果、番茄和青豆。

必需脂肪酸可以被分为两组，它们是 Ω-3 脂肪酸和 Ω-6 脂肪酸。研究表明，较低的必需脂肪酸水平与经期不适存在关联。Ω-3 脂肪酸存在于冷水鱼类、鳕鱼肝油和未精制的油料中。富含 Ω-3 脂肪酸的冷水鱼有：鲑鱼、金枪鱼、鳟鱼、大比目鱼、鳕鱼和鲭鱼。未精制的油料则包括大麻子和亚麻子。建议每天食用一大汤匙该类油料（想获知更多信息，可以参见282 页果汁女士的健康治疗饮食基础指南）。

维生素 C 和生物黄酮素共同作用可以减轻经期过量流血的问题。女性体内的毛细血管在排卵后和月经之前几天会出现短暂的脆弱现象。那么，经血过多的女性的毛细血管自然要比经血正常的女性的毛细血管更加脆弱。通过连续几个月的维生素 C 和生物黄酮素的共同服用，可以达到增强毛细血管，减少过多经血的效果。研究表明，纯维生素 C 在解决毛细血管脆性方面没有那些同时含有丰富的维生素 C 和生物黄酮素的蔬果有效。这些蔬果可以增强维生素 C 在人体内的储存。同时，维生素 C 有利于增强铁吸收，这是非常重要的一点，因为女性在月经期间会流失大量的铁元素。富含维生素 C 的最佳蔬果汁来源有：无头甘蓝、西芹、西兰花、芽甘蓝、西洋菜、菜花、甘蓝、菠菜、柠檬、酸橙、白萝卜、芦笋和哈密瓜。富含生物黄酮素的最佳蔬果汁来源有：柿子椒、浆果类植物（蓝莓、黑莓和蔓越莓）、西兰花、甘蓝、樱桃、柠檬、酸橙、西芹和番茄。

草本植物推荐

美国老鹳草在防治失血过多方面很有帮助。

黑升麻是一种弛缓药物，是女性生殖系统的调解者。它在治疗痛经和经迟方面有效。

黑荚蓬皮可以松弛子宫。

雪球荚树皮可以松弛子宫，缓解经痛。

益母草有利于治疗尤其是由于焦虑或紧张而引起的经迟问题。

蔬果汁疗法

茴香汁是很好的子宫滋养品。

深色绿叶蔬菜和麦草汁中富含叶绿素和铁，可以帮助缓解经血过多的问题。芥菜对经前期综合征特别有好处。但是，芥菜的味道过于浓烈，应该考虑配以大量的类似胡萝卜汁和苹果汁这样温和口味的蔬果汁一起饮用。

西芹汁含有大量的生物黄酮素和维生素 C。摄取量应控制在每天半杯至一杯的安全治疗剂量。过量食用西芹有毒，孕妇尤其应该注意避免食用。

蔬果汁配方

膀胱滋补汁 （318 页） 圆白菜汁 （318 页） 天然利尿汁 （327 页）
补肝汁 （325 页） 静心汁 （326 页） 春季滋补汁 （331 页） 冰草爽口汁
（335 页） 减肥伴侣 （335 页） 佛罗伦萨番茄汁 （333 页） 活力西芹汁
（328 页） 绿芽汁 （329 页） 超能菠菜汁 （331 页） 富钙鸡尾果汁
（319 页） 美肤汁 （317 页）

偏头痛

偏头痛会使人丧失一切能力。偏头痛通常会持续两个小时到三天不等，
会造成头部一侧或者双侧严重且搏动的疼痛，同时可能伴有恶心和呕吐的症
状。其他可能的反应症状还包括光线敏感、麻刺感、头晕眼花、耳鸣、寒
战、出汗和困倦。患病者有时除了躺在昏暗的房间等待症状减轻之外什么都
做不了。偏头痛的症状被认为在童年时就会有所显现，但是不会直接表现为
头痛。相反，小孩子会经历绞痛、定期腹痛、呕吐和眩晕等症状。

尽管研究人员并没有确定诱发偏头痛的确定因素，但是他们给出了下面
几个理论：

血管理论。头部和脑部的血管被认为会根据所收到的指令进行收缩和扩
张，进而在合适的时间增加或者减少流向脑部的血流量。支持血管理论者认
为，对于那些偏头痛的患者来说，他们血管的收缩－扩张机制发生扭曲，
影响了血液向头部和脑部的流动。最终，这些血管变得过于松弛，血管壁变
得太具有渗透性，使得血液可以透过血管壁渗透到周围的组织当中，引起疼
痛和发炎。

血清素理论。在该理论中，一种被称为血清素的神经传递素帮忙控制疼
痛感、睡眠、情绪和其他的肢体动作和感觉。对该种神经传递素的缺乏，会

通过刺激动脉进行不正确的收缩和扩张的方式引发偏头痛。血清素的缺乏还会降低痛阈，使一切显得更痛。血清素的供应量要比其他兴奋性神经传导素少，进而加重了偏头痛问题。疼痛会将类似血清素和 γ－氨基丁酸的抑制性神经传递素耗尽。随着这些神经传递素的供应不足，偏头痛的强度通常会增加。

激素失调理论。通常情况下，偏头痛会随着青春期的来临而开始。激素水平受到神经传递素平衡的影响。很多患者报告说，偏头痛会在每个月的固定时间发作。这种现象在女性身上比在男性身上更容易得到诊断，尽管男性激素失调是导致偏头痛的主要因素。

偏头痛诱发因素

- 过敏反应
- 强光，嘈杂的噪声
- 生理或者心理压力
- 睡眠模式发生变化，过多或者过少的睡眠
- 吸烟，或者吸二手烟
- 跳过几餐不吃
- 酒精和咖啡因
- 亚硫酸盐
- 月经周期波动，避孕药
- 紧张性头痛
- 含酪胺的食物（红酒、成熟干酪、熏鱼、鸡肝、无花果和一些豆类植物），味精
- 加工肉制品（如培根、热狗和意大利腊肠）中所含的硝酸盐
- 其他类似巧克力、坚果、花生酱、鳄梨、香蕉、柑橘、洋葱、奶制品和发酵或腌制食品等
- 喷了杀虫剂的蔬果
- 香料或香水
- 天气

●肝脏充血或胆囊充血

●较低的血清素水平

神经理论。当脑部的特定部分受到刺激时，偏头痛就开始发作。身体对刺激作出的反应是，释放出化学物质使血管发炎，刺激神经。

其他诱因包括营养失衡、营养不良、毒性、鼻窦充血和肝胆结石。

饮食建议

食用更多的蔬菜和其他复合碳水化合物。蔬菜、全谷物（如糙米和小麦）和豆类植物（如菜豆、扁豆和四季豆）是很好的选择。复合碳水化合物可以通过规范血清素水平的方式来减少偏头痛（想获知更多信息，可以参见 282 页果汁女士的健康治疗饮食基础指南）。

避免所有食物过敏和食物不耐受。各种食物过敏、敏感和不耐受都被认为是偏头痛的诱因。因此，确定哪一种食物引发了偏头痛是很重要的。在一项研究中，16 名进行排除饮食的患者中有 11 人明显减少了偏头痛，其中 6 人不再头痛。在另一项研究中，83 个孩子中的 78 人在排除了食品过敏原后，不再头痛。一些最常见的会诱发偏头痛的食物是那些含有酪胺的食品。这种氨基酸通常存在于酒精饮料（尤其是红酒和啤酒）、发酵食品（面包、面包卷、薄脆饼干）、酵母浓缩食品（预加工的肉汤和肉卤）、酸奶油、成熟干酪（尤其是斯提尔顿、英国切达干酪和蓝纹奶酪）、杨梅、无花果、陈年野味、肝脏、罐装和腌制的肉类和鱼类、意大利蚕豆、四季豆、茄子和酱油中。其他通常会引发偏头痛的食物包括：贝类动物、鱼类、柑橘类水果（尤其是橘子）、小麦、茶、咖啡（包括脱咖啡因咖啡）、肉类（尤其是猪肉和牛肉）、番茄、牛奶、黑麦、大米、燕麦、蔗糖、葡萄、玉米、干果（尤其是胡桃）、洋葱和食品添加剂（尤其是苯甲酸、硝酸钠、味精、阿斯巴甜和柠檬黄）。不食用小麦、谷物和糖分似乎对治疗偏头痛格外有效（参见 27 页过敏症和 292 页排除饮食法）。

在确定过敏原之前进行蔬果汁断食。在进行排除饮食之前，进行一次为期 1~3 天的蔬果汁断食（参见 295 页蔬果汁断食法）。在进行蔬果汁断食的初期，或许会出现偏头痛症状恶化的现象，但是在断食的后期，偏头痛症状通常会得到很好的缓解。

排除任何味精的来源。这种食物添加剂会使那些多愁善感的人产生头痛现象。谷氨酸本身是一种非常具有刺激性的神经传递素。大脑需要一定量的谷氨酸，但是如果谷氨酸的含量过大，就会引起焦虑、烦躁和头痛。味精通常被作为鲜味剂添加在袋装和加工食品、中餐、冷冻食品、预制菜肴、汤、薯条、盒装晚餐、罐头装肉质和色拉酱（尤其是那些低脂色拉酱）中。包装上并不总是列出它"味精"的名称，它也可被称作水解植物蛋白、味之素或者天然嫩肉剂（想要知道更多"味精"的名称，可参见 141 页癫痫病及非惊厥性癫痫）。

避免食用任何含有阿斯巴甜的食物。这种人造甜味剂被证实会造成个别人严重头痛。

减少对动物脂肪的摄取。饱和脂肪会造成血小板黏结，引起偏头痛。肉类和含脂肪的食物通常被认为是偏头痛的诱发因素。

增加有利于肝脏的食物的摄取。东方的中医药学认为偏头痛是肝脏问题的结果，一种情形就是肝热。肝热被认为是由肝气不舒导致的，通常由于对丰富食物的过分放纵食用而造成。对肉类、奶酪、脂肪、蛋类、酒精和糖分的过量摄入会导致肝郁气滞，而偏头痛就是这种饮食的结果之一。在中医里，黑麦是一种被认为对肝脏很有好处的谷物。除非你对黑麦敏感，或者麸质敏感，否则，黑麦肉汤或者黑麦粥对肝脏很有帮助。芹菜是另一种可以帮忙缓解肝热的食物。如果你患有偏头痛，可以选择经常饮用芹菜汁。

进行肝脏清洗和胆囊清洗。当肝脏和胆囊开始充血，就有可能诱发偏头痛（参见 300 页肝脏排毒和 308 页胆囊排石）。

小贴士：我认为胆囊和肝脏中的结石和毒性是头痛和偏头痛的主要诱因。鉴于我是一名曾经患有十余年偶发偏头痛的患者，我可以说通过进行肝脏排毒并执行氨基酸计划（参见下文），我已经去除了偏头痛。

营养建议

氨基酸可以帮助平衡神经传递素，是促进脑细胞间交流的天然化学物质。神经传递素中的血清素可以帮助控制痛觉。一旦缺乏血清素，动脉的不正确收缩和扩张就会引起偏头痛。缺乏血清素还会降低痛阈，加剧疼痛感。神经传递素是在脑部利用氨基酸（蛋白质的基础构成）进行生产的，而氨基酸则既可以在体内生产，又可以从食物中提炼出来。血清素是由氨基酸中的左旋色氨酸转化而成的，其间，左旋色氨酸为了生产血清素，首先分解成了5-羟基色氨酸。除此之外，其他诸如B族维生素和酶的辅助因子也需要出现在这一转化过程中。因为左旋色氨酸只分解出很小比重的5-羟基色氨酸，因此，5-羟基色氨酸通常被作为补充剂摄入。然而，应该根据试验来制订适当剂量。B族维生素是传递左旋色氨酸，促进左旋色氨酸分解成5-羟基色氨酸，进而转化成血清素的过程中很必要的营养素。它们也应该被视作完整的健康计划的一部分。

同时，多样蛋白质的摄取也是必要的。因此，这一饮食计划中应该包括干果、种子、豆类食物、蛋类和肌肉肉类（如鱼肉、鸡肉、火鸡肉和牛肉）。应该选择那些在农场自由放养、有机喂养、没有激素和抗生素的牲畜。

辅酶Q10被证实可以对偏头痛患者的症状起到缓解作用。在一项研究中，61％接受辅酶Q10治疗的偏头痛患者的患病天数减少了超过50％，只有不到1％的患者说该治疗有副作用。这使得辅酶Q10比大部分处方类药物在治疗偏头痛方面更有效。有证据表明，每天服用200毫克的辅酶Q10可以降低偏头痛的发作频率。

必需脂肪酸，尤其是Ω-3脂肪酸被证实可以很大程度上缓解严重的偏头痛。一项研究表明，当偏头痛患者食用了富含Ω-3脂肪酸的鱼油之后，他们的患病强度和频率均有所降低。Ω-3脂肪酸可以减少血小板聚集。富含Ω-3脂肪酸的最佳食物来源包括诸如鲑鱼、金枪鱼、大比目鱼、鳕鱼、鳟鱼和鲭鱼等冷水鱼类、大麻子、亚麻子和鳕鱼肝油，以及胡桃（想得到更多关于Ω-3脂肪酸的信息，可以参见282页果汁女士的健康治疗饮食基础指南）。

　　镁。通常，偏头痛患者的血液中该种物质的含量较低。镁可以帮助包括动脉周围的肌肉放松，或许，这也是缺乏该种元素就会引发偏头痛的原因。研究人员通过研究得知，包括压力、酒精和怀孕在内的一些事情会减少人体对镁元素的供给，进而在多愁善感的人群中引发偏头痛。他们还发现某些特定药物可以模仿镁的运作方式从而成功地治疗偏头痛。在一项研究中，柠檬酸镁将偏头痛的发作频率降低了 42%。甘氨酸镁，一种镁的氨基酸束缚形式，是最易吸收的镁的形式。这种形式的镁的需求量也较少。甘氨酸在大脑冲动时，还可以对其起到很好的镇定作用。富含镁元素的最佳蔬果汁来源有：甜菜叶、菠菜、西芹、蒲公英嫩叶、大蒜、黑莓、甜菜根、西兰花、菜花、胡萝卜和芹菜。

　　维生素 B_3（烟酸）会造成血管扩张，因而在治疗偏头痛方面很有效果。研究表明，维生素 B_3 的肌肉注射可以缓解偏头痛。维生素 B_3 在头痛初期的口服推荐用量是 500 毫克。富含该种维生素的最佳食物来源有：啤酒酵母、米糠和麦麸、花生、火鸡、鸡和鱼。蔬果中并不含有维生素 B_3。

草本植物推荐

　　款冬（蜂斗菜）是一种生长在欧洲和部分亚洲、非洲地区的原生灌木。在德国，过去的 30 年中，它被用来治疗偏头痛。款冬中含有一种被认为可以减缓人体内产生白三烯的物质。随着白三烯含量的降低，血管发炎的几率和偏头痛发作的几率也随之减少。

　　辣椒中含有辣椒素，可以抑制血小板聚集（与偏头痛有关），进而控制疼痛。这种草药在预防而不是减轻偏头痛侵袭的功效上更为突出。

　　白菊花是一种被广泛推荐用来治疗偏头痛的草药。在一项研究中，那些一开始食用了新鲜白菊花叶，随后用安慰剂取代白菊花叶的患者，在偏头痛的发作频率和严重程度上均有所增加。白菊花需要持续服用超过一个月的时间才会起到缓解偏头痛的作用，但是它不会完全地预防偏头痛的发作。

　　薰衣草和薄荷的香气被证实对缓解偏头痛有所帮助。薄荷与薰衣草的气味被证实比其他大部分香味更有助于治疗偏头痛和其他形式的头痛。

缬草是一种镇定药，可以帮助治疗由压力导致的偏头痛。这种草药并不能够缓解头痛，但是可以减少疼痛。

蔬果汁配方

哈密瓜汁、大蒜汁和姜根汁被证实可以降低血小板的黏性 （与偏头痛有关）。

芹菜汁中混合少量柠檬汁被推荐来治疗头痛。

西芹汁中含有镁元素。摄取量应控制在每天半杯至一杯的安全治疗剂量。过量食用西芹有毒，孕妇尤其应该注意避免食用。

蔬果汁配方

增强免疫汁 （324 页） 活力姜汁饮 （321 页） 沃尔多夫蔬果汁 （334页） 富镁汁 （325 页） 超能菠菜汁 （331 页） 消敏汁 （315 页） 醒神薄荷汁 （326 页） 静心汁 （326 页） 补肝汁 （325 页）

多发性硬化症

多发性硬化症是一种关于脑部、脊髓和视神经的，难以治愈并缓慢进展的疾病。在美国，每年有大约 25 万人被诊断患有多发性硬化症。其中，女性受感染的比率略大于男性。世界范围内，多发性硬化症可能会影响 250 万人的正常生活。患者中有 2/3 的人在 20~40 岁之间发病。该病最常见的最初症状是，患者的一只眼睛突然失明，或者一只胳膊或腿出现麻木或麻刺的感觉。单肢疲软会造成笨拙的摸索或者不稳的步伐。其他症状包括心理变化、说话含糊不清、膀胱控制困难、肠道功能障碍 （尤其是便秘）、抑郁、难以集中精神、肌肉无力或肌肉僵硬、健忘和疲乏。

多发性僵化症的诱因还未全部获知，尽管它看起来是体内白血细胞的一种自身免疫反应。一般情况下，白血细胞对抗感染，攻击在脊髓和脑部包裹着神经的髓鞘，留下的疤痕组织被称为硬化。有时候，神经纤维本身是受损的。髓鞘不仅保护神经纤维，还保证这些神经纤维运转正常。当髓鞘或者神经纤维受损的时候，神经将电脉冲通向大脑传导的能力出现紊乱，这就造成了多发性僵化症的各种症状的发生。

造成多发性僵化症的原因不只有一个，而是有大量的可能性。这种自身免疫反应可能是由病毒感染、类似重金属毒性的环境因素或者类似心灵创伤的心理诱因所引发的天生的遗传性异常的结果。研究表明，多发性僵化症与冬天缺少阳光有重要的联系。当一个人离开赤道时，这种疾病的发作会更加频繁。减少的日光照射和可能减少的维生素 D 的生产都是引发该疾病的原因。这个理论通过维生素 D 的生物化学研究得到了支撑。研究表明，它是重要的免疫系统的调节器。

哈佛大学公共卫生学院在 2006 年的研究中报告，维生素 D 的缺乏与多发性僵化症的发作有关联。其他数据来自 2007 年的一项研究，该研究表明，童年时期的阳光照射会降低患有多发性僵化症的风险。食用大量的肉类、麸质和奶制品，少量的蔬果也同样会诱发多发性僵化症。盛产奶制品的州，如威斯康星州、爱荷华州和俄勒冈州要比类似于佐治亚和田纳西这样的州多超过 50％的多发性僵化症病例。盛产奶制品的州也比其他那些州位于更高的纬度。这意味着，无论是饮食还是纬度，都是造成该情况的重要因素。

某种程度上，髓鞘可以再生，允许部分或完全恢复。因此，多发性僵化症的发作频率不高，或者它们可能几年后才再次发作。相反，在一个轻度多发性僵化症的案例中，却可能表现出排斥所有的治疗，出现病情难以治愈且不断进展的特征。现阶段，多发性僵化症并没有治愈方式，但是可以延缓或者中止疾病的突发。合理的饮食在一份全面治疗计划中起到非常重要的作用。

生活方式建议

进行大量的日光照射。在一项研究对象为 79 对双胞胎，每对双胞胎中都只有一人患有多发性僵化症的研究中，南加利福尼亚大学的研究人员发现，童年时期的阳光照射会降低患有多发性僵化症的风险。该项研究出现了越来越多的证据支持，太阳照射（或维生素 D 的水平，包括那些在体内对太阳作出反应而产生的维生素 D）可以帮助抵抗多发性僵化症的发展。尽管研究中并未声明，但太阳照射也可能会帮助减缓多发性僵化症的进程。阳光照射还会平衡分泌物和褪黑激素。过多的褪黑激素可能会过度促进胸腺作出被认为会引发多发性僵化症的自身免疫反应。

饮食建议

尝试含有低饱和脂肪酸的斯旺克饮食。罗伊·斯旺克和他的同事们已经证实低脂肪饮食可以减轻该疾病并使病症消失。从 1948 年开始，斯旺克医生开始跟踪 144 名患有多发性僵化症的患者。他安排一组患者进行饱和脂肪酸含量非常低（每天不超过 17 克）的饮食，而其他患者每天食用超过 20 克的饱和脂肪酸。

在超过 35 年跟踪患者的时间里，斯旺克医生发现那些选择该种饮食的患者要比那些没有选择的患者具有更低的该疾病进展率。更重要的是，很多患者在只进行食物控制的情况下就可以过正常的生活。

进行含有低饱和脂肪酸的斯旺克饮食，就要避免食用黄油、人造黄油、氢化油、氢化花生酱和起酥油。患者每天食用 10~40 克的植物油和 5 克鳕鱼肝油。在 35 年的研究当中，斯旺克医生观察到，在所有受测患者中，那些每天食用不多于 10~15 克饱和脂肪酸的患者最不容易感觉疲倦，疾病进展率也最低。众所周知，饱和脂肪酸会造成血细胞凝聚。这一行为可能会阻塞中央神经系统的细小血管，使某些部位缺氧，造成髓鞘损伤。进行斯旺克饮食，需禁用大部分动物产品，不食用肉类、禽类、蛋类或者奶制品。动物产品中唯一允许食用的是鱼类，可以为我们提供必需脂肪酸。要选用无麸质全谷物、蔬菜、水果和新鲜蔬果汁。每天采取直接食用或者榨汁的方式摄取至少一份深绿色蔬菜。

托马斯·克鲁策尔发现，他所观察的患有多发性僵化症的病人在开始了斯旺克饮食的 4~6 周内，就会开始在该疾病的进展上发生变化，有时时间更短。病人维持该饮食的时间越长，疾病状况改善越明显。他还发现，即使是那些有很明显症状的患者，在进行了斯旺克饮食之后，疾病状况也得到了改善。不可避免地，患者在持续该饮食一阶段时间之后，会停止斯旺克饮食来观察到底是饮食对他们的疾病产生了作用，还是他们自己本身自然地脱离疾病的纠缠。在每一个这样的病例中，多发性僵化症都会在患者停止斯旺克饮食后的不长时间内重新发作，直至该患者又重新开始斯旺克饮食。

避免食用那些含有麸质的谷物。多发性僵化症与过敏症的联系或许可以解释麦克杜格尔疗法对于一些人有效的原因。罗杰·麦克杜格尔患有严重的多发性僵化症，他只能以轮椅代步，而且几乎失明。他针对多发性僵化症自己发明了一种饮食方式。在持续食用了几年后，几乎完全摆脱了疾病带来的各种病症。现在，他恢复了视力，腿部也恢复了原有的功能。在他自己创建的饮食中，完全不包含任何含有麸质的谷物，如小麦、燕麦、黑麦和大麦。与斯旺克相同，麦克杜格尔也强烈建议严格控制饱和脂肪酸的摄入，并禁止食用包括黄油、奶油和奶酪在内的任何奶制品。除此之外，他还建议服用维生素和矿物质，包括 B 族复合维生素、维生素 C 和维生素 E、钙、镁和锌。

饮用新鲜的蔬果汁，并将蔬果汁断食列入你的治疗计划中。诺曼沃克医生是榨汁方面的先驱人物。他建议每天饮用 1.71 升新鲜蔬果汁来对抗多发性僵化症。他发现，在饮用蔬果汁的同时经常性地进行大肠水疗，可以帮助多发性僵化症患者慢慢康复。他特别推荐胡萝卜汁、芹菜汁、西芹汁和菠菜汁。蔬果汁中富含类黄酮。关于医学期刊论文的一项调查显示，大量证据证明当血脑屏障分解时，多发性僵化症就会发作。一些论文中提出，类黄酮在一般会引发血脑屏障分解的情况下，可以抑制大鼠体内的血脑屏障分解。类黄酮在减少炎症方面也同样有效。1~3 天的周期性蔬果汁断食对缓解疾病症状同样有好处 （参见 295 页蔬果汁断食法）。

营养建议

α－硫辛酸在对老鼠的实验中被证实有效。而且，在最近的人体试验中也显示出了生化指标的改善。每天 50 毫克的 α－硫辛酸剂量对缓解病症是非常有帮助的。

氨基酸。由于抑郁是多发性僵化症的一个普遍病征，而且，多发性僵化症患者体内的血清素含量往往很低，因此，如果可以根据你自身的特殊需要在你的饮食中特别补充氨基酸，会对病情缓解很有好处（若想知道更多的信息，请参见 122 页抑郁症）。

抗氧化剂。有研究证明，含有高水平抗氧化剂的疗法通常都很有效。抗氧化剂包括维生素 C、维生素 E、β－胡萝卜素和硒。应该在你的余生中，每天都摄入这些抗氧化剂。如果你每天饮用 1.14~1.71 升的蔬果汁，你的体内就会有充足的这些抗氧化剂，不需要再额外补充。

必需脂肪酸可以抑制或延缓髓鞘的衰退。在那些必需脂肪酸消费量高的地区，很少有人患有多发性僵化症。因为多发性僵化症是一种神经组织的退化，所以应该保证充分摄取二十碳五烯酸和二十二碳六烯酸这两种最重要的 Ω－3 脂肪酸。可以选择的最佳油脂是鳕鱼肝油和大麻子油。未精制的芝麻油也同样很有帮助。除此之外，月见草油也被用来治疗多发性僵化症。小麦胚芽中的二十八烷醇可能会帮助神经再生。一次只购买少量的这些油脂在冰箱中保存。这些油脂很快就会因变质而散发出陈腐味道，此时服用会对身体产生比好处更大的害处。冷水鱼和鱼油是 Ω－3 脂肪酸的其他很好来源，尤其是在抗炎方面。

最佳选择是鲑鱼、金枪鱼、鳟鱼、鲭鱼、鲱鱼、沙丁鱼和腌熏鱼。另一种有效脂肪酸，γ－亚油酸存在于黑加仑汁和红莓汁当中，但是以胶囊的形式更容易获得。你还应该减少你饮食中的 Ω－6 脂肪酸含量，这对于预防和治疗多发性僵化症很有好处。因此，要避免食用类似于豆油、菜子油、葵花子油和红花油这种多不饱和油。你可以使用特级初榨橄榄油和有机特纯椰子油（想得到更多关于 Ω－3 脂肪酸的信息，可以参见 282 页果汁女士的健康治疗饮食基础指南）。

维生素 D 可以抵御多发性僵化症的发作。在一项对超过 700 万美国军人（其中 257 人患有多发性僵化症）的血清进行的研究中，研究人员发现维生素 D 有利于降低感染多发性僵化症的风险。已经被证实，生活在温带纬度的人们由于体内缺乏维生素 D 更容易患有多发性僵化症。不经常接受阳光照射可能会使人体不能够制造足够的维生素 D₃（维生素 D 的激素形式）。老鼠实验表明，起到管理作用的维生素 D₃ 可以预防类似多发性僵化症疾病的发作。相对应的是，日本人、挪威临海居民和爱斯基摩人中很少有人患有此类疾病，因为他们的饮食中包括很大比重富含维生素 D₃ 的鱼类。富含维生素 D 的最佳食物来源有：冷水鱼类、葵花子、向日葵芽和蘑菇。这种维生素很少存在于蔬果之中。鳕鱼肝油同时富含 $\Omega-3$ 脂肪酸和维生素 D 这两种物质，建议每天饮用 1~2 汤匙。

维生素 E 可以预防脂质过氧化，即细胞中脂肪的自由基损伤。富含维生素 E 的最佳蔬菜汁来源有：菠菜、西洋菜、芦笋、胡萝卜和番茄。

草本植物推荐

姜黄素。对老鼠作的前期研究表明，一种存在于咖喱香料姜黄中的复合物——姜黄素可以阻止多发性僵化症的进程。范德比尔特大学的研究者证实，那些患有类似多发性僵化症疾病的老鼠在注射了姜黄素之后，病征明显减弱或者消失，而那些没有治疗的老鼠发生了严重的中风。

蒲公英和松果可以被用作解毒药。缬草主要被用于发挥它的镇静功效。

蔬果汁疗法

胡萝卜、芹菜、西芹和菠菜的混合蔬菜汁。每天饮用 1.71 升这种混合蔬菜汁。也可以用其他的蔬果汁配方来部分替代该种混合蔬菜汁的饮用。可以从以下配方中选择。

蔬果汁配方

绿芽汁 （329 页） 超能菠菜汁 （331 页） 春季滋补汁 （331 页） 清晨活力汁 （327 页） 无双辣沙司 （330 页） 消敏汁 （315 页） 甜菜－黄瓜排毒汁 （318 页） 清肝利胆汁 （320 页） 怡晨汁 （322 页） 静心汁 （326 页） 富钙鸡尾果汁 （319 页） 活力西芹汁 （328 页） 醒脑汁 （330 页） 冰草爽口汁 （335 页）

骨关节炎

骨关节炎又被称作退化性关节炎或者退化性关节疾病，是关节炎最常见的发病形式，影响着超过 4600 万美国人的日常生活 （参见 249 页风湿性关节炎和其他自身免疫性疾病）。45 岁以上的人群中，女性患病比重大于男性。骨关节炎的主要发病部位在膝部，其他常见部位是髋部、手部和脊柱。骨关节炎可以在 30 岁的时候就开始发病，而且，随着年龄的增加，感染此病的患者也大幅增多。在超过 65 岁的人群中，有 80% 的人会呈现出该病的不同病征。通常，早晨的轻微僵直、片刻休息后的僵硬、关节使用后疼痛感加剧和关节功能丧失是该疾病的最初病征。随着疾病的发展，可能更多的关节会被感染，骨头也可能会开始变形。

骨关节炎会导致关节，尤其是连接关节的软骨的退化。

一些人错误地认为，骨关节炎是由于穿着或者拉扯而产生的。这种常见的误解主要是由于在年轻人中很难发现骨关节炎。实际上，骨关节炎产生的原因是，当软骨的蛋白质组成开始退化时，软骨中的水含量开始增加。除了年龄之外，可能增加患骨关节炎风险的其他因素包括关节损伤、关节的反复使用、增重、关节受压和遗传病史。有证据表明，过敏 （包括真菌性的、感染性的和全身诱导的） 可能是诱发滑膜囊部位出现骨关节炎的主要原因。

患有骨关节炎的病人有低度炎症，会引发关节疼痛，造成关节内起到覆盖和行动作用的软骨非正常磨损，伴有为关节润滑的滑囊液的损伤或减少。继发性骨关节炎通常与一些潜在因素有关，如骨头或者关节变形、损伤或者炎症。骨关节炎可以通过改变饮食和生活方式的方法进行暂缓或者治愈。

生活方式建议

接受物理治疗，使用支持装置，进行规律性运动。无论骨关节炎的程度有多么严重，无论骨关节炎所在部位是哪里，一些保守治疗，如控制体重、适当的休息和运动，以及机械支持装置的使用都是非常有帮助的。护具、手杖或者助行架对行走和支撑都是很有用的辅助设备。去找你的医生，让他把你转交给一名称职的理疗师。美国关节炎基金会宣布，物理治疗是治疗骨关节炎唯一有效的方式。除此之外，你应该进行散步和游泳这一类有规律且低强度的运动。采取在运动之前局部热敷，运动过后冷敷的方式就像放松技巧一样，可以帮助缓解疼痛和消炎。

祈祷与精神。民意调查结果显示，祈祷是最常被用来作为骨关节炎替代疗法的一种方式。关于行为医学的研究表明，思想、身体和精神的相互作用与沟通可以对我们的健康起到强大的作用。只有为数不多的公开发表的科学研究对祈祷和精神对疾病的影响作出了调查。在你的生活中增加或者加深精神方面的内容会对你和你的骨关节炎都有好处。

减少或拒绝使用非甾体抗炎药和阿司匹林。这些药物不仅具有肠胃副作用，还会抑制生产胶原蛋白，加重关节磨损。胶原蛋白是软骨中的主要蛋白质。

选择高纤维饮食。在你的饮食计划中增添更多的生食摄入，包括：水果、蔬菜、蔬菜汁、芽类植物、干果和种子。尽量令生的食物和蔬果汁占据你饮食的50%~60%。选择高纤维饮食可以帮助你保持正常体重，尤其是当你定期做运动的时候。波士顿大学的关节炎中心声明，超重是诱发骨关节炎的最大潜在风险，尤其是发作在膝部、髋部和手部的骨关节炎（参见275页减肥和282页果汁女士的健康治疗饮食基础指南）。

禁食茄科植物。如同烟草一样，番茄、马铃薯、茄子、辣椒和柿子椒都属于这一类植物。一些研究人员认为，存在于这些植物中的茄碱要么会抑制关节中的正常胶原蛋白修复，要么会促进炎症病变。你可以注意到在禁食这一类的食物，并戒烟之后，病情得到了一些改善。很多医生认为他们患者中的 1/3 受到了茄科植物的影响。确定你是否对茄科植物敏感的最佳方式是，禁食该类食物 3 个月左右的时间，看你的病情是否有所改善。

你或许也应该避免食用柑橘类水果。一定比例患有骨关节炎的患者注意到，当他们停止食用柑橘类水果时，他们的病情有所改善。持续 3~4 周不食用橘子、葡萄柚、柑橘、柠檬和酸橙，看你是否可以观察到病情的改善。

减少脂肪的摄入。富含饱和动物脂肪和多不饱和植物油的饮食可以加剧炎症反应，进而导致关节炎和组织炎症。其中，含有多不饱和植物油的食物有：玉米、红花、向日葵和油菜（可以使用特级初榨橄榄油和有机特纯椰子油）。

制订包括蔬果汁断食和肝脏排毒在内的清洁计划。将有毒物质通过淋巴系统从关节中移除，可以帮助减少软骨损伤（参见 295 页蔬果汁断食法，300 页和 309 页肝脏排毒和胆囊排石）。

营养建议

B 族维生素，尤其是维生素 B_{12}、叶酸和泛酸，在治疗骨关节炎方面非常重要。在一些研究中，叶酸和维生素 B_{12} 被证实可以帮助缓解手部关节炎，而只要每天摄入 12.5 毫克的泛酸就可以起到缓解骨关节炎症状的效果。维生素 B_{12} 并不存在于那些可以榨汁的食物中。富含维生素 B_{12} 的最佳食物来源有：肉类、禽类和鱼类。富含叶酸的最佳蔬果汁来源有：芦笋、菠菜、无头甘蓝、西兰花、甘蓝和黑莓。富含泛酸的最佳蔬菜汁来源有：西兰花、菜花和无头甘蓝。

氨基葡萄糖是一种存在于关节结构中的天然物质，有利于促进软骨再生，抵御关节损失，并且缓解骨关节炎的病征。随着年龄的增长，人们开始失去制造足够水平氨基葡萄糖的能力。结果，软骨就失去了它类似凝胶的稠厚度，丧失了作为身体减震器的功能。一种由氨基葡萄糖衍生的物质被用来制造软骨和滑膜液的特定成分。研究表明，补充的氨基葡萄糖可以改善骨关节炎的病征，并且延缓疾病进程。推荐每天摄入 1500 毫克的氨基葡萄糖硫酸盐（将 1500 毫克平均分成 3 份食用）。

植物雌激素是存在于植物体内的类似于雌激素的因子，可以帮助保护软骨。富含植物雌激素的最佳蔬果汁来源有：苹果、芹菜、茴香和西芹。尽管大豆类食物含有大量植物雌激素，但是并不推荐饮用豆奶或者食用加工了的大豆食品，因为它们会抑制甲状腺功能，造成乳腺癌和体重增加。它们通常是由转基因大豆制成，为大豆增加了不良影响。少量食用非转基因的豆腐、印尼豆豉或者日本豆面酱还是很安全的。

在小范围的研究中，S- 腺苷甲硫氨酸被证实在缓解疼痛方面与非甾体抗炎药具有相同的功效，尽管需要连续 4 周服用才会显现出药效。同时，它在大部分人身上具有良好的耐受性。

维生素 C 可以促进胶原蛋白的合成和修复。富含维生素 C 的最佳蔬菜汁来源有：无头甘蓝、西芹、西兰花、芽甘蓝、西洋菜、菜花、甘蓝、菠菜、白萝卜和芦笋。

维生素 D 是关节健康所必需的物质。研究表明，血液中较低的维生素 D 水平会造成软骨损伤和被称为骨刺的骨产物的发展。除此之外，较低的维生素 D 水平为膝部骨关节炎的进展增加了风险。维生素 D 的活性形式就是激素，是我们的身体通过日照在自己体内制造生成的。居住在类似于太平洋西北部的人们主要经历多云的气候，因此应该多多补充维生素 D 的摄入。这种维生素并不能在蔬果中找到。富含维生素 D 的最佳食物来源有：冷水鱼类、鳕鱼肝油、葵花子、向日葵芽（可以被榨汁）和蘑菇。

维生素 E 被证实有利于帮助抵御骨关节炎的发作，很可能是由于它本身具有稳固膜的能力，并且可以促进蛋白多糖储存的增加。蛋白多糖是构成部分关节组织的一种物质。富含维生素 E 的最佳蔬菜汁来源有：菠菜、西洋菜、芦笋和胡萝卜。

草本植物推荐

乳香锯缘青蟹是在印度草药疗法中认识的一种草药补充，具有抗关节炎的功效。在健康食物商店和网上购物店都可以买到这种草药。

钩果草甙（魔鬼爪）具有抗炎、止痛的功效。

蔬果汁疗法

蒲公英汁被用作一种传统的骨关节炎治疗药，用量为早晨和晚上各饮用半杯。蒲公英汁具有很强烈的味道，所以可以像补肝汁（参见 325 页）一样，将它与胡萝卜汁或者其他味道温和的蔬果汁混合在一起饮用。

姜根在印度草药疗法中被用来缓解炎症。在一项关于骨关节炎患者的研究当中，超过 75% 的患者在服用了姜根之后，不同程度地缓解了由骨关节炎带来的疼痛。一些研究表明，姜根提取物在减轻骨关节炎疼痛方面有效。

西芹汁是植物雌激素和维生素 C 的很好来源。摄取量应该控制在每天半杯至一杯的安全治疗剂量。过量食用西芹有毒，孕妇尤其应该注意避免食用。

蔬果汁配方

补肝汁（325 页）活力姜汁饮（321 页）姜汁饮（322 页）富钙鸡尾果汁（319 页）绿芽汁（329 页）富镁汁（325 页）静心汁·（326 页）活力西芹汁（328 页）

骨质疏松症

　　骨质疏松症的含义就是骨头多孔。在年过四十，骨密度每年以大概 2% 的速度减少的情况下，这种骨质疾病十分常见。但是在骨质疏松症中，骨质流失的速度要超过骨质生产的速度。结果，骨质会逐渐从脊柱、髋部和肋骨处流失，骨头会变得更加脆弱，容易发生骨折。

　　骨质疏松症对于预计 4400 万的美国人，或者说 55% 的超过 55 岁的人是一种主要的公共卫生威胁。在美国，据估计，已有 1000 万人感染此病，还有超过 3400 万人具有低骨量，使他们面临着患骨质疏松症的风险。在那 1000 万患有骨质疏松症的人中，有 800 万是女性，200 万是男性。女性在更年期更容易患有骨质疏松症。在更年期期间，她们的体内生产比之前少的雌激素，而雌激素与关系骨骼健康中的钙元素有关。尽管大家通常认为骨质疏松症是老年人的疾病，但是，其实它在任何年龄层的人群中都可能发作。

　　通常只是在受到了很小的伤害之后，骨折成为一个人患有骨质疏松症的第一病征。当脆弱的椎骨塌陷的时候，就会出现背痛现象。一旦骨折，就需要很长的时间来痊愈。造成这种现象的风险因素包括：吸烟、过量饮用酒精、钙的摄入量较低、维生素 D 缺乏、缺少承重运动练习、家族病史、男性体内的低睾丸素水平、更年期引起的雌激素缺乏（尤其是由于更年期过早或者手术干预）和对某些特定药物的使用（包括类固醇和巴比妥类药物）。同时，镉、铅和骨头疾病三者之间也有着直接的联系。体内低水平的镉含量或铅含量都会引起骨密度的大量降低（无论性别），会产生疼痛，增加骨折的风险，尤其是对于老年人和女性来说。较高的镉含量则会造成骨软化（骨头变软）。人体内的镉来自于食用受污染土地上生长的食物和受污染的水源中的鱼类。更多的镉来源于吸烟，或者接触提炼、焊接或者造船方面的工作。

吸烟会使每天的镉摄入量加倍。

生活方式建议

运动。一周至少5天进行不少于30分钟增强骨质的运动。肌无力会使人跌倒，因此，患有骨质疏松症的人增加肌肉训练是有益处的。运动可以包括类似于跑步或者快走的承重训练和阻力训练。

了解你的风险。大部分的健康指南都会建议那些有健康问题或者服用增加了患病风险药物的女性在65岁或者更早些时候通过骨密度测试进行骨质疏松症的筛查。

注意情绪抑郁的联系。研究已经证实，情绪抑郁与骨质流失有关。例如，具有重大精神抑郁问题历史的女性的骨密度较低，皮质醇水平较高。皮质醇是一种与骨质流失有关的激素。如果你正在治疗精神抑郁，请咨询你的主治医生，问他你是否应该进行骨密度测试。想了解更多如何通过营养均衡的方式缓解抑郁的信息，可参见122页。

你的甲状腺健康状况如何。甲状腺生产一种称为降血钙素的激素，有利于促进钙的吸收。如果你正在服用甲状腺药物，没办法解决潜在问题，那么钙的吸收会仍然存在障碍。在患有甲状腺功能减退症的人群中，有很大比例的患者还同时患有骨质疏松症。把支持甲状腺的解决方法加入你的骨骼健康计划是非常重要的。

保持健康体重。如果你在绝经过渡期体重下降过多，那么你就更可能有骨质流失的问题。应该避免极端的低热量饮食。

避免摔倒。清除地板上一切可能使你摔倒的物品。确保楼梯和入口处有明亮的照明设施，选择使用浴室防滑垫，并在你的浴缸或者淋浴设施旁安设把手。

选择高复合碳水化合物的饮食，保证适度的蛋白质摄入量。含有较高动物蛋白质的饮食（磷酸盐成分较高）会加剧体内的钙流失。研究表明，较高的钙元素摄入会促进尿中的钙质流失，增加骨折的风险。最佳饮食是建立在天然食品之上的，饮食中要含有大量的蔬果（想获知更多关于健康饮食计划的信息，可以参见 282 页果汁女士的健康治疗饮食基础指南）。

食用蔬菜，饮用新鲜的青汁。类似于无头甘蓝、羽衣甘蓝、西芹和暗绿色生菜的绿色蔬菜富含多种维生素和矿物质，如维生素 K、钙、镁和硼。人体需要这些维生素和矿物质来支持健康的关节和骨骼。蔬菜可以帮助保护你的骨骼。研究人员发现，那些食用一般草药和蔬菜（如洋葱、西芹和绿色色拉）的大鼠要比那些没有进行特殊饮食的大鼠出现更少的骨质流失。预防骨质流失的最佳方法之一是利用蔬菜和蔬菜汁来维持较高的体酸水平。蔬菜汁，尤其是青汁，富含矿物质和维生素 K，有利于将钙质稳定在你的骨基质当中。

奶制品怎么样？在一项关于大鼠的研究中，大豆和奶粉在大鼠的骨再吸收率上面没有任何帮助。然而，我们一般会认为这两样物质有利于帮助放慢骨质疏松症的进程。另一项研究证明，蔬果的摄入与增加骨密度具有主要的联系，而在奶制品方面，却没有得出类似的结论。

或许你应该选择无麸质食品。在一项研究中，大约 5% 患有骨质疏松症的患者同样患有腹腔疾病，只有 0.2% 的人骨质健康。研究人员声称，这足以证明定期进行筛查的骨质疏松症患者患有腹腔疾病，而如果该结论反过来也成立的话，就可以给他们进行无麸质饮食来同时治疗两种疾病。麸质存在于小麦、黑麦、大麦和燕麦中。你或许可以从避免食用这些谷物的饮食中获益。为了观察你的骨骼是否得到了加强，可以先尝试在 3 个月内禁止摄取该类食物。

禁止摄入酒精、烟草、咖啡因和铝。研究表明，骨质流失与吸烟和过量饮酒有直接的关系（吸烟会对人体内的镉含量产生影响）。吸烟者被证实比不吸烟者具有更快的骨质流失，而且，骨折的风险也更高。还有研究表明，即使是适度地饮用咖啡（每天 2~3 杯），也会造成钙质流失。铝会影响人体对钙的吸收。铝经常被用在发酵粉、食盐、炊具、解酸剂、加工奶酪和除臭剂当中。确保只使用无铝产品。

禁用苏打。一些研究表明，非酒精饮料（很多含有磷酸）可能会增加患骨质疏松症的风险。当磷酸盐的水平很高，而钙的水平很低的时候，钙就会被沥滤出骨骼。苏打可能是造成骨质疏松症的一个重要因素，因为美国人消耗了大量的苏打，大概每人每周消耗 1.71 升的量。

禁用精制食盐。最常用的精制食盐（氯化钠）中含有类似于铝的添加剂以使它易于倒出。但是，铝会阻碍钙的吸收。同时，这种食盐中并不含有矿物质。相反，应该使用凯尔特海盐或者灰盐，这两种盐中都含有大量的矿物质，有利于骨质健康。你可以在健康食品店里买到这种食盐，它们与你在大部分杂货店就可以买到的精制食盐有很大不同。

营养建议

有科学研究表明，除了钙和维生素 D 之外，还有很多种营养素可以增强骨密度，如硼、镁、锌、铜、锰、硅、锶、叶酸、维生素 B_6、维生素 C 和维生素 K。可以摄取大量维生素和矿物质的最佳方法之一就是将大量的不同蔬菜榨汁。加入一些如维生素 D 和钙的重要补充物，并且遵照本章的饮食建议，你就能够终生拥有健康的骨骼。

硼可以帮助预防尿钙流失，它存在于大量的蔬果之中。

如果可以摄入足够的量，钙可以以 30%~50% 的速度减缓绝经后的骨质流失。充足的钙质摄入被证实可以在绝经后超过 5 年内明显改善骨密度降低的现象。

大量随机对照实验证明，钙的使用或者在使用钙的同时补充维生素 D，在对 55 岁及以上人群的骨质疏松症预防治疗中起到了很好的效用。最佳治疗剂量：每天摄入 1200 毫克的钙（柠檬酸钙是一个很好的选择）；800 国际单位的维生素 D_3。富含钙元素的最佳蔬菜汁来源有：无头甘蓝、西芹、蒲公英嫩叶、西洋菜、甜菜叶、西兰花、菠菜、长叶生菜、四季豆、芹菜和胡萝卜。维生素 D_3 存在于鱼类和鱼油当中。维生素 D_3 要比强化产品中的维生素 D 更易吸收，也更加健康。

铜缺乏会造成脆弱的骨骼。铜在保持一种酶的活性上面起到重要作用。该种酶与体内胶原蛋白（骨头的主要组成成分）的生产有关。富含铜元素的最佳蔬菜汁来源有：胡萝卜、大蒜、姜根和白萝卜。

镁帮助钙质进出细胞。一项来自以色列的研究表明，每天摄入 250~750

毫克镁元素的女性会增加超过 8% 的骨密度。镁含量的减少会消极地影响身体对雌激素的使用，进而影响到骨骼。富含镁元素的最佳蔬果汁来源有：甜菜叶、菠菜、西芹、蒲公英嫩叶、大蒜、黑莓、甜菜根、西兰花、菜花、胡萝卜和芹菜。

锰被用于结缔组织（尤其是软骨）的构成。美国人的日常饮食中往往缺少该种元素。富含锰元素的最佳蔬果汁来源有：菠菜、甜菜叶、芽甘蓝、胡萝卜、西兰花、甘蓝、甜菜根、苹果和梨。

血钾。研究表明，血钾可以帮助你的肾脏保存钙质，而较低的血钾摄入量则会增加尿中的钙质流失。富含血钾的最佳蔬菜汁来源有：向日葵芽、西芹、牛皮菜、大蒜、菠菜、西兰花、胡萝卜、芹菜、小红萝卜、西洋菜和芦笋。

硅促进骨骼和牙齿的形成。富含硅元素的最佳蔬菜汁来源有：柿子椒、黄瓜和根茎类蔬菜。

维生素 C 在胶原蛋白的生产过程中起到重要的作用。富含维生素 C 的最佳蔬果汁来源有：无头甘蓝、西芹、西兰花、芽甘蓝、西洋菜、菜花、甘蓝、草莓、菠菜、柠檬、酸橙、白萝卜和芦笋。

维生素 D 在减少绝经女性髋部骨折方面起到重要的作用。已经证实，维生素 D 可以减少老年人 25% 的骨折率。

维生素 D 的缺乏也会造成肌无力。关于五个临床实验的大量研究表明，每天摄入 800 国际单位的维生素 D（加钙）可以减低 22% 的摔倒风险。维生素 D 补充物同样可以帮助预防骨质流失和骨关节炎，骨关节炎的发作是由于位于颈部的甲状腺出现了问题。对于那些不到 50 岁的人，每天的维生素 D 摄入量保证在 400~800 国际单位；那些超过 50 岁的人，每天的摄入量保证在 800~1000 国际单位。维生素 D 并不存在于蔬果当中。富含维生素 D 的最佳食物来源有：冷水鱼类、鱼油（尤其是鳕鱼肝油）、葵花子、向日葵芽（可以被榨汁）和蘑菇。

维生素 K 存在于植物当中，尤其是绿叶蔬菜。它可以帮助一种称为骨钙素的物质转化成它的活性形式，可以将钙稳固在骨头当中。骨钙素是一种存在于骨骼当中的非胶原蛋白。维生素 D 并不存在于蔬果当中。富含维生素 K 的最佳蔬菜汁来源有：无头甘蓝、羽衣甘蓝和白萝卜的叶子、西兰花、西芹、生菜、甘蓝、菠菜、西洋菜、芦笋和四季豆 （KI 是维生素 K 的天然植物形式）。

锌可以促进骨头中的蛋白质合成。富含锌元素的最佳蔬果汁来源有：姜根、白萝卜、西芹、大蒜、胡萝卜、葡萄、菠菜、甘蓝、生菜和黄瓜。

草本植物推荐

紫花苜蓿、当归和甘草都含有植物雌激素，可以作为合成雌激素的合适替代物。你和你的医生可以共同决定最适合你的天然激素替代疗法 （参见 202 页更年期）。如果你的血压很高，就不要服用甘草。同时，甘草不能够长期服用，服用的形式应该是该草药的药用形式而不是甘草糖果。

蔬果汁疗法

无头甘蓝是钙、维生素 C 和维生素 K 的良好来源，是保证骨骼健康的必要营养素。

西芹汁富含钙、镁、维生素 K 和锌。摄取量应该控制在每天半杯至一杯的安全治疗剂量。过量食用西芹有毒，孕妇尤其应该注意避免食用。

蔬果汁配方

富钙鸡尾果汁 （319 页） 甜梦汁 （332 页） 健脑汁 （326 页） 绿芽汁 （329 页） 活力姜汁饮 （321 页） 增强免疫汁 （324 页） 富镁汁 （325 页） 青豆汁 （325 页） 活力西芹汁 （328 页） 怡晨汁 （322 页） 超能菠菜汁 （331 页）

寄生虫感染

寄生生物是依靠宿主生物体提供的营养维持生活的生物，当宿主是我们人体的时候，这些寄生生物会给我们的身体造成很大的伤害。在美国，原虫、蠕虫和吸虫是疾病的主要来源，而且，由这些寄生虫引发疾病的情况也越来越严重。其中，原虫是一种单细胞有机体，主要指隐孢子虫、兰伯氏贾第虫、痢疾内变形虫、人牙表原虫和脆双核阿米巴。蠕虫主要包括蛲虫、蛔虫、绦虫和钩虫。吸虫主要指血吸虫和肝吸虫。研究表明，每 5 个美国人中就有 3 人可能会在他们肝部的某些位置发生寄生虫感染。寄生虫感染总是被误诊，因为就如同大部分人一样，我们的医护专业人员认为这种感染只会发生在发展中国家。但是，很显然这并不是事实。

寄生虫感染的病征包括类似于腹胀、肠胃胀气、腹痛、慢性便秘或呕吐、肛门瘙痒和粪便中出现黏液这样的消化问题。身体的其他部分也同样会被感染，造成过敏、阴道刺激、关节和肌肉疼痛、脑部或者神经系统损伤、免疫功能障碍、盗汗、血糖变动、突然的食物渴求、极度消瘦或超重和慢性疲劳。但是，出现上述一种或几种症状的时候并不意味着该患者一定患有寄生虫感染，只是很值得仔细研究一下这名患者患有寄生虫感染的可能性。

寄生虫依靠它们的宿主生存。它们滤去宿主所需的营养。

同时，寄生虫还能够通过破坏营养吸收或者增加粪便中营养流失的方式造成宿主营养素缺乏。不同的寄生虫会造成不同营养素的吸收不良。例如，阔节裂头绦虫影响宿主身体对维生素 B_{12} 的吸收，进而导致恶性贫血；蛔虫感染则会影响维生素 A 的吸收。当感染导致腹泻时，很可能是体内出现了严重的营养素缺失从而导致免疫功能受损。

233

生活方式建议

遵循安全的烹饪操作。懂得如何在寄生虫到达餐桌之前就把它们消灭掉是非常重要的，尤其是如果你很容易患寄生虫感染的时候。经常洗手，尤其是在料理过生肉、生鱼或者生鸡蛋之后。将菜板和容器浸泡在 3.78 升含有一茶匙含氯漂白粉的水中或者放入洗碗机中消毒。彻底地烹饪动物蛋白。烹饪肉类和禽类的时候，需要一直等到里面的肉质不再呈粉红色，肉汁变清方可；烹饪鱼类则需要一直等到鱼肉变薄变白才可以；而烹饪蛋类，则要等到蛋黄凝固变硬才算是完成。

饮食建议

寄生虫会侵犯身体组织，使这些身体组织受到损伤，因此，若想治愈，必须要通过饮食和营养补充的方式消灭寄生虫，并且使那些受损组织再生。

结肠清洁。寄生虫倾向于嵌入那些包裹着黏液的肠壁。除非将那些黏液清除，否则很难将它们彻底赶出体内。黏液层的形成起源于对那些失去活效的、精炼的或者变质的食物的进食；服用处方药或者消遣性药物；摄入那些有毒的或者刺激性的物质，如咖啡、酒精和糖果。人体通过制造黏液来保护肠道免受刺激物质的刺激。但是，当我们定期食用有毒或者刺激性物质的时候，身体本身的结肠清洁过程就会被湮没，黏液层开始形成 （参见 298 页肠道清理）。

多吃蔬菜。这个食物组合应该占据你日常饮食的一半，其中大部分比重还应该是生的食品。蔬菜中包含有大量你可能缺乏的营养素，它们会促进有益的肠道细菌的生长。

尤其要选择那些富含胡萝卜素的蔬菜，它们是橙色、红色和深绿色蔬菜。

饮用蔬菜汁和纯净水。蔬菜汁因为具有较高含量的维生素、矿物质和植物营养素，可以帮助治疗肠道感染。把果汁饮料的饮用量降到最低，因为它们含有过多的糖分，而寄生虫喜欢糖分。每天饮用不超过 120 毫升的果汁，要经常加入等量的纯净水进行稀释。每天至少饮用 8 杯 240 毫升容量玻璃杯的水。使用那些可以捉住类似于隐孢子虫那么小寄生虫的滤水器。

只食用瘦的熟蛋白。鱼、火鸡胸肉、鸡肉、蛋类和羔羊肉都是很好的选择，尤其是当它们是自由放养、存在隐孢子虫的时候。因为这样的肉没有激素、抗生素或者杀虫剂。这样的食物应该构成你日常饮食的 1/4。这些食物可以提供氨基酸来建立那些对重建组织和增强免疫系统有益的区块。你的饮食中的 50％ 至少应该来自于蔬菜，尤其是那些生蔬菜和蔬菜汁。你的饮食的另外 1/4 应该由坚果、种子、豆类植物和少量的全谷类植物构成。其中，豆类植物包括扁豆、四季豆和菜豆，全谷类植物包括奎奴亚藜、黑麦、燕麦、糙米、野生稻和大麦。要限制谷物的摄取，禁食小麦，因为它们会很快地转化成糖分；而且，很多人都对小麦敏感。不要摄入过多可能引起胀气的食物，因为这会刺激胃肠道，形成吸收不良的问题。我们的目的是摄入那些可以促进消化系统康复的食物。

选择健康的油脂。有机纯椰子油、大麻子油、月见草油和黑加仑子油可以帮助润滑肠道，并作为脂溶性维生素（如维生素 A 和维生素 E）的载体。有机纯椰子油可以有效抵御包括贾第虫在内的多种寄生虫。研究证实，贾第虫与细菌和真菌类似，会被椰子油中的中链脂肪酸破坏。通过每天食用椰子油和其他椰子制品，你很可能可以摆脱贾第虫和其他原虫。一项研究报告，干椰子治疗法，辅以硫酸镁（一种通便剂），可以在 12 小时后驱逐 90％ 的寄生虫（想获知更多信息，可以参见 282 页果汁女士的健康治疗饮食基础指南）。

彻底在你的饮食中去除糖分、酒精、奶制品和不健康脂肪，因为寄生虫会在这些食物上滋长。免除糖分意味着完全禁食蔗糖（白糖）、红糖、玉米糖浆、果糖、脱水甘蔗汁、浓缩水果、蜂蜜、糖浆、枫糖浆和糙米露。

不仅要避免食用所有糖果和甜食，还要避免食用所有果脯和浓缩果汁。要节制地食用水果。寄生虫喜欢进食糖分。而且，糖分还会抑制帮助你与寄生虫作战的免疫系统的功能。同时还要注意酒精和类似于面包、面包卷、意大利面食和比萨面饼的精面粉类食品。因为这些食物在体内会很快转化成糖分，因此，应该避免食用这些食物和奶制品以及不健康的脂肪和油脂，如大部分动物脂肪和反式脂肪。还要避免食用类似于人造黄油的氢化油和部分氢化油，以及多不饱和植物油，如玉米油、大豆油、红花油和菜子油。

食用抗寄生虫的食物。南瓜和南瓜子、大蒜、洋葱、小红萝卜、海带、生甘蓝、地生杏仁和德国泡菜都能够抵抗寄生虫。

营养建议

胡萝卜素和维生素 A 是非常重要的营养素，因为它们能够帮助增加人体对寄生虫幼虫渗入组织的抵抗性。维生素 A 只是以类似于 β－胡萝卜素的胡萝卜素形式存在于蔬果之中，身体可以将胡萝卜素转化成所需的维生素 A。富含胡萝卜素的最佳蔬菜汁来源有：胡萝卜、无头甘蓝、西芹、菠菜、牛皮菜、甜菜叶、西洋菜、西兰花和长叶生菜。

消化酶。蛋白酶是一种分解蛋白质的消化酶。它们与其他消化分泌物共同负责任地使小肠免于寄生虫的侵害。在饭前 20 分钟服用 750~1000 毫克未经稀释的胰腺提取物（8－10X USP）。菠萝蛋白酶（菠萝酶）和木瓜蛋白酶（木瓜酶）都是同样可以抵抗寄生虫的消化酶。因为水果中含有糖分，所以补充剂形式最好。

盐酸是一种通常可以在胃中找到的消化液，可以帮忙消灭寄生虫。人过了 40 岁之后，盐酸分泌物减少，也就减弱了人体对寄生虫的抵抗力。从基因角度看，一些人体内倾向于含有较低的盐酸水平，因为这些人承受着很多压力。混合了胃蛋白酶的补充剂盐酸甜菜碱会非常有帮助。饭间服用 1~3 片（个）10 毫克的药片（胶囊）。在服用盐酸甜菜碱前，应先进食一些食物。

胸腺提取物可以提高胸腺的活性。胸腺承担着包括生产 T 细胞在内的许多免疫功能。这些白血细胞负责进行所谓的细胞介导免疫。细胞介导免疫是一种对于抵抗寄生虫非常重要的免疫功能。

如果你患有寄生虫疾病，这就说明你的免疫系统没有正常运转。推荐每天使用 750 毫克简化小牛胸腺提取物。

草本植物推荐

伏牛花、白毛莨和俄勒冈州葡萄根在对抗不同种类的寄生虫方面有效。如果你正在怀孕，请不要服用任何一种草药。正常人的一次服用期不能超过10天。

丁香油对许多寄生虫都有效。但是，它必须是从丁香中提炼出来的，且未经过照射。照射会破坏它的药物特性。

葡萄柚子提取物在对抗细菌、原虫、酵母和病毒方面非常有效。

酊剂中的黑胡桃绿壳可以抵御绦虫。

浅赤根在对抗蛔虫方面很有效。

蔬果汁治疗

甘蓝和萝卜的混合汁是抗寄生虫的良好药剂。

大蒜汁在对抗蛔虫、蛲虫、绦虫和钩虫方面有明显效果。

绿色果汁对排除任何寄生虫都很有帮助。

蔬果汁配方

东方快车调理汁（328页）三蔬汁（333页）芜菁汁（334页）清晨活力汁（327页）增强免疫汁（324页）超能菠菜汁（331页）午后提神汁（315页）醒神大蒜汁（321页）无双辣沙司（330页）护窦汁（330页）绿芽汁（329页）清肠汁（320页）

良性前列腺增生

前列腺是生长在尿道附近的一个板栗大小的腺体，精子和尿液都通过这条狭窄的管道流通。这个腺体会分泌乳白色的液体来运输和保护精子。随着男性年龄的增加，前列腺会开始变大，导致了医学上被称为良性前列腺增生的状况。良性前列腺增生的前期可能会没有任何的病征，但是症状会随着腺体的持续增大而逐渐发展，包括增加的尿意、起夜小便和减少的尿量。而且，排尿会变得有疼痛感。如果保持这样的状况不采取治疗措施，良性前列腺增生会最终阻塞膀胱出口，造成尿潴留，可能会导致膀胱感染和肾损害。

良性前列腺增生是一种很常见的疾病，超过50%的男性在他们生命中的某段时间都会感染此类疾病。这可能是随着年龄增加而导致激素产生变化的结果——睾丸激素水平下降，而雌激素和催乳激素的水平上升。科学家们发现，许多上了一些年纪的男性仍然在前列腺内生产和积累高水平的双氢睾酮（一种睾丸激素的衍生物），这可以刺激细胞的生长。双氢睾酮的增加主要是由于双氢睾酮转化率的下降和5-α-还原酶活性的增加。5-α-还原酶会将睾丸激素转化成双氢睾酮。科学家们已经发现，那些体内没有生产大量双氢睾酮的男性不会患有良性前列腺增生。

良性前列腺增生并不是恶性的、致命的，但是，它的病征与那些前列腺癌的病征相似。如果你正在承受任何与良性前列腺增生相关的病症，那么你有必要尽早去看医生。

饮食建议

因为饮食在前列腺健康方面起着重要的作用，那么下面的建议应该可以帮助预防或者治疗良性前列腺增生。尽可能多吃有机天然食品。最近几十年里，良性前列腺增生病例的猛增很可能是由于我们所食用的食物中化学物质（如杀虫剂和其他污染物）的大幅增多。杀虫剂和污染物质已经被证实增强了5-α-还原酶将睾丸激素转化成双氢睾酮的功能。

限制动物脂肪和植物油的摄取。脂质过氢化意味着胆固醇和其他脂肪的自由基损伤，对前列腺具有毒性和致癌作用。像炭烧或者煎炸食物这种对肉类的高温烹饪法，会造成脂肪和胆固醇受损。而受损的脂肪和胆固醇被认为对造成异常细胞生长和感染良性前列腺增生有重要影响。通过减少对肥肉、煎炸食物、奶制品和类似薯条这种油腻零食的摄取，来减少你对胆固醇和饱和脂肪的摄取（想获知更多信息，可以参见 282 页果汁女士的健康治疗饮食基础指南）。

远离多不饱和植物油。一些研究已经证实，多不饱和植物油含量中占很大比重的 Ω-6 脂肪酸，可能会增加患前列腺癌的风险。其中，多不饱和植物油包括玉米油、红花油、豆油、油菜油和葵花子油。同时，这些油脂很容易在加热的情况下发生氧化，即脂肪出现损害而导致异常细胞生长。这些油类物质构成了美国国内市场消费的油类的主要部分。选择特级初榨橄榄油来进行如色拉这类冷菜的料理，使用特纯初榨橄榄油进行熟菜料理，因为它与其他油类比较，最不容易在加热过程中发生氧化。

多食用富含茄红素的植物，如番茄、菠菜、无头甘蓝、芒果、西兰花和浆果类植物。如果可以每天食用这些食物，可以促进前列腺健康并且可以有效预防前列腺癌。在哈佛大学 2003 年 7 月的一项研究中，那些每天食用 10份或更多番茄的男性在发展前列腺癌方面的几率要比其他男性低 45%。这里的番茄食物指番茄酱、番茄汁和完整的番茄果。

远离酒精、咖啡因和糖分，因为这些成分在睾丸素新陈代谢和排出体外的过程中造成了不利影响。尤其是啤酒会升高催乳激素的水平，而增加的催乳激素水平会造成阳痿或者前列腺增生。

营养建议

生物黄酮素在德国和奥地利被用作治疗良性前列腺增生的第一线植物营养素。科学文献综述表明，70% 患有良性前列腺增生的患者在使用了该化合物之后，病情获得了明显改善。富含生物黄酮素的最佳蔬果汁来源有：柿子椒、浆果类植物（蓝莓、黑莓和蔓越莓）、西兰花、甘蓝、柠檬、酸橙、西芹和番茄。

增加 Ω-3 脂肪酸的摄入。一些研究表明，Ω-3 脂肪酸可能会保护人体免于感染良性前列腺增生。可以在类似于亚麻子和大麻子的植物、特定坚果（尤其是胡桃）、鱼油和鱼类（包括鲑鱼、沙丁鱼、大比目鱼、旗鱼、鳟鱼和金枪鱼）当中发现 $\Omega-3$ 脂肪酸。

一些研究已经报道，那些经常食用（每周至少两次）鱼类的男性患前列腺癌的风险较低。

提高体内必需脂肪酸的水平会使许多患有良性前列腺增生的患者的病情得到明显的改善。从月见草油和琉璃苣油中衍生出来的 $\gamma-$ 亚麻酸对治疗良性前列腺增生特别有效，这种脂肪酸是 $5-\alpha-$ 还原酶的强力抑制剂。

维生素 B_6 对于激素代谢很有意义，并且可以与锌元素共同作用来降低催乳激素水平。富含维生素 B_6 的最佳蔬菜汁来源有：无头甘蓝、菠菜、萝卜叶和柿子椒。

锌被证实可以缩小前列腺的尺寸，并且缓解大部分良性前列腺增生患者的病征。锌可以抑制 $5-\alpha-$ 还原酶的活性。富含锌元素的最佳蔬菜汁来源有：姜根、白萝卜、西芹、大蒜、胡萝卜、菠菜、甘蓝、生菜和黄瓜。

草本植物推荐

服用锯棕榈被证明是所有治疗良性前列腺增生的方法中最有效的一种。临床研究证实，该草药可以明显减少良性前列腺增生的病征。大约90%患有轻度或者中度良性前列腺增生的患者在服用了锯棕榈4~6周后，病情得到不同程度的改善。该病的所有主要病征均被缓解，尤其是夜尿频繁。药物的推荐使用量是每天320~640毫克。如果可以伴随臀果木的提取物使用，治疗效果会最好（非洲臀果木是非洲当地的一种常绿树种）。锯棕榈的推荐用量为每天两次，一次50~100毫克。

蔬果汁疗法

芦笋汁被用来治疗前列腺疾病，可以将芦笋汁与胡萝卜和生菜的混合汁，或者胡萝卜、黄瓜和甜菜根的混合汁一并饮用。

番茄汁被证实可以抑制前列腺组织中腺苷脱氨酶的活性。腺苷脱氨酶是一种与良性前列腺增生发病相关的酶。

蔬果汁配方

活力姜汁饮 （321 页） 富钙鸡尾果汁 （319 页） 女士活力汁（319 页） 甜梦汁 （332 页） 健脑汁 （326 页）

牛皮癣

牛皮癣是一种常见的慢性皮肤疾病。患有牛皮癣的病人皮肤上通常长有一片片红色伴有银屑的斑块。不同种类的牛皮癣病征表现不同，受到感染的皮肤可能呈现红色、多鳞或者有脓包。这种皮肤病变现象通常发生在膝部、肘部、头皮或者指甲凹陷处。牛皮癣同样可以影响到人体关节，造成银屑病关节炎。牛皮癣通常周期性发作，突然发作与缓解阶段交替进行。

研究表明，牛皮癣是一种免疫系统失调。通常情况，免疫系统抵御身体受到细菌、病毒和其他传染源的感染。然而，有时它也会错误地攻击自身细胞、组织和器官。当这种情况发生时，所造成的疾病被称为自身免疫性疾病。科学家们已经发现，有证据表明，牛皮癣就是这样一种情况。

遗传是导致牛皮癣的一个原因。一些因素会诱发牛皮癣的发作，比如链球菌感染、肠毒素、蛋白质消化不良、肝脏功能不全、过量的酒精和脂肪摄入以及营养失衡。压力似乎会恶化牛皮癣的发作。超过 80％的患者声称在该病发作前经受了感情创伤。超重、皮肤损伤和一些药物会使状况恶化。

当一些人处于牛皮癣发作期的时候，他们的皮肤会出现大量的免疫活动，进而导致炎症增加。当有炎症的细胞增加时，会引起一系列导致牛皮癣皮肤病变的诱因发生。因此，应该将目标定为尽可能多地消除诱因。

饮食建议

牛皮癣患者的细胞每 3~4 天就会发生复制。在细胞成熟并且脱落之前，新细胞就会出现，造成皮肤表面病变。

环磷酸腺苷和环磷酸鸟苷控制细胞分裂。较高水平的环磷酸腺苷会增加细胞分裂率，而正常的环磷酸鸟苷水平则会降低细胞分裂率。通过饮食和生活方式改变的帮助，环磷酸腺苷和环磷酸鸟苷的水平可以重新达到平衡，进而控制牛皮癣的发作。遵循基本指南，一定可以给自身的皮肤健康带来缓解和明显改善。

进行高纤维饮食。尤其要食用大量的蔬菜，蔬菜能够起到抗炎的作用。你的日常饮食中至少有 50％应该由生水果、蔬菜、芽类植物和蔬菜汁组成。另外，25％应该来自于全谷物和豆类植物。应该尽量避免小麦、大麦、黑麦和燕麦这类麸质的摄取，因为一些牛皮癣患者对麸质过敏，麸质的摄入会引起疾病发作。一项研究表明，在牛皮癣患者增加了蔬果的摄取量之后，牛皮癣症状得到改善。低纤维饮食会引起肠毒素增加，造成细菌和酵母的蔓延（参见 78 页念珠菌病）和寄生虫的出现（参见 233 页寄生虫感染）。这些微生物会促进环磷酸鸟苷在皮肤内的含量增加，造成迅速分裂（想获知更多信息，可以参见 282 页果汁女士的健康治疗饮食基础指南）。

在太阳升起前，尽量多摄取含补骨脂素的食物。补骨脂素是植物体内一种对光敏感或者说可以被光激活的物质，常被用来与紫外光一起治疗牛皮癣。这些食物包括芹菜、柑橘、胡萝卜、无花果、茴香与欧洲防风草。它们可以帮忙使皮肤对紫外光的积极影响更加敏感。这些食物都可以榨汁。

限制对红肉、奶制品和动物脂肪的摄取。牛皮癣病患者体内会过量生产一种叫做白三烯的炎性化合物，它是由一种被称为花生四烯酸的脂肪构成元素形成，存在于肉类和其他动物脂肪当中。可以通过限制肉类、禽类和奶制品的方式降低花生四烯酸的水平。同时需要注意的是，我们今天摄取的肉类、禽类、奶制品和蛋类与一百年前人类所食用的动物蛋白质并不相同。现在的这些动物被注射了补充激素和抗生素，这在它们的肉质中可出显示出来。而且，这些动物是用转基因谷物饲养的。所有这些都会在我们食用它们时对我们产生一定的影响。当你想要摄取任何种类的动物蛋白质的时候，要确保这些动物是有机的、自由放养的，而且体内也没有强加的抗生素或者激素。还有一些患者从在他们的饮食中严格禁食麸质（小麦、黑麦、燕麦和大麦）和其他过敏类食物中获益。

避免饮用酒精、使用烟草。喝酒和吸烟均会恶化牛皮癣病的症状，应该彻底禁止。

进行肝脏和结肠清洁。这些清洁项目将有利于治疗过程。已有研究证实，牛皮癣与反应迟缓的肝脏有紧密联系。这一点都不奇怪，因为一个功能不全的肝脏无法将毒素从体内清除。肝脏排毒（参见300页）与肠道排毒（参见298页）共同作用可以促进牛皮癣的治疗。

蔬果汁断食可以帮忙清除毒素。一年进行几次为期1~3天的短期蔬菜汁断食，在将毒素清除于体外方面很有功效。根据一项研究所示，断食和素食可以帮助一些患者治疗牛皮癣疾病（参见295页蔬果汁断食法）。

营养建议

β-胡萝卜素已经被研究证实对治疗牛皮癣有利。由体内的β-胡萝卜素制造出来的维生素A对健康的皮肤非常重要。富含胡萝卜素的最佳蔬菜汁来源有：胡萝卜、无头甘蓝、西芹、菠菜、牛皮菜、甜菜叶、西洋菜、西兰花和长叶生菜。

叶酸。在英国《皮肤病学》杂志上发表的一项研究表明，在58名牛皮癣患者中，有16名患者体内缺乏叶酸。显然，即使是轻度的叶酸缺乏也会使一些人感染此病。富含叶酸的最佳蔬菜汁来源有：芦笋、菠菜、无头甘蓝、甜菜叶、西兰花和甘蓝。

卵磷脂可以帮助清除组织内的胆固醇。受到牛皮癣感染的皮肤通常含有异常高的胆固醇水平。一项研究中的155名牛皮癣患者中有118名患者通过摄取卵磷脂的方式控制或者改善了他们的病征。卵磷脂可以在大部分的健康食品店买到，可以将卵磷脂颗粒加在蔬果汁或者沙冰当中，也可以直接购买胶囊形式的卵磷脂。

Ω-3脂肪酸被证实可以减少由牛皮癣产生的炎症。在一项研究中，有83名入院治疗的牛皮癣重症患者随机接受了Ω-3疗法或者Ω-6疗法。那些摄取了Ω-3脂肪酸的患者比那些摄取了Ω-6脂肪酸的患者的病征得到了明显缓解。增加你平常饮食中对鱼、坚果、亚麻子和鱼油补充品的摄入量。每周至少吃3次冷水鱼类，如鲑鱼、金枪鱼、鳟鱼、鲭鱼、大比目鱼、鳕鱼和沙丁鱼。

你还应该增加日常饮食中绿叶蔬菜的摄入量。

锌可以帮助那些牛皮癣病人。在牛皮癣患者身上发现了锌铜失衡问题，锌的含量过低而铜的含量过高。富含锌元素的最佳蔬菜汁来源有：姜根、白萝卜、西芹、大蒜、胡萝卜、葡萄、菠菜、甘蓝、生菜和黄瓜。

草本植物推荐

奶蓟（水飞蓟宾）被用于牛皮癣的治疗。这种草药可以帮助改善肝功能，抑制炎症，减少过度的皮肤细胞增殖。

蔬果汁疗法

甜菜根汁对于肝脏解毒很有疗效。很多牛皮癣患者在他们的肠部和肝部都存在充血问题。应该每天至少饮用一杯甜菜根汁。鉴于甜菜根汁本身味道强烈，你可以尝试将甜菜根汁与胡萝卜、芹菜和黄瓜汁相混合。

胡萝卜汁能够提供β-胡萝卜素和锌。

蔬果汁配方

清晨活力汁（327页）美肤汁（317页）清肠汁（320页）补肝汁（325页）活力姜汁饮（321页）春季滋补汁（331页）消敏汁（315页）甜菜-黄瓜排毒汁（318页）清肝利胆汁（320页）增强免疫汁

（324 页） 超级绿芽汁 （332 页） 冰草爽口汁 （335 页）

呼吸系统疾病

呼吸器官，从鼻子到肺部，常遭受很多疾病困扰。感冒和流感是两种常见呼吸道疾病 （参见 101 页感冒，192 页流行性感冒），然而，呼吸器官任何部位都可能会有炎症。

鼻窦是面颅骨的含气空腔。鼻窦炎是鼻窦部位的一种炎症，最常见的引发急性鼻窦炎的原因是感染，无论是病毒感染、细菌感染，还是真菌感染。当鼻窦被堵塞一段时间之后，它便充满了稀薄的液体，从而为微生物的生长提供了温床。慢性鼻窦炎可以由食物过敏、牙齿感染、细菌、病毒、真菌感染、息肉和反流疾病引起。在躺下或弯腰时，像鼻子充血、鼻涕量多 （通常是黄色或绿色的）、发烧、风寒、异味及前额痛等症状就会加剧。

喉炎，喉部发炎或疼痛，通常是由上气道病毒感染，或由烟草烟雾等刺激及其他吸入的刺激物、酒精、过敏反应所引起的。声音嘶哑或说不出话是喉炎的显著特征。初期症状是流鼻涕和不断清嗓。

支气管炎是肺部支气管腔黏膜发炎引起的一种呼吸道疾病。由于发炎的黏膜肿胀变薄，肺部细小的气管变狭窄或被堵塞，导致咳嗽并伴随浓痰、咽喉痛、乏力、流鼻涕、肌肉痛、呼吸困难等症状。支气管炎有两种：急性支气管炎 （发病持续时间少于 6 周） 和慢性支气管炎 （频繁反复发作时间超过 2 年）。此外，哮喘人群也会引发支气管内壁发炎，被称为哮喘性支气管炎。从肺部感染 （大多是病毒性的） 到工业污染还有香烟的烟雾都会引发哮喘性支气管炎。

肺炎是肺部感染或发炎的症状，通常由细菌、病毒或真菌引起。肺部气囊中充满液体及死亡白细胞，减少了气室的数量。肺炎症状有发烧、寒冷，伴随咳痰、胸痛、呼吸困难和呼吸短促。

饮食建议

多喝水。对于所有呼吸道症状，多喝水很重要。水能保持黏膜湿润，并能更好地击退病毒感染。保持黏膜不干燥不发炎能预防感染滋生地的产生。要只喝有营养的水，如蔬菜汁、肉汤、茶和纯净水。不要喝苏打水。化学品、糖分或人造甜料会减弱你的免疫系统。即使是水果汁，由于它含有果糖，也不推荐饮用。

多喝热水。感冒病毒在 32℃的条件下快速繁殖。然而，当环境温度提高时，它们的繁殖能力大大减弱。热水可以温暖你的喉咙，将帮助削弱病毒繁殖。额外的好处是，热水有温和减轻充血的效果，这可以帮助缓解鼻塞症状。热的草药饮料如姜茶，因为其抗病毒功效，会起到双倍的缓解作用。

蔬果汁禁食。坚持 1~3 天只喝蔬菜汁也非常有益 （参见 295 页蔬果汁断食法）。

清淡饮食，每餐多吃蔬菜。在蔬果汁禁食期间推荐非常清淡的饮食。推荐食用蔬菜汤、炖菜、蔬菜汁和肉汤。黄色、橘黄色、红色、深绿色蔬菜中富含的 β - 胡萝卜素和维生素 C 尤其有益。

避免食用含糖食品。单糖，包括天然糖类如蜂蜜和果糖，会削弱免疫功能。原因在于糖与维生素 C 竞争输送到白细胞的线路，白细胞是身体主要的抗感染斗士，摄入过量糖分减低了白细胞中维生素 C 的水平，这就削弱了它们的效力。因此，要避免所有含糖食品。适度地食用整个水果，避免饮用果汁 （柠檬汁和酸橙汁除外）。如果饮用水果汁，每天摄入量不能超过120 毫升，并且应该多喝纯净水稀释一下。

减少乳制品摄入量及精制面粉烘焙的食品，如面包、面包卷、意大利面食和比萨饼。这些食物与糖一起增加黏液的产生。减少身体过剩黏液是所有呼吸道症状康复过程的一部分。

增加辛辣食物的摄取。辛辣食物如辣椒粉、红辣椒、山葵、芥末能够帮助减轻呼吸系统症状。辛辣食品帮助打开气道，为支气管炎患者缓解一些症状。辣椒粉经常被用来增加循环，并在黏膜中产生清除效果。辣椒粉也是一种抗生素。热水中放入柠檬和少量辣椒粉十分有益。

发挥肝脏／胆囊解毒效果。尽管对于处于急性发作期的任何上呼吸道疾病并不适用，肝脏和胆囊净化对慢性病患者或正处于好转期的病人十分有益，同时还能预防未来可能出现的感染。在进行过肝脏排毒后，过敏和鼻窦炎症状往往会很快消失（参见 300 页肝脏排毒，308 页胆囊排石）。

营养建议

菠萝蛋白酶，在菠萝中发现的一种有助消化的酶，已经被证实能缓解症状，减轻黏膜发炎，尤其适用急慢性鼻窦炎。它能使支气管分泌物更加液体化，帮助减少分泌物的量。一项研究显示，87％的患者在摄取菠萝蛋白酶后，鼻子发炎和呼吸困难的症状有所改善。因为菠萝汁中含有大量的果糖，在治疗呼吸道感染时最好摄取菠萝蛋白酶补充剂。

维生素 A 和 β－胡萝卜素是治疗上呼吸道疾病的好帮手。维生素 A 有助于呼吸道上皮细胞的健康，同时也能刺激各种免疫过程，包括正常的杀伤细胞活动和抗体反应。β－胡萝卜素和其他胡萝卜素是在水果和蔬菜中发现的维生素原 A 的唯一形式。在需要时，它们会转化为维生素 A。胡萝卜素的最佳蔬菜汁来源有：胡萝卜、羽衣甘蓝、西芹、菠菜、瑞士甜菜、甜菜叶、豆瓣菜、西兰花和长叶生菜。

维生素 C 和生物类黄酮在促进免疫系统方面具有重要作用。维生素 C 在白细胞中数量丰富，当身体对抗感染或发炎时，维生素 C 需要不断地给予补给。一项研究表明，如果维生素 C 水平低，人更容易犯支气管炎。

生物类黄酮能促进维生素 C 的吸收。维生素 C 的最佳蔬果汁来源有：羽衣甘蓝、西芹、西兰花、抱子甘蓝、豆瓣菜、菜花、甘蓝、菠菜、柠檬、酸橙、芜菁和芦笋。生物类黄酮的最佳蔬菜汁来源有：柿子椒、西兰花、甘蓝、西芹和番茄。

维生素 E 是另一个保护免疫系统的有力帮手。它对于细胞这一层面的各种防御机制发挥着重要作用。富含维生素 E 的最佳蔬菜汁来源有：菠菜、豆瓣菜、芦笋、胡萝卜和番茄。

锌是一种重要的具有增强免疫功能的矿物质。研究表明，含锌的止咳糖能够消除咽喉痛，还能减少感冒的持续时间。锌的最佳蔬菜汁来源有：姜根、芜菁、西芹、大蒜、胡萝卜、菠菜、甘蓝、生菜和黄瓜。

草本植物推荐

紫锥菊含有多种化合物，是一种保护免疫系统的良好草药。例如，紫锥菊中有两种非常重要的营养成分。菊粉能够直接影响细胞抗感染和发炎的重要进程。咖啡酸能够对抗细菌，而它所含的化合物可以保持黏膜健康。

白毛茛含有一种有效的抗菌化合物。白毛茛也能通过增加脾部送血量来提高免疫系统功能，因为脾部能够释放许多重要的促进免疫的化合物。孕妇要避免食用白毛茛，普通人食用时间也不能超过 10 天。

半边莲是能够帮助肺部清痰的化痰药草。化痰的同时，半边莲能够放松呼吸系统的肌肉组织，可以减少呼吸困难和胸部不适的症状。半边莲对支气管炎尤为有效。

西洋蓍草促进排汗，能有效对抗发烧。

蔬果汁疗法

胡萝卜汁和萝卜汁最好同时饮用。新鲜的萝卜汁在功效上与山葵相近，而且更温和，然而直接饮用太过浓烈，应该与胡萝卜汁混合饮用（150 毫升的萝卜汁混合 210 毫升的胡萝卜汁）。

芹菜汁帮助你放松并使你睡眠更好。

蔓越莓汁中含有一种自然界中最有效的血管扩张成分，能够打开充血的支气管，并帮助恢复正常呼吸。

大蒜汁是一种很有效的免疫系统刺激物，既抗菌又抗病毒，还帮助减少支气管分泌物。

柠檬汁富含维生素 C 和生物类黄酮，并帮助清除黏液。将柠檬汁和少量山葵混合饮用，能快速有效地帮助溶解鼻窦黏液和支气管黏液。

西芹汁含有 β - 胡萝卜素、生物类黄酮、维生素 C 和锌。饮用西芹汁的量要限制在安全又能治病的剂量之内，一天半杯到一杯。食用过量的西芹会引发食物中毒，孕妇尤其要避免饮用。

梨汁，用水稀释一半，室温服用，有助于缓解肺部充血。

柿子（成熟柿子）缓解咽喉痛。

萝卜汁是对抗鼻窦疾病的传统方法。

豆瓣菜汁和萝卜汁帮助缓解支气管炎和肺炎。

蔬果汁配方

甜梦汁（332 页）静心汁（326 页）清晨活力汁（327 页）护窦汁（330 页）姜汁饮（322 页）午后提神汁（315 页）超能菠菜汁（331 页）冰火番茄汁（324 页）东方快车调理汁（328 页）芜菁汁（334 页）富钙鸡尾果汁（319 页）蔓越莓－苹果汁（320 页）热姜－柠檬茶（323 页）冰草爽口汁（335 页）补肝汁（325 页）

风湿性关节炎和其他自身免疫性疾病

风湿性关节炎（RA）是一种引起关节慢性炎症的自身免疫性疾病。它也能引起关节周围组织和身体其他器官发炎。症状包括疲乏、低烧、虚弱、失眠、食欲不振和关节僵硬。风湿性关节炎总是伴随极度的关节疼痛，最初小关节不断发炎，进而逐步影响了所有的关节。最后，畸形产生，限制了关节活动，骨头末梢变大。女性比男性更容易患风湿性关节炎。

与骨关节炎不同，风湿性关节炎是一种自身免疫反应，身体免疫系统产生抗体攻击自我组织。人们怀疑某些传染性媒介，如环境中的病毒、细菌、真菌和毒素可能引发免疫系统攻击身体组织。结果就是免疫系统不断促进关节炎症加重，有时其他组织和器官如肺部和眼睛也会因此发炎。引起这一反应的原因不明，但是研究集中于生活方式、营养因素、食物过敏、反常的肠渗透、吸烟以及基因因素。同时，B细胞过度活跃被认为是引起虚弱或慢性自身免疫疾病，如风湿性关节炎、狼疮、多发性硬化和肌无力症状的原因。

几项研究指出，食疗法是一种有望减少发炎、减轻症状、治愈身体的方法。尽管目前没有已知的治愈手段，患有风湿性关节炎和相反症状的患者依然可以治愈，已经造成永久损伤的部位除外。

除了风湿性关节炎，还有几种自身免疫性疾病影响关节组织，包括狼疮、关节僵硬性脊椎炎及硬皮病。从营养角度看，适用于任何自身免疫性疾病的治疗法与治疗风湿性关节炎的方法相同。

生活方式建议

避免或减少非类固醇抗炎药物（NSAIDS）。一些药物如阿司匹林、布洛芬会损伤肠道，引发过敏的微粒渗入系统，使风湿性关节炎症状加剧。

治疗白色念珠菌。清除任何小肠细菌和过度生长的酵母菌。很多患有风湿性关节炎的患者小肠内都存在细菌和过度的酵母菌。这种情况与症状加剧和疾病活性有关。众多报告表明，治疗酵母菌传染可以减轻风湿症状（见78页念珠菌病，298页肠道排毒）。

消除不健康思想，如嫉妒、憎恨、担忧、害怕或不饶人想法，这些思想会影响关节和组织。同时，也避免所有不健康的处境。例如，避免待在他人耗尽你精力的环境里，这些人与你互相依赖或用你的精力来补充他们的精力。

饮食建议

科学证明有些食物增加疼痛，有些则会减少疼痛。结合所有自然治疗法重建软骨，避免引起关节痛的食物，增加其他治疗法如补充剂，能充分地减少疼痛，治愈身体。

全面饮食，尤其多吃蔬菜。鲭鱼是极好的补充蛋白质的选择，还有富含

Ω-3 脂肪酸的鲑鱼、沙丁鱼、鳟鱼、鲱鱼，至少每周吃两次。偶尔吃少量的肉和家禽制品，避免吃所有非农场／笼子自由放养动物和家禽的肉及那些没打抗生素、富含激素的动物和家禽肉（在农场自由放养的动物家禽含有 Ω-3 脂肪酸）。多吃绿色蔬菜，如羽衣甘蓝、秋葵、芹菜、鳄梨、山核桃及螺旋藻。多摄取含硫黄的食物，如豆荚、大蒜、洋葱、抱子甘蓝和甘蓝。

吃生食（超过 60% 的饮食都是生食）和有机食品。芬兰一项研究显示，未烹调过的绝对素食主义者的食物（也被称为活食或生食）与嗜酸乳酸菌一起食用可减少主观的风湿性关节炎的症状。杂食性饮食加重风湿性关节炎症状。

选择有机水果和蔬菜，因为它们含有更高营养成分和更少的用肝脏来解毒的毒素。同时，它们含有大量活的植物酶，这种酶是消化过程必要的成分。

增加 Ω-3 脂肪酸的摄取。研究表明，富含 Ω-3 脂肪酸的饮食可以减少风湿性关节炎带来的疼痛、僵硬和炎症。证据表明，每天大约 6 克 Ω-3 脂肪酸能够起到抗炎的效果。吃鱼油胶囊或鳕鱼肝油（每天最多三大汤匙剂量），每周吃 2~3 次含脂肪的鱼餐（鲑鱼、鲭鱼、鳟鱼、鲱鱼、沙丁鱼）。自己注意计量结果，因为你最多会需要 4 个月的时间，才能发现自己的症状有所好转。

小贴士：最好不要把鳕鱼肝油与其他维生素 A、维生素 D 的补充剂同时服用，因为你会摄入过多的脂溶性维生素，长期服用有毒。

避免摄取动物脂肪。脂肪被利用产生前列腺素的时候互相竞争。当身体选择了 Ω-3 脂肪酸时，即当鱼油充足的时候，产生的前列腺素会抗炎。当从动物脂肪中摄取了大量的花生四烯酸时，产生的前列腺素促使炎症加剧。切断脂肪摄入来源，避免食用肉类（禁食午餐肉）、乳制品（尤其禁食冰激凌、奶酪、黄油）、蛋黄酱、烘焙食品，只使用橄榄油制成的色拉调料。避免食用人造黄油，反式脂肪酸，氢化油——红花油、葵花子油、豆油、加拿大油菜油和谷物油。

选择好的油脂。最有营养的油是做冷食时用的初榨橄榄油，如色拉调料。烹饪最安全用油是初榨椰子油，初榨椰子油在加热时不易氧化。

限制单一碳水化合物。甜食、白米、白面烘焙食品，如面包、饼干、比萨饼及意大利面食，还有其他精制碳水化合物使身体发炎，引起细胞动力增加和其他促使炎症加剧化合物的增多。谷物，甚至整谷粒，含有大量的Ω−6脂肪酸，这种脂肪酸促使炎症加剧，应该少吃。多发性硬化、狼疮、风湿性关节炎在少摄入谷物产品的人群中少发。

如果你想最大限度地减少风湿痛和病症的加剧，少吃这些食品。

蔬果汁断食法。研究表明，禁食果汁能减少关节疼痛，减轻风湿性关节炎。在一项科学评论中，作者断定禁食也是最快减轻风湿性关节炎患者风湿疼痛肿胀症状的方法。四项对照研究用了至少 3 个月时间，调查了禁食和因禁食导致的素食饮食的效果。这些研究表明，禁食和因禁食导致的素食饮食在风湿性关节炎治疗中是有利的，会起到重大的、有益的长期效果。一项研究对 27 名风湿性关节炎患者在健身庄禁食的 4 周进行了研究。在 4 周结束后，他们的症状明显好转。他们又继续进行了一项素食研究实验，一年后，症状改善也仍然存在。你可以从 2~3 天的蔬果汁禁食开始（295 页蔬果汁断食法）。

避免摄入酒精和咖啡因。饮用咖啡和白酒已经被证实会减少肾上腺素和去甲肾上腺素，这会导致风湿性关节炎。饮用白酒会导致组胺分泌，某些红葡萄酒有很高的组胺含量，这也许可以解释常出现的关于风湿性关节炎患者对红酒过敏的报道。一项研究表明，饮用咖啡是患风湿性关节炎的风险因素。

避免吃茄属植物科食物。番茄、茄子、土豆、甜椒、辣椒粉、红辣椒和烟草会常常对关节炎产生负面作用。在一项对 5000 名关节炎患者进行的试验中，超过 70%不食用茄属植物科食物的患者在超过 7 年的试验中逐渐好转。一些茄属植物科食物含有生物茄碱，这种碱是一种配糖生物碱毒药。茄碱含有自然真菌和杀虫属性，成为植物天然的保护。几位医生发现他们 1/3 的病人对茄属植物科食物敏感，食用这些食物引起风湿性关节炎症状。努力避免 3 个月不食用这些食物，看看你的症状是否有所改善。然后食用其中的一种食物，再看看症状是否又加剧了。

减少食物过敏。一些人产生了对抗他们所食用的蛋白质的抗体，然后这些抗体继而又攻击身体中相似的蛋白质，研究调查证明了这种可能性。很容易引起过敏的食物有：小麦、猪肉（包括培根）、橘子、牛奶、燕麦、黑麦、鸡蛋、牛肉、咖啡、麦芽酒（啤酒）、奶酪、柚子、番茄、花生、糖、黄油、羔羊肉、柠檬、谷物和大豆。

如果你对柑橘类水果过敏，把它们从配方中删除（27页过敏症，292页排除饮食法）。

营养建议

抗氧化剂是对抗有毒的自由基活动的物质。一个研究表明，抗氧化剂——维生素C和维生素E、β-胡萝卜素和硒水平最低的人群有患风湿性关节炎的最高风险。

β-胡萝卜素和维生素A帮助对抗风湿性关节炎。食用富含β-胡萝卜素的食物会降低患风湿性关节炎的风险。β-胡萝卜素（维生素原A）是水果和蔬菜中维生素A被发现存在的唯一形式，当需要时身体将其转化为维生素A。富含胡萝卜素的最佳蔬果汁来源有：胡萝卜、羽衣甘蓝、西芹、菠菜、唐生菜、甜菜根绿叶菜、豆瓣菜、西兰花和长叶生菜。

泛酸有益，因为研究发现这种营养物的缺乏与风湿性关节炎症状有直接联系。富含泛酸的最佳蔬果汁来源有：西兰花、菜花和羽衣甘蓝。

硒被认为对抗风湿性关节炎有效果，因为它抗炎。硒被用于谷胱甘肽过氧化物酶的产生过程中，这种酶在关节内部聚拢自由基。富含硒的最佳蔬果汁来源有：唐生菜、萝卜、大蒜、小萝卜、胡萝卜和甘蓝。

维生素C和生物类黄酮在对抗风湿性关节炎方面起着重要作用。维生素C促进抗炎活动。风湿性关节炎患者血液中维生素C含量较低。生物类黄酮使维生素C更有效。富含维生素C的最佳蔬果汁来源有：羽衣甘蓝、西芹、西兰花、抱子甘蓝、豆瓣菜、菜花、甘蓝、草莓、菠菜、柠檬、酸橙、萝卜和芦笋。富含生物类黄酮的最佳蔬果汁来源有：杏、柿子椒、浆果（蓝莓、黑莓、蔓越莓）、西兰花、甘蓝、西芹、柠檬、酸橙和番茄。

维生素 E 对风湿性关节炎患者有一些益处。富含维生素 E 的最佳蔬菜汁来源有：菠菜、豆瓣菜、芦笋、胡萝卜和番茄。

维生素 K 可以稳定风湿性关节炎组织的细胞膜。富含维生素 K 的最佳蔬果汁来源有：芜菁、西兰花、生菜、甘蓝、菠菜、豆瓣菜、芦笋和青豆。

蔬果汁疗法

黑莓、蓝莓和樱桃汁都富含花色素和原花色素，这些果汁能有效减少关节炎引起的炎症。

蒲公英汁是一种治疗风湿性关节炎的传统疗法。推荐早晚各喝半杯。蒲公英汁味道很浓，你也许想要用水或其他果汁稀释它。或者你也可以试试补肝汁（325 页），再加入额外的蒲公英汁。

姜根汁含有抗炎化合物，并且能够抑制前列腺素的产生。在一项研究中，印度研究人员每天给 28 位风湿性关节炎患者 3~7 克姜根。超过 75% 的参与者报告至少疼痛和肿胀有所减轻。甚至在服用了大剂量姜根超过两年之后，没有参与者报告有副作用。一种最简单获得大剂量姜根的方法便是把姜根榨汁。

西芹汁能有效对抗和冲刷组织上的尿酸，这样能减轻四肢和关节痛。每天 3 次服用一大汤匙西芹汁，坚持 6 个星期。停服 3 个星期，之后继续服用。

生土豆汁，几世纪以来一直作为民间验方，被认为是最成功治疗风湿性关节炎的疗法（倘若你对茄属植物科不过敏的话）。榨 120~180 毫升土豆汁，空腹饮用，用水将其稀释一半。如果你的症状恶化，立刻停服。

芽菜应该被加入食物准备之列，添加到蔬果汁疗法中，因为它们富含固醇和固醇苷，这是所有水果、蔬菜中存在的植物脂肪。临床试验表明，它们能效果显著地缓和免疫系统的作用。没有固醇和固醇苷的话，免疫系统可能受到太多压力以至于不能产生足够的抵抗入侵者的 T 细胞，也可能会产生过量的负责自体免疫反应的 B 细胞。

芽草汁。1999 年芬兰一项研究表明，风湿性关节炎患者在治疗中食用活食物（生食）后，包括芽草，病情有所好转。这种结果意义重大，它暗示了生食饮食包括芽草汁，不仅可能会减轻风湿性关节炎的症状，也可能减低其他一些危害健康的风险因素，包括患心血管疾病和癌症。

为了治疗效果，每天服用 60~120 毫升芽草汁。空腹服用，或餐前一小时、饭后两小时服用。

蔬果汁食谱

补肝汁（325 页）活力姜汁饮（321 页）富镁汁（325 页）女士活力汁（319 页）三蔬汁（333 页）超能菠菜汁（331 页）消敏汁（315页）圆白菜汁（318 页）姜汁饮（322 页）增强免疫汁（324 页）活力西芹汁（328 页）绿芽汁（329 页）冰草爽口汁（335 页）（只有不能单独饮用芽草汁时才饮用冰草爽口汁。记住，单独饮用效果最佳）

压力

压力是自身应对外界压力时产生的情感和身体上的紧张状态。常见的压力反应包括紧张、激怒、无法集中精神及一系列身体症状，如头痛、心跳加速。

现代生活充满了压力刺激——工作压力、情感问题、经济烦恼等。实际上，任何事情都会成为压力刺激，造成身体异常，如环境或微生物毒素、身体创伤、暴露于酷热与寒冷中。产生的症状有头痛、疲乏、紧张、激怒、无法集中精神、失眠、消化紊乱、颈背部痛、呼吸困难、尿频、手掌出汗、肌肉紧张引起的疼痛和颤抖，也可能导致食欲不振或过度饱食。

压力反应共有 3 个阶段，被称为一般性适应证候群。第一个阶段为恐慌。应对还是放弃反应刺激肾上腺产生肾上腺素和其他激素，使身体抵抗已经察觉的危险或是逃跑。第二个阶段是抗性阶段。身体产生肾上腺素，将蛋白质转换为能量，使得身体开始适应这种压力刺激。这也提高了血糖水平，并且建立了激素和化学改变有害作用的串联。这会导致免疫系统功能活动减低，骨骼强度下降，记忆力差，精力减少。应对能力降低，使人产生不安全感和不自信。第三个也是最后一个阶段是精疲力竭。由于身体中的钾元素及肾上腺素如皮质醇流失，体能大大降低。当肾上腺素严重减少时，细胞得不到充足养分导致低血糖。抵抗力完全缺失，极度疲劳会影响任何先天功能性差的器官或系统，如心脏、血管、肾上腺或免疫系统。如果压力持续，患糖尿病、高血压、癌症的风险便会加大。

许多癖嗜都与紧张的生活方式有关，如过度饱食、吸烟、喝酒、看电视时间过长、过度购物、不恰当的性行为、滥用药物。这些癖嗜可以当做是逃避或暂时忽略压力的方法，但是它们无法解决根本问题。消极的应对压力的行为只能暂时逃避问题，如果不能解决问题的话，从长远来看它们会造成更多压力。要对抗压力，你需要认清或取消原有的应对行为。取而代之的，你要找到适合自己的有效地解决问题方法。能使自己平静的方法比慰藉自己的食物更有益。在此过程中，营养很重要，因为多样的营养和植物可以帮助缓解那些超负荷的肾上腺、免疫系统和器官。相应的，这也能帮助你更有效地应对压力。

生活方式建议

你可以开发自己全面的应对压力的方法。例如：（1）找到能使自己身体精神平静的方法，如沉思、祈祷、放松和呼吸技巧；（2）处理好如时间分配、情感问题等生活方式因素；（3）定期做运动；（4）健康饮食、有规律地饮用蔬果汁；（5）在承受压力期间服用一些营养补充剂。压力对你身体的影响在一定程度上与你对压力的认识有关。如果你能放开"我要我的生活变成这样"的自我，你可以创造性地利用压力。

通过运动来增加内啡肽。一周至少做 3 次 30~60 分钟的有氧运动。每天步行 10~30 分钟。当你步行时，要面带微笑。这是最基本的压力缓解法。

正确对待有压力的事情。你要认识到生活是一所学校，你到这是来学习的。问题只是课程的一部分，它们会像代数课一样来了又去了，但是你学到的东西却受用终生。所以无论情况多么恶劣，它也总是会变化的。但是一定要记住，你"被赐福不会被压力打倒"胜过任何事。心存怨恨会给人带来极大的压力；任何事都要原谅他人——包括你自己——无论是什么事。当你做到了，你就成了赢家。

饮食建议

吃高纤维、高碳水化合物、富含蛋白质的食品。受到压力时，尽可能吃最有营养的东西。这意味着少吃精制食物，多吃粗粮、蔬菜、水果、芽菜、坚果、植物种子、鱼。每天你应该摄取 25~30 克植物纤维 （更多信息参见282 页果汁女士的健康治疗饮食基础指南）。

喝大量新鲜蔬菜汁并且进行短期蔬果汁禁食。在承受压力期间，你的身体需要额外的营养，蔬果汁能提供大量易于消化、易于吸收的营养。蔬果汁禁食让你的消化系统得到休息，能够更好地修复、恢复系统功能。富含维生素 （尤其是维生素 C 和 B 族复合维生素） 和矿物质的榨汁食品，能够帮助你抵抗压力带来的副作用。此外，研究发现承受压力期间禁食对身体有益 （见 295 页蔬果汁断食法）。

识别食物过敏。控制食物过敏、食物不耐性对处理压力有益，因为焦虑和疲乏属于食物过敏症状 （见 27 页过敏症，292 页排除饮食法）。

避免摄入咖啡因，因为咖啡因会导致压力。过量摄入咖啡因的常见反应有抑郁、紧张、焦躁、周期性头痛、心悸和失眠。含有咖啡因的食物有咖啡、茶、巧克力和苏打水。

咖啡因会导致肾上腺素分泌，加剧压力。摄入过多咖啡因产生的效果与长期承受压力效果相同。

戒烟。烟草给身体带来的伤害众所周知。它也能给身体带来压力。

戒酒。酒精是引起压力的主要原因。讽刺的是大多数人把饮酒当做对抗压力的一种途径。但实际上，饮酒只能使情况变得更糟。酒精引起肾上腺分泌，导致紧张、焦躁和失眠。过量饮酒会增加肝部的脂肪沉积，降低免疫功能。过度饮酒也会限制肝部帮助身体排毒的能力。没有高效的肝过滤，毒素继续在体内循环，增加了压力。

少食糖和精致碳水化合物如糖果和白面烤制的食品。它们会影响血糖并导致低血糖——血糖功能障碍导致焦躁和抑郁（见174页低血糖症）。当我们有压力时，我们总是想吃富含碳水化合物的能慰藉我们的食物，如土豆泥、冰激凌、棒棒糖或比萨饼。这些食物确实能通过提高大脑中的血糖含量和血清素（使人感觉良好的化学品）给我们的情感以暂时的慰藉。但是在食用这些食物两三个小时之后，你的胰岛素含量飙升，引起血糖含量骤降。这迫使你的身体增加皮质醇分泌来保持输送到大脑的充足的血糖。然后，你竟会停止增加皮质醇的分泌，转而，产生了更多的压力，这又使得身体开始了另一轮碳水化合物的自我疗法，而与此同时，你总体的生物化学失调加剧。

营养建议

氨基酸。缺乏解决压力的能力可能是缺乏自然储存的关键的大脑化学物。较低的血清素含量通常是由长时间压力引起的。情绪、行为、大脑生物化学错综复杂地联系在一起。无力解决压力也许是大脑中错误信息传递的结果——错误是因为关键的大脑化学物——神经传递素——供应不足。供应不足是身体中产生神经传递素的氨基酸较低造成的。我们用光这些重要的大脑神经传递素的速度比我们从饮食中获得它们的速度要快。

随着时间的流逝，压力增加，但是身体却无法产生足够多的神经传递血清素来满足需要，这也就是为什么随着年龄增长我们应对压力的不健康反应逐步增加的原因。γ－氨基丁酸（GABA）是氨基酸的一种，可以暂时缓解压力，但是只有10%氨基丁酸能穿过血脑障碍。然而β－苯基氨基丁酸却有90%都可以通过。你也许会很惊讶，当你获得了身体所需的氨基酸时，神经传递素得到了平衡后，你可以很好地应对压力，你也应该可以睡得更好（见196页失眠和时差）。

服用氨基酸，同时摄取 B 族维生素、Ω-3 脂肪酸及各种蛋白质是很必要的。因此，每天要选择三四种不同的蛋白质。服用氨基酸时，选择食用坚果、植物种子、豆子、鸡蛋和肉制品如鱼、鸡、火鸡、牛肉（选择有机喂养、农场自由放养或非圈养的不含激素或抗生素的动物制品）。同时也要吃富含鱼油的补充剂和 B 族复合维生素。

镁被认为是抗压力的矿物质。在承受压力时身体需要镁。镁缺乏会阻碍神经和肌肉冲动，引起暴躁和紧张。镁数量低会引起动作问题。富含镁的最佳蔬果汁来源有：甜菜根绿叶菜、菠菜、西芹、蒲公英绿叶菜、大蒜、黑莓、甜菜根、西兰花、菜花、胡萝卜和芹菜。

Ω-3 脂肪酸。两种主要的情感传递器是细胞活素类（激素与炎症有关）和二十烷类（必需脂肪酸，产生类似激素化合物）。鱼油如鳕鱼肝油、磷虾使身体能够控制细胞因子和类花生酸，因此能够帮助你处理生活中各种各样的情感问题。

泛酸是已知的抗压维生素。缺乏泛酸会导致肾上腺萎缩，出现如疲劳、头痛、睡眠障碍、恶心、腹部痛的现象。富含泛酸的最佳蔬菜汁来源有：西兰花、菜花和羽衣甘蓝。

钾的摄取在承受压力时期应该增加，来供养肾上腺。应该想尽一切办法来维持充足的钾含量，喝新鲜的蔬果汁是获得钾的最佳方式。富含钾的最佳蔬菜汁来源有：西芹、唐生菜、大蒜、菠菜、西兰花、胡萝卜、芹菜、小萝卜、菜花、豆瓣菜、芦笋和甘蓝。

硒可以在压力期帮助身体抵抗感染。富含硒的最佳蔬菜汁来源有：唐生菜、芜菁、大蒜、小萝卜、胡萝卜和甘蓝。

维生素 C 和生物类黄酮对肾上腺和免疫系统功能都很重要。压力期维生素 C 含量会降低。生物类黄酮与维生素 C 共同作用，帮助身体更有效地吸收维生素。富含维生素 C 的最佳蔬果汁来源有：羽衣甘蓝、西芹、西兰花、抱子甘蓝、豆瓣菜、菜花、甘蓝、草莓、菠菜、柠檬、酸橙、芜菁和芦笋。富含生物类黄酮的最佳蔬果汁来源有：甜椒、浆果（蓝莓、黑莓、蔓越莓）、西兰花、甘蓝、西芹、酸橙和番茄。

草本植物推荐

加利福尼亚罂粟、醉椒、薰衣草和缬草都有镇定作用。加利福尼亚罂粟、醉椒和缬草也能帮助改善失眠。

猫薄荷、酒花和艾属植物可以帮助你更快入睡，更少惊醒，进入深度睡眠。

甘菊和圣约翰麦芽汁能够减少神经和肌肉痛。圣约翰麦芽汁还能有效地对抗抑郁和失眠。

人参能对肾上腺功能发挥有益效果，提高压力抵御能力。高丽参或红参及西伯利亚参很有效。如果你患有自身免疫病如风湿性关节炎，要避免食用西伯利亚人参。

蔬果汁疗法

芹菜汁含有镇定作用，养护神经系统。

茴香汁促进内啡肽和使人感觉良好的大脑化学物分泌。

生菜汁有益于消化。

蔬果汁配方

甜梦汁（332页）静心汁（326页）增强免疫汁（324页）姜饮汁（322页）美肤汁（317页）超能菠菜汁（331页）补肝汁（325页）芜菁汁（334页）女士活力汁（319页）怡晨汁（322页）富钙鸡尾果汁（319页）冰草爽口汁（335页）

肺结核

　　肺结核是由分枝杆菌结核引起的细菌感染。它主要影响呼吸系统但也可以蔓延到身体的其他部位，如胃肠道和泌尿道、骨头、关节、神经系统、淋巴结、脾和肝。肺结核症状包括咳嗽（通常为清晨咳嗽）和类似流感症状，伴有胸痛、呼吸困难、咯血、食欲减退、低烧、夜间盗汗、体重降低。有时在初期感染出现时，症状在长达两年时间里不显现。

　　患肺结核的人数如同艾滋病一样已经增加。感染了艾滋病病毒的人，尤其是那些无家可归者，有患肺结核病的高风险。出国去肺结核病流行地，来自于这些地区的移民，导致了肺结核病的增加。遗憾的是，一种肺结核已经出现了抗药性，这种疾病更加难以治疗。治疗肺结核，改变饮食和蔬果汁食疗会发挥奇迹般的功效。

饮食建议

　　食用高脂肪食物。这听上去可能很奇怪，但是研究发现高脂肪食物能帮助治愈肺结核。2001 年完成的一项研究表明，胆固醇含量高的食品会加速肺结核患者痰培养的杀菌速度，这就说明胆固醇可以在抗肺结核中起到补充作用。然而，这并不是最新发现的治疗法。早在 20 世纪 40 年代，除了卧床休养和运动，高脂肪食物就是治疗肺结核的方法。高脂肪食物包括黄油、奶油、鸡蛋和其他动物制品。

　　贝壳类食物和初榨椰子油也属于高脂肪食物。要确保所有的动物制品都是农场自由放养或非圈养的、有机喂养的、不含激素或抗生素的动物食品。超过 70 种极佳的食谱包括椰子原油的信息参见《椰子饮食》一书。

　　饮食中要包含 50% 的生食。选择蔬菜、水果、蔬菜汁、芽菜、植物种子和坚果。完整、未被加工、很大程度上未被煮过的食物会给你的身体提供治愈肺结核的营养物。你也需要充足的蛋白质，如鱼、家禽肉、肉、豆类蔬菜（豆子、小扁豆、干裂成两半的豌豆、未加糖的酸奶、鸡蛋和整谷粒）。此外，也要多吃大蒜和洋葱（更多信息参见 282 页果汁女士的健康治疗饮食基础指南）。

多喝新鲜蔬果汁。你可能发现吃掉一盘又一盘的生蔬菜是多么累人和不可能的事。但是，新鲜的生蔬果汁已经被搅碎并且容易消化，根本不需要咀嚼。你可以整天喝这种提神的蔬果汁。与此同时，你可以获得大量的营养。但是要确保你所饮用的蔬果汁是常温的。冷饮和凉食会加重虚弱肺部的负担。

营养建议

抗氧化剂对抗破坏细胞的自由基，并且能保护免疫系统。特别重要的是，你要通过服用下列抗氧化剂来提高自己的免疫力。

· 硒在谷胱甘肽过氧化物酶活力中起到重要作用，谷胱甘肽过氧化物酶是能够影响很多免疫系统的一种重要酶。富含硒的最佳蔬菜汁来源有：唐生菜、芜菁、大蒜、小萝卜、胡萝卜和甘蓝。

· 维生素 A 和 β - 胡萝卜素对免疫细胞生长和维护起到重要作用。人体利用 β - 胡萝卜素来产生维生素 A。总的来说，富含胡萝卜素的最佳蔬菜汁来源有：胡萝卜、羽衣甘蓝、西芹、菠菜、唐生菜、甜菜根、绿叶菜、豆瓣菜、西兰花和长叶生菜。

· 维生素 C 和生物类黄酮一起来保护免疫系统。维生素 C 刺激免疫细胞活动，尤其是噬菌的嗜中性粒细胞，维生素 C 还可以增加白细胞的产生。

生物类黄酮对抗细菌，增加细胞内维生素 C 含量。富含维生素 C 的最佳蔬果汁来源有：羽衣甘蓝、西芹、西兰花、抱子甘蓝、豆瓣菜、菜花、甘蓝、草莓、菠菜、柠檬、酸橙、芜菁和芦笋。富含生物类黄酮的最佳蔬果汁来源有：柠檬、酸橙、西芹、甘蓝、甜椒、番茄、西兰花和浆果（蓝莓、黑莓和蔓越莓）。

· 维生素 E 在免疫细胞膜中有大量聚集。这种维生素对正常的免疫功能起到必不可少的作用，因为它能防止自由基损坏免疫细胞，降低免疫细胞作用。富含维生素 E 的最佳蔬菜汁来源有：菠菜、豆瓣菜、芦笋、胡萝卜和番茄。

必需脂肪酸 （EFAs），尤其是抗炎的 Ω－3 脂肪酸，是健康免疫系统必需物。亚麻子、大麻子和鳕鱼肝油都富含 Ω－3 脂肪酸，还有冷水鱼如鲑鱼、金枪鱼、鳟鱼、沙丁鱼、鲭鱼、大比目鱼 （更多信息参见 282 页果汁女士的健康治疗饮食基础指南）。

草本植物推荐

海胆亚目是免疫系统的建设者。

土木香、夏至草、药属葵和毛蕊花属的植物是祛痰药、减充血剂。

蔬果汁疗法

小贴士：所有的蔬果汁都要常温饮用，凉饮和冷食会加重虚弱肺部负担。

蒲公英叶汁含有各种植物化学物，这些化学物能使肺结核细菌不活动。

胡卢巴和苜蓿芽汁能恢复肺部健康。

蒜汁具有抗病毒属性。

薄荷汁。一茶勺薄荷汁、两茶勺纯麦芽醋、一茶勺蜂蜜 （可选） 与半杯 （大约 120 毫升） 胡萝卜汁混合。这种强壮剂每天饮用 3 次。它能化痰、养肺、提高身体抗感染能力，并能预防抗肺结核药物的有害作用。

梨汁有助于恢复肺部健康。

菠萝汁利于肺结核病治疗。它能有效溶解黏液，帮助身体恢复。菠萝汁在过去常被用来治疗肺结核，比现在更常用。推荐每天一杯。

土豆汁是治疗结核病的传统方法。

芜菁汁是一种治疗肺病的传统方法，尤其是肺结核。芜菁汁与豆瓣菜汁、大蒜汁同时服用，效果更佳。

芽草汁富含酶和具有净化血液功能的叶绿素。你需要充足的酶来恢复身体。芽草汁直接服用效果最佳，但是如果你开始吞服需要帮助，那么试试冰

草爽口汁 （见 335 页）。

蔬果汁食谱

补肝汁 （325 页） 绿芽汁 （329 页） 增强免疫汁 （324 页） 芜菁汁 （334 页） 冰草爽口汁 （335 页） 超能菠菜汁 （331 页） 清晨活力汁 （327 页） 冰火番茄汁 （324 页） 甜梦汁 （332 页）

溃疡

溃疡是组织糜烂留下的创伤。胃溃疡是胃部或十二指肠内壁疮，十二指肠是小肠的第一部分。如果胃部发现溃烂，它们被称为胃溃疡。如果在十二指肠发现溃烂，则被称为十二指肠溃疡。你可以得不止一种溃疡。十二指肠溃疡更常见，并影响了大约 10% 的美国人，男性溃疡患者多于女性。

胃溃疡症状有饭后 45~60 分钟或夜里肠子灼痛，好像隐隐作痛，几天或几周内反复发作，开始于饭后两三个小时，或在午夜当你胃部已空时出现，并且通常在吃饭后症状就会消失。

其他症状还有体重下降、食欲不振、吃饭时胃痛、胃部恶心、呕吐。

身体产生强酸来消化食物，内膜保护胃和十二指肠内部不受酸的侵害。如果这些内膜溃烂，酸就会损坏胃壁和十二指肠壁。幽门螺旋杆菌 （一种细菌） 和非类固醇的抗炎药物 （NSAIDs） 如阿司匹林或布洛芬能够减弱内膜功能，所以酸可以接触胃部或十二指肠壁。能够增加胃酸产生，使病情加重的因素包括：压力、焦虑、服用了一段时间阿司匹林或其他非类固醇的抗炎药物、吃类固醇、吸烟或喝过量的咖啡或酒。

典型的治疗溃疡的药物是解酸药或像西咪替丁、甲胺呋硫一类的处方药。这些处方药都有很多副作用，如消化不良、营养失衡、肝功能障碍、骨头新陈代谢破坏、男性胸部发育。另一种治疗溃疡的药物是解酸剂，然而，很多常用的解酸剂都有副作用。碳酸钙解酸剂（如碳酸钙片剂、碱度-2）实际上都对胃酸分泌物产生一种"回弹"效应，造成肾结石。碳酸氢钠解酸剂（如碳酸二羟铝钠、泡腾剂式的消食片药品、助消化塞尔特札矿泉水）都会引起系统碱中毒，影响心脏和肾功能。铝镁化合物（如氢氧化铝、碳酸钙制剂、迪凝胶）会引起钙和磷的流失，也会引起铝中毒。

饮食建议

食用高纤维、复合碳水化合物的食物。高纤维食品会减少得溃疡的比率。一项针对47806位研究对象的研究发现，摄取水果、蔬菜、豆类蔬菜（豆子、小扁豆、干裂成两半的豌豆）会降低患十二指肠溃疡的概率。研究人员发现，可溶解的纤维，如水果、蔬菜、果汁中的胶质，与不可溶解的纤维（榨汁时被排出的纤维）相比，要大大减少患病风险。研究人员也发现，食用大量精制食品的饮食，如白面和白米，与患十二指肠溃疡的高风险直接相关。

因此，要只食用糙米和全谷粒制成的食品。饮食中也要加入原味酸奶，因为原味酸奶被证实会保护胃部免受刺激。

增加Ω-3脂肪酸。一些研究显示在含脂肪的鱼类，如大马哈鱼、鲭鱼、沙丁鱼、鳟鱼、鲱鱼及鱼油补充剂如鳕鱼肝油或磷虾中含有的Ω-3脂肪酸可以减少患溃疡的风险。Ω-3脂肪酸增加前列腺素和保护整个消化道内壁（包括胃壁和肠壁）的复合物的产生。

少食多餐。这会帮助缓解消化系统的压力。

如果你有幽门螺旋杆菌，多吃生香蕉。一项研究发现，聚集在生香蕉中被称为蛋白酶抑制剂的物质，可防止那些像幽门螺旋杆菌引起的细菌感染。研究人员称这可能就是在传统治疗胃溃疡的方法中使用生香蕉的原因。

避免食用增加胃酸产生或加重症状的食物，如油炸食品、红茶和咖啡（包括脱咖啡因的咖啡）、巧克力、辛香料、黑胡椒、红辣椒、辣椒粉、柑橘类水果和果汁、番茄制品、动物脂肪、椒薄荷、含二氧化碳的饮料。这些食物增加胃酸或加重胃酸，因此会导致溃疡产生或加剧存在的溃疡症状。牛奶也属于这类食品，尽管有些人坚持认为牛奶对胃部十分有益 （避免食用所有乳制品，包括奶酪、冰激凌和酸奶）。

减少食物过敏。临床和实验证据表明，食物过敏是产生溃疡的主要原因。一些研究调查了过敏和溃疡之间的联系。在一项研究中，98％在经放射照相诊断为溃疡的患者都同时患有下、上呼吸道过敏疾病。在另一项研究中，43 名过敏儿童中有 25 名在照 X 光后，被诊断为溃疡。减少食物过敏的饮食在预防和治疗周期性溃疡中取得了极大成功。

如果食物过敏是起因的话，溃疡将一直会复发，直到不再食用产生过敏的食物。讽刺的是，许多患溃疡的人通过喝大量的牛奶来减轻疼痛，而牛奶是非常容易引起过敏的食物。

减少钠的食用。美国一项研究表明，食用大量的盐和酱油会提高患胃溃疡的风险。所以应避免在食物中加入盐，并使用食物标签来检查食物中已有的钠的含量。通常来说，富含钠的食品包括罐装汤、玉米粉圆饼薯条、土豆和玉米薯条、咸坚果、咸肉 （如培根、五香熏牛肉、意大利腊肠、咸腌牛肉）、蓝奶酪、脆玉米片。改变饮食，少吃包装好的食物和加工食物，这绝对会减少钠的摄取。绝对避免食用精制食盐，选择海盐或灰色钙盐，这两种盐都富含矿物质，可以少量食用。

营养建议

生物类黄酮帮助减少胃酸含量，也能抵消组胺的产生和分泌，组胺这种化学物能够刺激胃酸排放。此外，生物类黄酮能使维生素 C 更有效。富含生物类黄酮的最佳蔬果汁来源有：杏、甜椒、浆果 （蓝莓、黑莓、蔓越莓）、西兰花、甘蓝和西芹。

维生素 A 和胡萝卜素保护胃肠黏膜。维生素 A 以胡萝卜素的形式存在于水果、蔬菜中，在需要时胡萝卜素会转换为维生素 A。富含胡萝卜素的最佳蔬菜汁来源有：胡萝卜、羽衣甘蓝、西芹、菠菜、唐生菜、甜菜根、豆瓣菜、西兰花和长叶生菜。

维生素 C 促进伤口愈合，防止感染。富含维生素 C 的最佳蔬果汁来源有：羽衣甘蓝、西芹、西兰花、抱子甘蓝、豆瓣菜、菜花、甘蓝、草莓、菠菜、芜菁和芦笋。

维生素 E 帮助身体康复，并能减少胃酸含量。富含维生素 E 的最佳蔬菜汁来源有：菠菜、豆瓣菜、芦笋、胡萝卜和番茄。

维生素 K 帮助身体恢复，中和胃酸。它也能预防出血。富含维生素 K 的最佳蔬菜汁来源有：芜菁、西兰花、生菜、甘蓝、菠菜、豆瓣菜、莴笋和青豆。

锌帮助增加保护物质胃黏蛋白的产生，可以帮助治愈溃疡。富含锌的最佳蔬菜汁来源有：姜根、芜菁、西芹、大蒜、胡萝卜、菠菜、甘蓝、生菜和黄瓜。

草本植物推荐

真芦荟，每天 120 毫升，可以帮助停止溃疡出血，加快康复过程。不要服用芦荟苦味药酒。

蔓越莓、金盏花、白毛茛和没药都具有抗溃疡属性，它们也能抑制幽门螺旋杆菌的生长。如果你怀孕了，要避免食用白毛茛，而且正常人每次不食用要超过 10 天。

甘草，以解甘草酸的形式存在 （DGL），促进胃溃疡和十二指肠溃疡的愈合。DGL 咀嚼片在大多数健康食品店有售，两顿饭之间或者饭前 20 分钟服用。与其他甘草不同的是，DGL 可以无限期食用。

蔬果汁疗法

苜蓿和芽草汁是维生素 K 和有净化血液作用的绿叶素的主要来源。这些蔬果汁防止出血、帮助康复、中和胃酸。大麦草是另一种好选择。

甘蓝汁被发现治疗胃溃疡非常有效。研究发现每天饮用 0.57 升生甘蓝汁，至少饮用 1 周，平均在 3 周内会治愈溃疡。甘蓝汁作为异常有效的治疗溃疡的方法，在医学文献中有很好的记录。斯坦福大学药学院的哥奈特·池尼博士和其他研究人员已经开始几项使用新鲜甘蓝汁的研究。他们已经发现，大部分溃疡患者会完全康复，有时最少只需要 7 天时间。甘蓝汁含有黏蛋白一样的复合物，研究人员认为这种复合物具有治愈功能。芹菜也含有这些复合物，所以亦可以在甘蓝中加入一些芹菜汁，再加些胡萝卜调味。

西芹汁富含 β－胡萝卜素、生物类黄酮、维生素 C 和锌。饮用量应该限制在一个安全治疗的剂量之内，每天一杯。西芹过量使用有毒，孕妇忌食。

菠萝汁含有菠萝蛋白酶，这种酶能够帮助消化，缓解溃疡症状。

带子的紫葡萄汁含有抗炎物质，能够使组织强健。

蔬果汁食谱

在溃疡愈合前，食谱中不要含有柠檬和酸橙。

绿芽汁 （329 页） 冰草爽口汁 （335 页） 清晨活力汁 （327 页） 抗溃疡甘蓝汁 （316 页） 富钙鸡尾果汁 （319 页） 富镁汁 （325 页） 美肤汁 （317 页） 超能菠菜汁 （331 页） 三蔬汁 （333 页）

静脉曲张和痔疮

静脉曲张是血管被扩大，呈现肉色、深紫色或蓝色。静脉曲张看起来总是像扭曲、膨胀的绳索。它们膨胀起来，在皮肤表面突起，多见于小腿后部或腿的内侧。血管壁的缺陷导致血管膨胀和瓣膜损伤，这会引起血液在血管中淤滞。然后血管膨胀、变宽、肿起，有时扭曲。这种疾病也许没有什么症状，也许只是腿软或腿酸，感觉腿沉，或腿疼。之后会发展成血液潴留、变色、肌肤溃疡。

痔疮是直肠和肛门附近的静脉曲张状态。症状包括疼痛、直肠痒或出血和大便出血。痔疮通常是由于饮食中缺乏纤维素、便秘 （112 页便秘），或者肝功能不良造成的。

有病的血管如果出现在肌肤表面，不会有什么危险。然而，如果出现腿深部血管梗阻和瓣膜缺损，病情就严重了。这种静脉曲张会导致血栓性静脉炎——血管发炎，转而会发展成血块。静脉曲张是由多种因素引起的，包括饮食中纤维素低、肥胖、怀孕、排便肌用力过度如便秘，或是站立时间过长。

美国一半的中年人都患有静脉曲张。

饮食建议

食用纤维含量高的食品。高纤维食品是预防和治疗静脉曲张和痔疮最重要的成分之一。至少你的饮食中的 50％是生食——水果、蔬菜、果汁、芽菜、植物种子和坚果。每天至少吃 30 克纤维。多吃纤维食品，少吃精制食品和淀粉碳水化合物能够帮助你保持健康体重。这是另一项要重点考虑的事，因为超重会造成静脉曲张和痔疮。

多吃姜根、大蒜和洋葱。患静脉曲张的人分解患病血管周围纤维蛋白的能力下降。这些食物可以帮助分解纤维蛋白。

一周要有一天享用蔬菜汁。每天吃榨汁蔬菜非常有好处。此外，每周一天选择蔬菜汁饮食会缓解便秘，让消化系统得到休息，提供血管健康所需的充足营养。

避免食用下列食物：糖、冰激凌及其他甜食；精盐；酒；油炸食品；加工和精制食物 （如白面制品）；咖啡；红茶；过量动物蛋白和脂肪；奶酪。糖 （尤其是果糖） 和脂肪会造成酶含量升高，破坏胶原蛋白，在毛细血管壁形成漏洞。

营养建议

花青素和原花青素。在众多研究中，患有各种循环疾病的人，包括痔疮和静脉曲张，在食用补充花青素之后，病情都大有好转，有时会完全康复。研究人员在发表的研究中没有找到任何副作用的报道。相似的化合物如原花青素——葡萄子或松针中提取——保护皮肤和血管。

增加细胞间维生素 C 和胶原蛋白（形成连接组织，保护血管、韧带和软骨的纤维性蛋白质束）的数量。一项小型初步试验发现，静脉曲张患者每天补充 150 毫克原花青素能增加腿部血管的功能。

必需脂肪酸（EFAs）有效帮助维持血管健康。每天服用一大汤匙鳕鱼肝油。

维生素 C 和生物类黄酮同时作用强健血管。富含维生素 C 的最佳蔬果汁来源有：羽衣甘蓝、西芹、西兰花、抱子甘蓝、豆瓣菜、菜花、甘蓝、草莓、番木瓜、菠菜、柑橘、芜菁、芒果、芦笋和罗马甜瓜。在生物类黄酮中芦丁是治疗静脉曲张的常规物质，在许多食物中都存在，包括柑橘、杏、蓝莓、黑莓、樱桃、野玫瑰果、荞麦。另一种生物类黄酮，栎精，也显示出有望治疗静脉曲张。富含生物类黄酮的最佳蔬果汁来源有：杏、甜椒、浆果（蓝莓、黑莓、蔓越莓）、西兰花、甘蓝、樱桃、柠檬、酸橙、西芹和番茄。

维生素 E 促进循环，预防静脉曲张带来的腿沉感觉。富含维生素 E 的最佳蔬菜汁来源有：菠菜、豆瓣菜、芦笋、胡萝卜和番茄。

维生素 K 治疗痔疮出血是有用的。富含维生素 K 的最佳蔬菜汁来源有：芜菁、西兰花、生菜、甘蓝、菠菜、豆瓣菜、芦笋和青豆。

锌能抗炎，帮助复原。富含锌的最佳蔬菜汁来源有：姜根、芜菁、西芹、大蒜、胡萝卜、菠菜、甘蓝、生菜和黄瓜。

草本植物推荐

雷公根能强健薄弱血管周围的组织结构，也能加强血液流动。

马栗树种子提炼物具有减少静脉曲张炎症、刺激受损血管再生的功效。马栗树中活跃成分有一群被称为皂甙的化学物质，其中七叶皂甙最为重要。七叶皂甙能减少膨胀和炎症。目前还不清楚七叶皂甙如何产生效果，但是理论上七叶皂甙能够"封闭"渗漏的毛细血管，增强血管弹性，预防破坏胶原蛋白、造成毛细血管壁漏洞的酶（葡聚糖水解酶）的释放，减少炎症。在一项以 240 名静脉曲张患者（其中 194 人为女性）为对象的研究中，一天两次摄入 50 毫克七叶皂甙，坚持 12 周，小腿肿胀程度减少了 25%。七叶皂甙作为药膏放在压力袜中治疗静脉曲张也很有效。

蔬果汁疗法

黑莓、蓝莓、樱桃和覆盆子汁含有花青素和原花青素，这些色素强健血管壁，增加血管肌肉紧张。

胡萝卜、菠菜汁对静脉曲张有益。

大蒜、姜根汁分解纤维蛋白。

西芹汁是一种重要的营养源，含有生物类黄酮、维生素 C 和锌。饮用西芹汁要限制在安全、治疗的剂量内，每天半杯。过量食用西芹有毒，孕妇忌食。

菠萝汁含有菠萝蛋白酶，能促进纤维蛋白的分解。

紫葡萄确实很有益，因为其子中含有的复合物能增强血管壁结构。

蔬果汁推荐

增强免疫汁（324页）活力姜汁饮（321页）春季滋补汁（331页）超能菠菜汁（331页）美肤汁（317页）富镁汁（325页）消敏汁（315页）冰草爽口汁（335页）醒神大蒜汁（321页）姜汁饮（322页）怡晨汁（322页）清晨活力汁（327页）天然利尿汁（327页）活力西芹汁（328页）绿芽汁（329页）

水分潴留

水分潴留，也称为水肿，是细胞间或体腔里体液的异常存积。体液总是进出于细胞、细胞和组织间隙、血液和组织间。血压的力量将水分推出血液，进入组织间隙，并从组织中把水拉进血液中。正常来说，在"推力和拉力"之间有种动力平衡，但是当失衡出现时，就产生了水肿。

压痕性水肿可通过对肿胀的腿部皮肤施加压力，例如用手按压皮肤来检验。如果压力消除后一段时间肌肤还有凹陷，这种水肿就是压痕性水肿。非指压性水肿，通常影响腿和手臂，对皮肤的压力不会造成持久的凹陷。

水分潴留能被限制在局限的区域，如小腿和关节，或者广泛的，影响全身。下肢局限性的水分潴留总是静脉血回流的结果。这就意味着血液被抽到四肢，但是身体没有有效工作使血液从四肢流回心脏。

很多原因会引起水分潴留。有些原因很严重，如充血性心力衰竭，有些原因与生活方式有关，如整天站立或坐着。最常见的与水肿有关的系统疾病包括心脏病、肝病、肾病、甲状腺病、高血压和低血压。在这些疾病中，最初水肿出现是由于身体中过多盐潴留。过量盐在间质组织空腔内锁住水分，潴留的过剩的水分就是水肿。

女性月经前激素变化能够引起胃胀气。同时，静脉曲张和大腿深处血管的血栓性静脉炎（伴血栓形成的静脉炎症）可造成血管泵血不足（静脉功能不全）。继而发生的血管"反压"迫使体液渗入间质组织空腔，导致潴留。一个因素是毛细血管结构较弱，血管完整性差。如果毛细血管壁不坚固、弹性不足，它们变得更具可渗透性，这使得水推离血进入组织空腔更容易。一种血管完整性差的标志是容易淤青（见 63 页淤伤）。

饮食建议

饮用大量的水。饮用大量的水会帮助减少水分潴留，尽管这种方法看上去违反直觉。这原因与你身体对水潴留的反应有关。当水从血液中流失进入组织空腔的时候，血液中无水部分（细胞、矿物质、蛋白质）变得集中。这给你的身体发出信号要保持住水，你的血液才能维持正常的稀释。因此你的身体改变肾脏过滤血液的方式，以致更少的水分被排放到尿液中。喝大量的水会帮助身体不会聚集尿液，不潴留更多的水。大部分的人饮水不足。你每天应该饮用 240 毫升量水杯 8~10 杯的纯净水。草本茶可以被算入水定量。咖啡、红茶、苏打水和酒不算在其列，这些饮品会使身体脱水，你应该

尽可能避免饮用 （如果你偶尔喝这些饮品，每喝一杯都要再喝一杯白水）。

摄取充足的蛋白质。蛋白质缺乏是已知的引起水肿的原因。血浆渗透压能将组织中的水分拉回到血液中，这与血液中蛋白质数量直接相关。这就意味着你应该吃高质量、低脂肪的蛋白质，如鱼、无皮鸡或其他农场自由放养的动物肉，也要吃大量的蔬菜和豆类。如果你患有肾脏疾病，不建议你增加蛋白质的摄取。在这种情况下，食用更多蛋白质前要咨询医生 （见 312 页肾脏排毒）。

多食用能养护肝脏的食物和果汁。肝脏对调节血液中蛋白质含量起到重要作用。养护肝脏功能的食物在治疗很多症状方面都很有益，包括水潴留。

养护肝脏的食物，如甜菜根和洋蓟，能使肝脏功能发挥到最好。其他养护肝脏的食物有豌豆、欧洲防风草、土豆、南瓜、甘薯、笋瓜、山药、豆子（绿豆和黄豆）、西兰花、抱子甘蓝、甘蓝、胡萝卜、菜花、芹菜、细洋葱、黄瓜、茄子、大蒜、羽衣甘蓝、大头菜、洋葱和西芹。苦味绿叶菜和草本植物，如芥末绿叶菜和蒲公英叶，对于刺激肝脏尤为有益。

食用蔬菜并将蔬菜榨汁。蔬菜含有很多水，也含有大量的生物类黄酮和维生素 C——能提高组织完整、帮助减少毛细血管向周围组织空腔渗漏液体的趋势。多吃富含生物类黄酮的水果和蔬菜，果蔬颜色要鲜亮，如橘色、黄色、红色、紫色、蓝色或深绿色。浆果和樱桃尤其富含生物类黄酮，蓝莓对保持血管完整有着特别的好处。然而，要谨慎食用水果和果汁，避免摄入过量果糖 （每天饮用果汁不要超过 240 毫升，用少量的水或蔬菜汁将其稀释）。

避免食用糖果和精制碳水化合物。在中药里，水分潴留被看做是一种"潮湿"症状。冷、甜或容易形成黏液的食物导致了这种潮湿，应该尽量避免。包含一种或者更多这种特质的食物，如冰激凌 （冷、甜，易形成黏液），对潮湿症状最有害，应该忌食。被认为能够"干燥"潮湿症状的食物有西芹、西兰花、南瓜、青葱、芜菁、玉米和豆类 （豆子、小扁豆、干裂成两半的豌豆）。苦味草本植物和绿色蔬菜也有益处。

少用盐。身体中钠含量高将会造成水潴留，因为水要稀释钠。这就是为什么患水潴留疾病或高血压患者总是被医生要求食用低钠食物的原因。要彻底忌食常用精制食盐（氯化钠）。少量食用海盐或灰盐，它们都富含有益的矿物质（在健康食品店有售）。

营养建议

维生素 B_6（吡哆醇）能通过对抗钠滞留来帮助缓解水潴留症状。富含维生素 B_6 的最佳蔬菜汁来源有：羽衣甘蓝、菠菜、芜菁、甜椒和西梅干。

维生素 E、维生素 C 和生物类黄酮能帮助保持血管完整，避免液体渗漏到血管外。富含维生素 E 的最佳蔬菜汁来源有：菠菜、豆瓣菜、芦笋、胡萝卜和番茄。维生素 C 在胶原蛋白（连接组织的基础）形成和维护上起作用，因而能强健毛细血管壁。健康的胶原蛋白对保持血管完整很重要。富含维生素 C 的最佳蔬果汁来源有：羽衣甘蓝、西芹、西兰花、抱子甘蓝、豆瓣菜、菜花、甘蓝、草莓、菠菜、柠檬、酸橙、芜菁和芦笋。生物类黄酮提高维生素 C 活性。富含生物类黄酮的最佳蔬菜汁来源有：甜椒、西兰花、甘蓝、西芹和番茄。

草本植物推荐

牛蒡属和酸模能刺激肝功能。牛蒡属也是温和的利尿剂。

玉米穗丝是良好的利尿剂。

蒲公英根帮助排走水，提高总体肝功能。

荨麻可以减轻水潴留。

蔬果汁疗法

芦笋汁利尿，可清洗肾部。

哈密瓜（带子）、黄瓜、柠檬、西芹和西瓜汁都利尿。西芹汁的饮用应控制在安全有治疗效果的剂量，每天半杯到一杯。过量食用西芹有毒，孕妇忌食。

蒲公英叶汁对抗水潴留。

减肥

超重一般被定义为超出一个人身高和体型的建议重量。身体体重指数（BMI）是利用身高和体重来决定身体脂肪量的测量法。专家组定义了超重：身体体重指数在 25.0~29.9；肥胖：身体体重指数大于等于 30.0。身体体重指数高会给腰腹肥胖的人带来麻烦。腰围与腹部脂肪联系在一起，相应也增加了患心脏病和糖尿病这样病症的风险。男性腰围大于 100 厘米，女性腰围大于 90 厘米意味着身体体重指数大于等于 25。

自 20 世纪 70 年代中期以来，成年人和儿童超重和肥胖的患病率急剧增加。

肥胖带来的健康风险包括糖尿病、高血压、胆固醇血症、心脏病、某些癌症、中风和关节炎。儿童在成年后患过重或肥胖的风险也有所增加。体重过重和抗胰岛素肥胖的人中，甚至适中的体重减轻显示出会提高胰岛素的抵抗力。因此，建议所有糖尿病患者或有风险患上糖尿病的人减肥。

是什么导致了美国人腰围不断增加？美国人的饮食在几十年前发生了巨大变化。我们以前被告知要停止食用动物制品，要开始吃碳水化合物食物。食物金字塔告诉我们每天（6~7 天）要吃令人难以置信数量的谷物食品。

美国人过去早餐喜欢吃硬面包圈和松饼，午餐吃三明治或意大利面食，晚餐吃比萨饼或意大利面食。

整天吃很多高碳水化合物食物，体重像太阳一样，不断升起。人们变得对胰岛素有抵抗力，并食用越来越多的碳水化合物食物。现在我们知道罪魁祸首了。碳水化合物食物使体重增加，大多数人意识到了这一点。但是许多人却也对碳水化合物食物上了瘾。如果你也是这样的人，你可以改变。这种方法对上百个与我一起工作的人起了效果，它也可以为你效劳。

生活方式建议

出去运动。要想每周减掉约 0.5 千克，你要比你燃烧掉的热量少摄取 2 千焦。那就意味着要少吃多运动。例如，轻快地步行 1 小时 15 分钟会燃烧掉 2 千焦热量。但是如果你每天少摄取 1 千焦热量，你就可以少走路，但仍然可以减掉约 0.5 千克。通过加强训练来塑造肌肉也很重要，因为肌肉组织会比脂肪燃烧需要更多热量。更多的肌肉意味着更多燃烧脂肪的潜力，甚至是在你休息的时候。

增加睡眠。研究显示当你不能获得足够深、足够平静的睡眠时，5 种主要影响食欲的激素（瘦蛋白、饥饿激素、胰岛素、生长激素和皮质醇）就会出现紊乱，使我们想要吃更多的食物。饥饿激素上升，它是令我们爱吃碳水化合物食物的激素。瘦蛋白告诉身体和大脑它有多少能量，是否需要更多的能量（说"饿了"），是否应该停止饥饿，还有如何对待现有能量（重新产生、调节细胞修复）。大多数的人每夜需要 7~9 个小时的睡眠来保持食欲激素的平衡。

饮食建议

选择碱性高的食物。通过简单的饮食改变来达到食物和饮料 75/25（碱／酸）的平衡，调节身体碱／酸可以减重、增加能量和增强健康的感觉。许多我们选择的食物和饮料都是酸性的，或在身体中转化为酸性。这样的食物包括糖果、垃圾食品、反式脂肪酸和氧化油、咖啡、白酒、肉、家禽、鸡蛋、乳制品、鱼、大多数谷物，还有一些水果。身体必须保持健康的 pH 平衡，血液 pH 应在 7.35~7.45 之间。

碱性食物		
蔬菜	葵花子	芝麻酱
蔬菜汁	芝麻子	脂肪和油
水果	亚麻子	·亚麻
·柠檬	去壳燕麦	·大麻
·酸橙	斯佩可特小麦	·鳄梨
·鳄梨	小扁豆	·初榨椰子
·番茄	小茴香子	·棕榈
·柚子	任何芽菜子	·初榨橄榄
·西瓜（中性）	芽菜（大豆、苜蓿、绿豆、	·夜来香
·大黄	小麦、小萝卜、鹰嘴豆、	·琉璃苣
杏仁	西兰花）	
南瓜子	鹰嘴豆泥	

　　为了处理过剩的酸性物质，身体会将其储藏在脂肪细胞里。为了达到储存酸性物质的目的，人体甚至会产生更多的脂肪细胞，以防止酸性物质破坏那些脆弱的组织和器官。处理过多毒素时也是如此。许多人注意到，当他们更多地食用蔬菜、芽菜、必需脂肪酸和蔬菜汁等碱性食物时，他们的体重就开始下降了。人体还能将那些含有酸性物质的脂肪细胞排泄出去，这是因为体内的大量碱性缓冲剂能够中和酸性物质，并最终将其排出体外。此时体内的酸性物质含量会暂时有所增加，这表明脂肪及其承载的酸性物质正在逐渐消融。你可以试着用彩色 pH 试纸来测试 pH（pH 试纸大多数药店有售）。

　　你的食谱中应该有 75% 是碱性食物，其中至少一半的蔬菜应该是未经高温烹制的，主要包括蔬菜色拉、芽菜、生食蔬菜、脱水食品（脱水温度应在 48℃ 以下）和蔬菜汁，此外还要加上一点儿碱性水果、碱性种子、碱性坚果和健康食用油。剩下的 25% 应该主要由动物蛋白、整谷和坚果 （非碱性坚果） 构成。

每天喝 2~3 杯新鲜蔬菜汁，并且进行果汁禁食。用蔬菜榨汁是十分明智的选择，因为你的身体实际上可以将所有的热量用于新陈代谢，而不是将其储藏在脂肪细胞中。它们在碱化身体方面可以发挥巨大作用。水果汁含有果糖，因此一定要用等量的水或蔬菜汁将其稀释，这样才能降低果糖浓度并防止刺激食欲 （每天不要饮用超过 120 毫升的水果汁）。

证 明

除了营养治疗师特地为我开的营养补充剂之外，我食用的主要是生食和蔬果汁，借此对身体进行了认真的排毒。最终，在尝试了多年之后，我的体重减掉了 5.5 千克。这使我对这种方法深信不疑！如果没有生食和蔬果汁，我想我是不会减掉体重的。

特鲁迪

一个极好的减肥并保持体形的方法是每周有一天或至少半天采用蔬果汁断食法 （295 页蔬果汁断食法）。

小贴示：我收到过许许多多的人的信件和电话，这些人在采用了我的减肥方法后分别减掉了 5 千克 、10 千克、35 千克，甚至 75 千克的重量。具体方法是：每天喝 2~3 杯新鲜蔬果汁，并且用一杯蔬菜汁代替一餐饭。就我本人而言，我发现短期的蔬果汁断食可以作为任何减肥方法的开始。蔬果汁断食法不仅能让你减掉一两千克的重量，还能使你感到精力充沛、犹如新生。我坚持这种方法已经将近 20 年了。岁月流逝，但我的体重却能一直保持不变。

认识解毒的效力。正如酸性物质被储存在脂肪细胞里一样，毒素 （同属酸性） 也是储存在脂肪细胞中。当你利用肠道排毒、肝脏排毒、胆囊排石及每天饮用大量新鲜蔬果汁来为身体解毒时，你会注意到你的体重在逐渐减轻。洗洗桑拿浴或者做做有氧运动，让你的身体出出汗吧。出汗是去除可塑毒素的唯一方法 （298~308 页肠道排毒、肝脏排毒和胆囊排毒）。

增加饮食中的纤维含量。多吃高纤维食品，如蔬菜、低糖水果和豆类（豆荚、小扁豆、裂豌豆）。增加纤维补充剂，如欧车前、胍尔豆胶或果胶（避免食用含糖或添加了甜味剂的纤维制品）。在饭前同蔬果汁或水一起服用时，纤维补充剂会在消化道形成胶状物质，从而使人产生饱腹感。因此，你的食量很可能会减少。这样做的另外一个好处是，纤维补充剂能提高血糖控制和胰岛素敏感性，确实会减少人体对热量的吸收。高纤维饮食也能维护结肠功能，帮助人体清除减肥期间产生的毒素。

食用初榨椰油。椰油是众所周知的"瘦身油"，因为它富含中链三酸甘油酯（MCTs）。中链三酸甘油酯能促进身体减重，因为肝脏更愿意将其消耗，而不是把它们存储在脂肪细胞里。它们所发挥的作用很像引火干柴在熊熊烈火中扮演的角色。

椰油还能提高你的甲状腺功能，这会为减肥带来极大的便利。你可以阅读我撰写的《椰油饮食》一书以了解更多关于椰油饮食减肥计划的惊人效果，《椰油饮食》一书收录了 70 多份美味菜谱。

避免食用糖类和人工甜味剂。糖能够刺激食欲，它们还含有"空卡路里"这种只有热量没有营养的热量形式，而这些空卡路里常常以脂肪的形式被储存起来，而不是被用来提高能量。阿斯巴甜（天冬甜素）和三氯蔗糖（代糖）等人工甜味剂对于减肥和身体都没有好处，反而会带来坏处。最近一项以 14 位节食女性为对象的研究发现，那些饮用添加了阿斯巴甜的饮料的女性明显比那些饮用添加了蔗糖（精制糖）饮料的女性吃饭更多。这两种甜味剂都不是上佳之选，但是人工甜味剂会对解决健康、刺激食欲和肥胖等方面的问题更为不利。

避免食用所有减肥汽水。研究人员发现，饮用减肥汽水和罹患代谢综合征之间存在着某种关联——随之而来的是导致心血管疾病和糖尿病的一系列风险因素，包括腹部肥胖、高胆固醇、高血糖和血压升高。科学家汇集了9500 多名年纪在 45~64 岁之间的男性和女性的饮食信息，并且追踪他们的健康情况长达 9 年。那些每天只喝一罐减肥汽水的人与不喝的人相比，患代谢综合征的风险要高 34%。

识别对糖和其他碳水化合物的嗜食癖。如果你特别想吃糖、精制谷物

（面包、饼干、意大利面食）和土豆、笋瓜和玉米这类含淀粉的蔬菜，那么你很有可能是患有碳水化合物嗜食癖。这会导致一种被称为胰岛素抵抗的病状。患有胰岛素抵抗疾病就意味着你的身体不再对胰岛素起反应。相反，你的身体会牢牢抓住所有的热量，并将其以脂肪的形式储存起来。所以无论你吃得多么少，你的体重都会不断地增加。你的身体细胞不能吸收它们所需要的葡萄糖，所以它们给大脑发出信号表示你需要更多的碳水化合物，尤其是糖。结果就是，你不断地想要吃东西，体重就会不断增加（参见115页嗜食癖）。

每天至少喝 8 杯水。饭前一杯水会帮助你更快有饱腹感，你会因此少吃。水也能帮助身体利用它所储存的脂肪提高结肠功能，清除在减肥期间释放的毒素。

营养建议

铬，一种微量无机物，能够显著地提高身体对胰岛素（主要的控糖激素）的敏感性。胰岛素正常发挥功能对于维持正常的血糖含量和生热作用——通过提高身体温度来燃烧热量——具有非常重要的意义。当饮食中缺乏铬元素时，胰岛素活动被阻断，血糖含量提高，生热作用减少，对甜食的嗜食癖就会形成。一些研究表明，在摄取铬的同时注意增加锻炼可以收到显著的减肥效果，也会增加肌肉块，提高参与者的胰岛素反应。富含铬的最佳蔬果汁来源有：青椒、苹果、欧洲防风草、菠菜、胡萝卜、西兰花、青豆和甘蓝。

镁可以参与能量调节。一项研究表明，缺乏这种矿物质会造成身体脂肪含量更高。富含镁的最佳蔬果汁来源有：甜菜叶子、菠菜、西芹、蒲公英叶、大蒜、黑莓、甜菜根、西兰花、菜花、胡萝卜和芹菜。

泛酸，B 族维生素的一种，在脂肪新陈代谢过程中起作用。一项研究表明，这种维生素能够使减肥更容易。富含泛酸的最佳蔬菜汁来源有：西兰花、菜花和羽衣甘蓝。

维生素 C 和维生素 E 在脂肪新陈代谢过程中起着重要作用。维生素的缺乏与身体脂肪含量较高存在着一定联系。富含维生素 C 的最佳蔬果汁来源有：羽衣甘蓝、西芹、西兰花、抱子甘蓝、豆瓣菜、菜花、甘蓝、草莓、菠菜、柠檬、酸橙、芜菁和芦笋。富含维生素 E 的最佳蔬菜汁来源有：菠菜、豆瓣菜、芦笋、胡萝卜和番茄。

锌缺乏也可导致更高的体脂肪含量。富含锌的最佳蔬菜汁来源有：姜根、芜菁、西芹、大蒜、胡萝卜、菠菜、甘蓝、生菜和黄瓜。

草本植物推荐

墨角藻和山楂可用来刺激肾上腺，增强甲状腺功能。墨角藻是大型褐藻（海藻）的一个种类，含有大量的碘（每周仅限食用一次，避免碘元素摄入过量）。

卷耳是一种传统的草药，被用来抑制食欲。

杜松子利尿，也能使解毒更容易。为了避免肾刺激，不要长期食用。

蔬果汁疗法

苜蓿、芦笋、黄瓜、蒲公英、柠檬和西芹汁是很好的利尿剂，此外，苜蓿和蒲公英还是不错的解毒剂。西芹汁的饮用应控制在安全有效的剂量内，每天半杯到一杯。过量食用西芹会中毒，孕妇忌食。

萝卜被用于传统中药中来帮助减少多余的脂肪。你可以把萝卜榨汁食用。

姜根汁可以促进生热作用的功效。

耶路撒冷洋蓟和欧洲防风草汁是传统药品，可以抑制对糖和垃圾食品的嗜食癖。当你对高脂肪或高糖食物上瘾时，要注意慢慢地小口饮用这些蔬果汁。

小萝卜很早就被用来促进甲状腺功能的正常发挥。健康的甲状腺对减重和保持体重都很重要。

蔬果汁配方

瘦身柠檬汁：1/2 个小的或中等大小的柠檬，洗净，如果不是有机柠檬要去皮；一杯未加甜味剂的矿泉水。

减肥伴侣（335 页） 东方快车调理汁（328 页） 春季滋补汁（331页） 补肝汁（325 页） 萝卜汁（329 页） 富镁汁（325 页） 绿芽汁（329 页） 姜饮汁（322 页） 午后提神汁（315 页） 美肤汁（317 页）

果汁女士的健康治疗饮食基础指南

榨汁的新鲜农产品可以帮你获得和保持最佳的健康。当你把每日食用蔬果汁和全面的健康饮食计划结合在一起时，你就可以得到最佳的结果。在这部分中，你将会了解到健康和食疗饮食的最重要原则，以及日常食物推荐和食品建议。为了帮助你安排好一天，本章附有基于这些饮食建议的菜单样本。

* 原则一：每天饮用新鲜蔬菜汁并多吃生食

为了帮助你达到充满活力的高水平健康状态，如今的营养专家会推荐你每天吃 9~13 份蔬菜和水果——其中 2~3 份是水果，其余的是蔬菜。这种新的蔬果饮食指南要求你每日摄取 9 份蔬果，这个分量听起来太高了，简直让人难以置信。可是如果你想到了榨汁——这个办法又快又简单——那么你就已经解决了总量的一半。榨汁使你能够快速地用一杯的量摄取大量的蔬菜和少许水果。当你每天喝几杯新鲜蔬果汁时，你可以每一天都能达到摄取 9 份蔬果的目标。

除了新鲜的蔬果汁，至少还要将一半的蔬菜通过色拉、芽菜、生食制品、脱水食物（脱水温度在 48℃ 或 48℃ 以下视为生食——因为在此温度下，酶和维生素都可以被保留）、蔬菜汁的形式生吃。

生食，尤其是用有机方法种植的，包含丰富的维生素、矿物质、酶和植物营养素。尤其是在熟透后采摘时，它们富含大量促进健康的维生素和矿物质。植物可以产生维生素，并从土壤中吸收无机矿物质，再将其转化为我们身体所需的有机物。

植物还能通过一系列光合作用产生能量——在这个过程中，植物利用从阳光中获得的能量来产生碳水化合物，碳水化合物在细胞的呼吸作用下转化为三磷腺苷，三磷酸腺苷是所有生物的"燃料"。光能与空气中的二氧化碳和土壤中的水分结合后，转化为可用的化学能量，这个过程需要叶绿素，而叶绿素则是使植物变绿的物质。这种能量大量存在于生食之中，可以给予我们健康活力，令我们精力充沛。

食用大量的生蔬菜和生水果之所以重要，是因为维生素和酶在烹饪过程中会被破坏。酶缺乏会阻碍我们的健康所必需的一些化学反应。而且烹调不仅会破坏营养，还能破坏某些味道。再告诉你一个选择生食的理由——它们吃起来美味可口，尤其是那些用有机方法种植的。

* 原则二：让你的饮食 75% 都是碱性食物

让你食用的食物和饮料达到 75/25 （碱／酸） 的酸碱平衡，通过简单的饮食改变来调节身体的碱／酸结构，这样做可以帮你减重，增加活力，有助于慢性病和疾病康复，使人感觉更健康。我们平时选择的许多食物和饮料都是酸性的，或在身体中会变成酸性物质，如糖果、垃圾食品、反式脂肪酸和氧化油、咖啡、白酒、肉、家禽、鸡蛋、乳制品、鱼、大部分谷物和一些水果。人体必须保持健康的 pH 平衡——血液 pH 在 7.35~7.45 之间。为了处理过多的酸性物质，身体将其储藏在脂肪细胞里。为了达到储存酸性物质的目的，人体甚至会产生更多的脂肪细胞，以防止酸性物质破坏那些脆弱的组织和器官。处理同属酸性物质的过量毒素时也是如此。许多人注意到，当他们更多地食用蔬菜、芽菜、必需脂肪酸和蔬菜汁等碱性食物时，他们的体重就开始下降，关节炎和纤维肌痛带来的疼痛会减轻，各种病痛也会消失。你应该选择完整、新鲜的有机食物，其中大部分都应该是碱性食物，这将成为你健康饮食的基础。健康饮食包括蔬菜、蔬菜汁、色拉、芽菜、生食菜肴、脱水食物（脱水温度为 48℃或 48℃以下）、少量碱性水果、植物种子、坚果和健康食用油。饮食中的另外 25％应该包括动物蛋白、整谷和坚果（不在碱性食物之列）。

碱性食物

蔬菜	葵花子	芝麻酱
蔬菜汁	芝麻子	脂肪和油
水果	亚麻子	·亚麻
·柠檬	去壳燕麦	·大麻
·酸橙	斯佩可特小麦	·鳄梨
·鳄梨	小扁豆	·初榨椰子
·番茄	小茴香子	·棕榈
·柚子	任何芽菜子	·初榨橄榄
·西瓜（中性）	芽菜（大豆、苜蓿、绿豆、	·夜来香
·大黄	小麦、小萝卜、鹰嘴豆、	·琉璃苣
杏仁	西兰花）	
南瓜子	鹰嘴豆泥	

*原则三：食用高纤维食物

纤维对于正常排泄、降低胆固醇和排毒至关重要。纤维的推荐摄取量为每日 20~35 克。要选择复合碳水化合物——蔬菜、水果、豆类和整谷。这些食物含有丰富的不可溶解和可溶解纤维，应该占你摄入食物的最大比例，即 55％~65％。蔬果汁也含有可溶解纤维。建议你少吃谷物，少吃土豆、玉米和豌豆等含淀粉的蔬菜，还要少吃水果，以限制对糖分的摄取量。如果你患有糖尿病、低血糖症、念珠菌病、癌症、代谢综合征或超重的话，这一点尤为重要。蛋白质应该在你的饮食中占 15％~25％的比例，脂肪占 15％~25％。尽管食用足够多的蛋白质对整体健康非常重要，但是有证据显示过多蛋白质会导致健康问题。

*原则四：选择健康脂肪，避免食用引起疾病的脂肪

烹饪时使用初榨椰油，拌色拉和做其他冷食时选择初榨橄榄油。多食用必需脂肪酸（EFAs），冷水脂肪鱼如鲑鱼、鲭鱼、鲱鱼、鳟鱼和沙丁鱼中富含必需脂肪酸，鳕鱼肝油、亚麻子油、大麻油、胡桃和胡桃油等食物中也含有必需脂肪酸。尽量避免食用不健康脂肪酸——饱和动物油及人造黄油、反式脂肪酸、氢化油等加工油。要注意的是多重不饱和蔬菜油很容易氧化，例如玉米油、大豆油、红花油、葵花油和加拿大油菜油等。这些脂肪含有大量的 $\Omega-6$ 脂肪酸，美国人的饮食含 $\Omega-6$ 脂肪酸过高，而 $\Omega-3$ 脂肪酸过低。这种不健康脂肪能危害免疫细胞活动，导致不适和疾病。

*原则五：避免食用快餐食品、垃圾食品和市卖食品

避免食用糖类，如糖果、巧克力、小甜饼、面包圈、蛋糕、水果派、冰激凌、摩卡咖啡和精制面粉制品，如意大利面食、比萨饼、面包卷、面包和用牛奶鸡蛋挂糊的油炸食品。大多市卖食品都含有过多的盐、糖、防腐剂和添加剂。过量的盐分会导致大量钠元素进入人体细胞，而钾元素却被从细胞中排出，会造成细胞不能有效吸收养分，也不能清除排泄物和无用矿物质的失衡状态。这种状态将导致细胞不能有效地进行关键的代谢过程。上述列举的食物和环境产生的毒素导致有毒废物在细胞中聚集，而淤滞沉淀物则在细胞外的组织间隙当中堆积。这种"堵塞"和迟滞现象的症状在细胞这一层面上表现为疲乏、免疫功能低下和超重，最终则会以疾病的形式表现出来。防腐剂和添加剂能增加身体的毒素负担，使器官功能效率降低。

健康治疗食物类别

以下列出的食物类别是健康治疗饮食的主要构成部分，附有推荐食量。

微波食物有害吗？

下面是美国俄勒冈州波特兰市亚特兰蒂斯成长教育中心出版的 1976 年苏联

调查的摘要。调查员发现在被测试的所有微波食品里都存在致癌物。所有受测食物都是用能够确保食用卫生的最低微波温度加热的。以下是部分测试结果摘要：

·充分保证食用卫生前提下，用微波加热肉类导致了 d- 亚硝基二乙醇胺的形成，这是一种众所周知的致癌物。

·微波加热后的牛奶和麦片将某些氨基酸转化为致癌物。

·解冻冷冻水果时，水果中的糖苷和含糖苷的部分被转化为致癌物质。

·受到短暂微波辐射的生、熟或冷冻蔬菜将一部分植物碱转化为致癌物。

·根类蔬菜微波加热后产生自由基。

·食用微波食物导致血液中癌细胞比例增高。

·由于食品物质的化学改变，淋巴系统产生功能障碍，导致免疫系统保护自身免于癌细胞生长的能力退化。

蔬菜：每天 6~11 份

对于这一类别来说，1 份是指一杯生菜或其他绿叶蔬菜；半杯剁碎的生的或煮熟的蔬菜；一杯蔬菜汁。

推荐食物：所有有机生长、新鲜、生的或短时间煮过的蔬菜。蒸的或烤制的土豆；新鲜的红薯、甘薯、山药；烤南瓜；所有蔬菜汁。

避免食用的食物：罐装蔬菜、油炸蔬菜、罐装或瓶装蔬菜汁。只有在新鲜蔬菜无法得到的情况下才可食用冷冻蔬菜。

水果：每天 2~3 份

对于这一类别来说，1 份是指一个中等大小的整水果；半杯剁碎的水果；一杯果汁。

推荐食物：所有新鲜、生的、有机生长的水果和新榨果汁。

避免食用的食物：所有罐装水果，罐装、瓶装或冷冻果汁。只有在新鲜水果无法得到的情况下才可食用冷冻水果。

谷物：每天 1~3 份量 （只应食用整谷）

对于这一类别来说，1 份的量相当于一片面包；半杯到 $1\frac{1}{4}$ 杯的干谷物（取决于谷物种类）；半杯煮熟的糙米、全麦意大利面食或整谷粮食。

推荐食物：所有有机方法种植的整谷，如黑麦、小米、荞麦、全小麦、玉米、燕麦、糙米、麦芽和糠。脱水薄脆饼干是极佳选择，它们通常是用发了芽的种子、蔬菜和发了芽的谷物制成的。最佳面包选择：发芽谷物面包，如伊齐基尔面包，这些面包可以在大部分健康食品店买到，并且应该一直冷冻。小吃：爆米花。

避免食用的食物：白面包和饼干、精制面粉制成的意大利面食、白米、精制加糖谷物、土豆片、玉米片、油炸土豆、加了黄油的市卖爆米花、蛋糕、小甜饼、面包圈、市卖松饼（含高糖和高脂肪）。

提示：要注意的是棕色的面包、松饼、硬面包圈和意大利面食不表示它们都是全麦的。有些全麦食品上面裹上一层牛奶鸡蛋面糊也不能算作整谷食品。大多数棕色面包的颜色是添加了糖浆所产生的效果。只有少数产品是真正的全麦食品。参见上文。

蛋白质：每天 2~3 份

对于这一类别来说，1 份的量是指 125 克熟肉、家禽或鱼；一杯半的干豆、小扁豆或豌豆；一个鸡蛋；两大汤匙干果黄油；1/4 杯干果或植物种子。

推荐食物：鸡蛋和去皮家禽（在农场自由放养的或有机喂养的家禽）。瘦肉（在农场自由放养的并且不含抗生素或激素的瘦肉）。野生环境下捕捞的鱼和海产品，尤其是脂肪冷水鱼，选择这样的鱼是因它们富含 Ω-3 脂肪酸。所有的豆荚、小扁豆和裂豌豆，尤其是发了芽的豆角类，如豆荚、豌豆和小扁豆芽菜（避免食用大豆产品）。所有的坚果（尤其是杏仁、胡桃和榛子，浸泡的最好）、植物子和种子黄油。发了芽的种子如葵花子和南瓜子。

避免食用的食物：午餐肉或罐装肉、热狗、培根、香肠、意大利腊肠、内脏肉（比瘦肉含有更多毒素）、脂肪肉、炭烤肉、炸鸡肉、家禽皮、所有过度油炸的食品。所有非农场自由放养的或非圈养的肉类，用激素、抗生素和其他药物饲养的肉类和家禽肉。添加了油和糖的花生黄油。用油和／或盐烘制的坚果。用猪油重复炸的豆角。

牛奶、酸奶、奶酪（这类食物不是我所推荐食用的）。

如果你确实想食用一些乳制品，要只选那些有机的乳制品和乳制品替代品。越来越多的人对乳制品过敏或产生不耐性。乳制品越来越容易导致黏膜形成，从而为寄生虫、白色念珠菌和癌细胞的繁殖提供温床。你可以从深色绿叶菜中获取钙，例如羽衣甘蓝（富含钙）；添加酸橙的玉米粉圆饼；植物子，特别是葵花子和芝麻子；坚果，尤其是杏仁。对于牛奶来说，你可以用加米煮的牛奶糊或杏仁奶代替。奶酪最好选牧场养殖的绵羊或山羊奶酪，选择纯酸奶（不推荐豆奶、大豆冰激凌和大豆奶酪，因为大豆含有大量的植物雌激素，会导致一些人患癌症。同样，大豆是一种致甲状腺肿物质，这就意味着它会妨碍碘的吸收，也能导致甲状腺功能低下和体重增加）。

避免食用的食物：非有机奶酪，尤其是添加黄色染剂的奶酪；非有机和非牧场养殖的牛奶，甜酸奶、冰激凌和酸奶油。

脂肪和油：每天食用脂肪不要超过 15~25 克；节俭食用。

推荐用油：初榨椰油、特级初榨橄榄油、棕榈子油；少量芝麻油、杏仁油、澳大利亚坚果油和胡桃油。

你也可以用这里任何一种油烹制菜肴。然而，橄榄油和棕榈子油不能加热。初榨椰油是最好的烹饪油，因为加热时最不容易氧化。只购买纯的、未精炼的有机食用油，这些油在健康食品店有售。一些鱼油能清洁动脉，并能防止脂肪发生恶变。这些油的健康秘诀在于它们所含有的两种 Ω-3 脂肪酸：十二碳五烯酸（EPA）和二十二碳六烯酸（DHA）。棕榈子油和鳕鱼肝油中含有的必需脂肪酸（EFAs）提供了使身体产生 EPA 和 DHA 的原料。

能提供 EPA 和 DHA 的最丰富食物来源是脂肪冷水鱼，如鲑鱼、鲱鱼、沙丁鱼、鳟鱼、大比目鱼、鳕鱼和鲭鱼。鱼油可从营养补充剂中获得。

美国人食用了过多的不健康脂肪，而必需脂肪酸的摄入则不足。美国人的饮食中含有过量 Ω-6 脂肪酸，而 Ω-3 脂肪酸过少（多重不饱和油——玉米油、加拿大油菜油、红花油、葵花子油和豆油——主要含有 Ω-6 脂肪酸；它们很容易氧化，因此不推荐食用这些油）。有几种油富含必需脂肪酸。它们可分为两大类：Ω-3 和 Ω-6 脂肪酸。棕榈子油是 Ω-3 脂肪酸和Ω-6 脂肪酸达到完美平衡的一个例子，它也含有亚麻油酸（GLA）。特级初榨橄榄油含有少量 Ω-3 脂肪酸，是制作冷食的上佳选择。

如果你每天摄取一大汤匙富含必需脂肪酸的食用油作为营养补充剂，如鳕鱼肝油（也富含维生素 A 和维生素 D）、夜来香油、琉璃苣油或未精炼的棕榈子油，你的健康将会极大受益。为了更好的口感，可以在油中加入果汁或在食用这些油后饮用果汁。

避免食用的食物：人造黄油、起酥油、部分氢化油（含有反式脂肪酸）、油炸或酥炸的食物——它们含有有毒的脂肪酸衍生物。多重不饱和油——玉米油、加拿大油菜油、红花油、葵花子油和豆油——容易氧化。反式脂肪酸和改变的脂肪酸衍生物能对细胞膜和婴儿大脑发育产生不利影响。对于成年人来说，反式脂肪酸和改变的脂肪酸衍生物会破坏心血管、肝脏和免疫系统。

避免食用的各种食物：咖啡；软饮料；水果饮料；粉状饮料；白酒；糖；盐；任何含有阿斯巴甜（天冬甜素）、三氯蔗糖（代糖）、防腐剂、染色剂、添加剂和人造脂肪的食物；在生产中使用杀虫剂和／或除草剂的所有食品；含有抗生素和／或生长激素的动物制品，或非农场自由放养或圈养的动物制品。

菜单样本

如果你想把这些饮食指南应用于日常生活，可以利用下面这些菜单样本，并根据你的生活方式和特殊需要作出调整。

早餐	蔬果汁，如清晨活力汁（327 页）或怡晨汁（322 页）配蛋白质粉，或怪味绿果昔（316 页），或涂抹坚果黄油的（有机杏仁是最好的选择）烤制的发芽谷物面包（如伊齐基尔面包），或者用大米或杏仁奶做的牛奶什锦早餐，或煮得半熟的鸡蛋配蔬菜馅饼。
上午加餐	蔬果汁，如活力姜饮汁（321 页）或者冰火番茄汁（324 页），或蔬菜棒和／或 1/4 杯生坚果汁或植物子汁。
午餐	绿叶色拉和野生的鲑鱼，或女士活力汁（319 页），还有脱水蔬菜饼干。

下午间休	无双辣沙司（330 页）或午后提神汁（315 页），或两大汤匙葵花子或南瓜子，或者蔬菜棒。
晚餐	主菜色拉，如杂粮菠菜色拉或鸡肉咖喱色拉（见下文的"两道主菜色拉"），或晚餐色拉和一杯汤或烤南瓜或甜薯，或用旺火炒的多种蔬菜和一点有机豆腐、鸡肉等肉类或海鲜（可选）搭配糙米。
夜宵	一片新鲜水果，或甜梦汁（332 页）。

两道主菜色拉

一道主菜色拉就可以成为一份很好的晚餐。制作色拉又快，又健康，又美味。你可以充分发挥想象力，并根据自己的口味将任何食物放进主菜沙拉之中。但是一定要加入各种天然、富含营养的成分。下面的一些想法可以给你一点儿启发。

杂粮菠菜色拉

一杯煮熟的或发了芽的藜谷（可选或用糙米替代）*

一杯煮熟的或发了芽的斯佩可特小麦种子（可选，如果无法买到可用燕麦片替换）*

半杯煮熟的糙米或煮熟／发芽的野生稻**

两根中等大小的胡萝卜，刷洗或磨碎

一把新鲜菠菜，洗干净，沥干水分，撕成片状，大小以可入口为宜

半杯切碎的山核桃，烤制（可选）

调味料

一个柠檬，柠檬汁和柠檬皮都要

2~3 大汤匙特级初榨橄榄油

两大汤匙切工精细的新鲜罗勒，或两茶匙干罗勒

一大头蒜，压碎

一茶匙蜂蜜或龙舌兰糖浆

少量辣椒

少量海盐 （可选）

＊藜谷和斯佩可特小麦在健康商店有售。如果你不吃这些食物，那么可以把糙米或野生稻的使用量增加为一杯。

＊＊发芽稻米是浸泡并发了芽的大米，就像植物子或坚果生芽一样。

1．在一个大号色拉碗中，将藜谷和斯佩可特小麦 （如果你吃这些食物的话）、糙米或野生稻，还有胡萝卜混合。加入菠菜和核桃。

2．在一个小碗中，将所有调味料搅拌在一起。

3．把调味料放到色拉原料上，并且翻拌；30 分钟后食用。

4 人份

鸡肉咖喱沙拉

两杯煮熟去骨去皮的鸡肉，切成可入口大小

四杯长叶生菜或绿叶生菜，洗净，沥干水分，撕成可入口大小

一杯鲜嫩的大地绿叶菜 （或者其他想吃的绿叶菜），洗净并沥干水分

一杯切碎的荒蓿叶

半杯切碎的红洋葱

半杯切碎的绿洋葱

半杯苜蓿芽菜 （可选）

柠檬咖喱调料

三大汤匙特级初榨橄榄油

三大汤匙新鲜柠檬汁

三大汤匙有机蛋黄酱

两大茶匙蜂蜜或龙舌兰糖浆

一到两大汤匙咖喱粉

两大汤匙切碎的新鲜罗勒，或两茶匙干罗勒

1/4 茶匙海盐 （可选）

1．在小碗中，将所有调味料搅拌在一起，并将 3/4 的料放在一边。在剩下的 1/4 调味料中加入鸡肉，翻拌，让鸡肉裹上调料。放凉直到可以

食用。

2．在大碗中，将剩下的色拉原料混合。

3．在食用前，加入鸡肉和剩下的调味料，翻拌使其混合，即可食用。

4 人份

排除饮食法

许多医生认为确定食物过敏的最好方法就是食物激发试验，将那些潜在的食物过敏原首先从你的饮食清单中去除，然后再逐步引入。而排除饮食法遵循的正是这样一种原则。在最初的一周（清除期）内，只有在清单上列出的食物可以食用（仔细阅读食品标签，以避免食入其他的食物）。如果症状是由食物过敏引起的，这些症状一般会在第七天消失。如果症状没有消失，则很有可能是其中一种食物引起过敏反应，这样的话，你就要采用一份更为严格的饮食清单。通常羊肉和红薯都会引起过敏。在饮食控制期结束后，你可以每隔两天尝试食用一种食物，然后对食用后出现的反应做好详细记录。需要注意的是，一些过敏反应症状要在 48 小时后才能出现。

可在排除饮食期间食用的食物

饮料：水

谷类：糙米，例如糙米糊；米粉面包；年糕

调味品：海盐或灰盐，白醋

食用油：特级初榨橄榄油

水果及果汁：杏、蔓越莓、桃、梨以及李子干（果汁必须为鲜榨果汁而非瓶装或罐装）

肉类：羊肉

蔬菜：红薯（煮或烤），甜菜根和甜菜叶（新鲜），菠菜（新鲜的或蒸熟的）。蔬菜可以煮食或用允许使用的调味品和食用油拌食

排除饮食菜谱示例

早餐：炖李子干或梨汁

　　　糙米拌梨汁或奶糊

　　　烤面包（无黄油）

午餐：梨汁

　　　烤红薯

　　　甜菜根（带叶）

　　　烤羊排

　　　年糕

　　　桃

晚餐：蒸菠菜

　　　烤红薯

　　　糙米

　　　烤羊肉

　　　梨

你也可以采用谷氨酸／天门冬氨酸饮食控制法（GARD），它同样也是一种排除饮食法。在这种排除饮食中，以下食物及其产品或成分应避免食用：

麸质：通常来源于小麦、黑麦、大麦和燕麦；要避免食用这些谷物。

酪蛋白：存在于牛奶和大多数乳食品中；避免食用所有种类的乳制品。

酱油：避免食用所有酱油制品；阅读食品标签以确定其是否为酱油、豆油以及组织化植物蛋白质。

玉米：包括玉米糖浆和玉米衍生物。

味精（谷氨酸钠，MSG）：一种非常常见的食品添加剂，经常用于加工食品中，但加工食品标签中很少清晰地标出含有这种成分，因此最好避免食用包装食品和加工食品，而且在烹制食物时也不要添加味精。

阿斯巴甜（甜味剂）：经常用作糖的替代品。

排毒方法

正像你的房间需要不时地彻底打扫一遍一样，如果想达到最佳的健康状态，人体这个房间内部也需要至少每年两次彻底清扫。人体构造使得人体可以处理大量的有毒物质，例如变质的食物或有毒植物等，但在有毒物质滥用的今天，我们的身体无法应对我们主动摄入的过量有毒物质和被迫摄入的因环境污染而致的过量毒素。我们总是经受不住诱惑而食用大量不利于健康的食物，例如油炸食品、含有防腐剂的高脂肪点心、精加工食品、人造食品以及含有添加剂和色素的食品。同时，杀虫剂、除草剂、化肥和其他存在于空气、土壤和水中的有害物质也在攻击我们的身体。所有这些有害物质使我们的身体变得虚弱、淤滞。

有时我们身体内的排毒器官无法及时排除有毒物质和淤血，使得这些物质在身体各个组织内不断积累。那些不能分解和排泄出去的物质逐渐累积在肠、胆囊、肾脏、肝脏、脂肪细胞以及皮肤内。因此，定期对我们的身体器官进行清理对身体健康和疾病康复有很大作用。从我的个人经验来看，只有通过对特定的器官或系统实行特定的计划来进行"房间清理"才能达到效果。

为身体排毒所做的一切努力都是值得的，因为它所带来的益处是惊人的。排毒会使你看起来充满活力：皱纹不见了，肤色得到改善，黑眼圈彻底消失了，发健齿坚，最重要的是你拥有了健康和活力；而且你的精力更加充沛，头脑更加清晰，心情愉悦；如果你正患有某些疾病，那么你治愈疾病的机会来了。

无论你还采取了什么方法，由有机作物制成的鲜榨果汁和蔬菜汁都会对你很有帮助。如果你的排毒器官无法正常工作，汁液疗法可以取得最佳排毒效果。不进行体内清理就好比在满是旧蜡和污垢的油毡地上打蜡，只有先去除旧蜡和污垢，地板才会变得光洁。同样道理，我们也要首先清除聚积在我们体内的"旧蜡"。

接下来要进行的就是最基本的蔬果汁断食——所有体内排毒都从这里开始。蔬果汁断食结束后，我会介绍我多年来一直使用的肠道、胆囊、肝脏和肾脏的排毒疗法，这些方法确实有用。排毒会使你的健康状况有所改善，生气勃勃、精力充沛并远离疾病，这其中最重要步骤之一就是定期采用这些排毒方法进行排毒。

蔬果汁断食法

至今没有人能解释为什么只喝几天蔬果汁就能发生奇迹，在这里使用"奇迹"一词并不为过：皱纹减少了，身体强壮了，体重减轻了，皮肤和头发更有光泽了，血压和胆固醇下降了，疼痛也消失了。随着蔬果汁断食的定期进行，身体的种种不适开始慢慢消失，疾病也渐渐远离你而去。

只要你生了病，身体都会发出信号，提示你要从紧张的工作中解脱出来，并且停止食用那些有毒的或难以消化的食物。蔬果汁断食可以使你的消化系统功能得到恢复，它帮助免疫系统清除体内的死亡细胞、病变细胞以及受损细胞，为免疫细胞提供丰富的营养，并且将积累在免疫细胞间的淤血清除出去。蔬果汁断食还可以降低体内脂褐质的含量，这是一种由于脂肪变性产生的棕色物质，它能够导致老人斑（也称作日晒斑或肝斑）。简单的蔬果汁断食法可以将沉积在免疫细胞内的毒素清除干净。

蔬果汁断食法是一种可以清除体内器官、组织以及细胞内毒素的简单而安全的方法。我不推荐使用清水断食，因为它对人体来讲难以承受并且会对身体内部造成伤害，许多毒素在断食期间被释放出来，如果没有营养成分来中和毒素并与之结合，这样做对身体的影响是弊大于利。新鲜水果中含有大量的抗氧化物质——维生素 C、维生素 E、β－胡萝卜素、硒、各种酶以及植物化学成分，这些物质可以与毒素相结合将毒素带出体外。

低血糖或患有糖尿病的人应避免食用果汁、胡萝卜汁和甜菜根汁，要用等量纯净水稀释，或者食用绿色蔬菜汁。尽管新鲜蔬菜和少量果汁是儿童饮食的必要补充，但除非有健康专家的专业指导，18 岁以下的儿童不应进行严格的蔬果汁断食。儿童可以遵循一种改进的断食方法，在排毒期可食用大量蔬菜、水果、蔬果汁、植物嫩芽、种子、坚果以及豆荚类蔬菜，不必再食用其他食物。

小贴士：我和我的丈夫每年都要做身体排毒，自从 1991 年以来，生食和蔬果汁排毒食疗使我们受益匪浅，我们称之为"健康调整"。我们的体重减轻了，面部轮廓线变得柔和，我们确信，通过食疗我们看起来至少年轻 5 岁。每次离开那里的时候，我们都感觉到焕然一新，精神焕发，几周的全身排毒使我们从未患过那些人们避之不及的疾病。

推荐在断食期服用的药茶

有益于健康的药茶包括蒲公英（根）茶和荨麻茶，它们有助于肝脏和肾脏的排毒。如果你购买的是散装的草药，可将半茶匙草药倒入 1 升热水中，浸泡 10 分钟，过滤后趁热饮用。可以加入柠檬调节口味，不要添加任何甜味剂，但可以加入少量甜菊。

纤维食品

一些散装草药如欧车前壳、亚麻纤维、果胶等可添加到新鲜蔬果汁中。（欧车前壳可引起结肠干燥，最好与其他纤维混合服用）。这些草药可作为散装轻泻剂食用。将两茶匙草药添加到一杯蔬果汁中，每天服用 2~3 次。此外，这些草药还有助于控制食欲（参见 298 页肠道排毒）。

蔬果汁推荐

对排毒有特殊功效的蔬果汁包括：

甜菜根（对肝脏有特殊功效）	胡萝卜
甘蓝	芹菜
冰草	甜椒
植物嫩芽（任何植物都可以）	西芹
柠檬	柚子
酸橙	苹果

利尿蔬果汁：黄瓜、西芹、西瓜、哈密瓜（带子）、柠檬、猕猴桃、

芦笋。

蔬果汁断食法食谱示例

此处列出的食谱用于指导蔬果汁断食的进行，可随时根据个人需要作出修改。这些配方仅为个人意见，可根据个人喜好选用其他蔬果汁。坚持断食1~3 天。除蔬果汁外，每天还要饮用至少 1.14 升的水。以下配方仅作为参考，你可以从后面的配方部分选择自己喜欢的配方。

早餐：清晨活力汁 （327 页）

上午间餐：醒脑汁 （330 页）

午餐：超能菠菜汁 （331 页）

午后休闲餐：无双辣沙司 （330 页）

晚餐：女士活力汁 （319 页） 或怪味绿果昔 （316 页）

睡前饮料：甜梦汁 （332 页）

结束断食

正确地结束断食和断食本身一样重要。选择错误的食物结束断食给身体带来的危害要远远大于断食给身体带来的益处，而且很有可能引起胃痛或者更糟。断食后的第一天只能吃素食 （不能吃动物产品），要尽可能多地食用生鲜水果和蔬菜，而且要喝至少 1.14 升的水。下面是结束断食的食谱示例。

食谱示例

早餐：蔬果汁或果昔 （自选）

　　　水果或蔬菜

　　　加柠檬汁的药茶

上午间餐：蔬果汁 （自选）

午餐：女士活力汁 （319 页），或者素汤和加柠檬汁的蔬菜色拉

午后加餐：蔬果汁 （自选） 或药茶

晚餐：蔬菜汤或蒸蔬菜

添加柠檬汁和天然有机酱油的蔬菜色拉

睡前饮料：蔬菜汁（自选）或药茶

肠道排毒

小肠由十二指肠、空肠和回肠三部分组成。十二指肠吸收矿物质，空肠吸收水溶性维生素、糖酶和蛋白质，最后一部分的回肠吸收脂肪、胆固醇和胆汁盐。大肠（结肠）也是由三部分组成：升结肠、横结肠和降结肠。

大肠是粪便形成的地方。虽然食物中很多水分被小肠吸收，但更多的水分是被大肠吸收的，同时被吸收的还有电解质，即无机盐，它有助于维持体液平衡。

食用烧焦的食品、油炸食品、垃圾食品、变质食品或甜食如蛋糕、巧克力和冰激凌，饮酒或咖啡以及服药（不论是处方药还是消闲药）都会刺激消化道分泌黏液。这是人体正常的反应，是为了保护身体免受刺激性食物的攻击。如果我们每天，有些人甚至每餐都摄入这类食物，黏液和废物就会在肠壁上慢慢堆积，就如同浴室水管上堆积的污垢一样。胰液能够促进食物消化，清除肠壁上的黏液。但长期的不良饮食会不断刺激黏液分泌，以至消化液无法消化掉这些过多的分泌物。黏液和废物在肠壁堆积会影响食物的吸收，为白色念珠菌提供滋生的场所，并且降低机体排泄功能，这就使得毒素重新进入血液。

随着废物越积越多，肠道蠕动越来越慢，食物通过消化道的时间也随之变长，这样就形成了便秘。堆积的黏液和废物还会成为寄生虫生长的土壤。多年来我一直受寄生虫的困扰，直到我发现了这种有效的肠道排毒方法驱除了寄生虫（参见 233 页寄生虫感染）。

由此不难看出为什么一个清洁的肠道对身体健康如此重要。接下来进行的七天排毒将会有助于肠道废物的清理，进而促进营养吸收。如果你患有肠道疾病，如克罗恩氏病或憩室炎，请在排毒前咨询医生。

肠道清理

第一步：每天饮用三种高纤维饮料，连用七天。这些高纤维饮料包括欧车前壳粉、果胶，和／或亚麻纤维以及膨润土（保健食品店有售）。制作饮料时，将一大汤匙膨润土与 250~280 毫升蔬果汁倒入瓶中摇匀，再加入两大汤匙纤维食物，再次摇匀后饮用。由于纤维很快会凝为胶体，混合物会随之变稠，因此摇匀后要立刻饮用。如果用水来代替蔬果汁，你可以加入一些新鲜柠檬汁或蔓越莓浓缩汁调味。

灌肠与洗肠

人体虽然不需要每天进行灌肠，但灌肠有助于所有器官排毒的进行。在排毒期间，由于毒素的释放，肠道、肾脏、肺和皮肤被毒素所侵蚀，由此出现皮疹、头痛以及流感等症状。灌肠可帮助身体排出废物，减轻症状。现在许多人对灌肠并不熟悉，但它的治疗效果在几个世纪以前就已为人所知。

灌肠开始前，将 1.14 升温水加入到一个灌肠袋中。灌肠时，向右侧卧，双膝紧靠腹部，将喷嘴插入肛门（最好先用维生素 E 或润滑胶冻润滑喷嘴）。深呼吸，以便使尽可能多的温水进入肠内。如果可能，使水在体内停留 3~4 分钟，同时轻轻按摩下腹部。

灌肠结束后，最好饮用 240 毫升混合好的胡萝卜汁和芹菜汁，补充流失的矿物质。为了帮助重建肠道菌群，还需要补充益生菌——嗜酸乳杆菌和婴儿双歧杆菌。

洗肠可以更加彻底地清理肠道，与标准灌肠相比，肠内给药位置更高，因此要由专业人员使用专业设备才能进行。如果你要洗肠，一定要由职业肛肠医师来进行。

早晨、上午和下午各饮用一种纤维饮料。这些纤维饮料使你有饱腹感，因此在排毒期间你不会感觉到饥饿，如果你的目的是减肥，那么你能够轻而易举地达到目的。

欧车前壳粉（果胶或亚麻纤维）是一种含纤维的膨胀剂，与蔬果汁或水混合后很快凝结（所制作的纤维混合饮料最好不要只含有欧车前壳粉，因为它会引起肠道干燥）。

膨润土作为肠道净化吸收剂已有数百年的历史了，它吸附肠道内的金属物质、药物、毒素、废物和黏液并带出体外。

第二步：每天只吃两餐；早餐为高纤维饮料和新鲜蔬果汁（可从315~335页的配方中选择）。如果两餐全部为素食，则可以取得最佳效果（参见297页蔬果汁断食法食谱示例）。

第三步：每天进行一次洗肠或灌肠，或者两天一次，清除肠内累积的废物。这样做可以减轻毒素释放所带来的不良反应，如头痛、疲倦、嗜睡或疼痛。

肠道排毒推荐饮食

参见高碱饮食。参见282~283页的原则一和原则二。

每天饮用2~3杯新鲜蔬菜汁，进行至少一天的蔬果汁断食（1~3天的短期蔬果汁断食是指仅饮用蔬菜汁，这对肠道排毒很有好处）。选用蔬菜汁是因为它对碱化你的身体极有好处。而尽量不选用果汁是因为果汁中含有果糖；如果选用果汁，必须用水或蔬菜汁将果汁稀释至原来的两倍，以此稀释其中的糖分，避免刺激食欲（每天饮用的果汁量不能超过120毫升）。

肝脏排毒

肝脏是人体内最大也是最重要的器官之一。它的主要功能包括：参与碳水化合物、蛋白质和脂肪的利用与营养成分的代谢；对激素和化学物质，如乳腺癌促进激素 α－羟雌酮、药物和杀虫剂的解毒与排泄。肝脏每分钟能过滤超过1升的血液，是人体内最大的血液仓库。

肝脏能够产生和分泌胆汁。胆汁酸由肝细胞产生并储存在胆囊中，需要时由胆囊排出帮助消化吸收食物，它对脂肪的消化和吸收有着至关重要的作用。当脂肪进入小肠上部（由十二指肠和空肠组成），脂肪与胆囊释放出的胆汁酸相混合发生反应生成一种能够被酶（脂肪酶）分解的特殊化学结构，有利于更好地被人体吸收。如果胆汁在胆囊中流动不畅就会产生胆结石，进而有可能导致细菌滋生。因此，当一个人患有念珠菌感染时常常表现为肝淤血。

你的健康和活力在很大程度上取决于你肝脏的健康水平。许多人发现在结束肠道和肝脏排毒后，他们所患的疾病被完全治愈了。有毒化学品、药物、酒精、肝炎以及典型西方饮食习惯都会削弱肝功能。即使是轻微的肝功能减弱都会对健康产生消极的影响，表现为体重增加，面容苍老。

肝脏是储存未排出毒素的主要场所。具有高毒性的化学物质，包括食物中残留的杀虫剂和除草剂能够通过肝脏。对于某些人来说，少量的毒素或刺激性物质就可以削弱肝功能。各种药物、酒精和病毒同样可以损害肝脏。最常见的能够损伤肝细胞的药物是对乙酰氨基酚（也称作羟苯基乙酰胺），即使是服用推荐剂量，也能对肝脏造成很大伤害。

酒精对肝脏具有极强的毒性，它对肝脏的损害是众所周知的。长期酗酒者的肝脏严重瘢痕化，肝细胞减少，而且由于肝脏受到损伤，肝功能变弱，患肝癌的风险极高，这都是由肝脏长期瘢痕化、炎症和毒素侵蚀引起的。但是对于一些人来说，并不是只有酒精才会引起上述问题，研究人员发现对于免疫力差的人即使少量的酒精也会导致肝脏内脂肪淤积。

现代的饮食习惯使许多人患有肝淤血甚至肝内结石，对于那些从未有过结石的人，这种情况也很有可能发生。肝内结石不仅影响身体健康，还会加速衰老，使人丧失活力。肝内结石的确是使人患病的元凶之一，并且阻碍病人的康复。

肝淤血和肝郁是常见的疾病，然而传统药物对此束手无策。仅仅依靠验血来诊断肝淤血是远远不够的。大多数患有轻微肝充血和肝郁的人血液肝酶指标是正常的。只有当肝细胞受到严重损伤或患有肝炎时，血液中的肝酶才会升高。肝细胞中含有大量的肝酶，当肝细胞发生破裂，肝酶进入血液，血液中肝酶指标升高，提示肝功能异常。而这时，肝损伤已经形成。只不过要经过多年的肝淤血才会形成肝损伤。因此，肝脏排毒是最行之有效的预防方法，同时也是治疗肝病、恢复健康、重获活力的最有效的方法。

肝郁的症状多种多样，包括腹部不适、疼痛、面部和手上出现黄褐斑、黑眼圈、肛痒、口臭、身体异味、面色萎黄、舌苔发白或发黄、出现消化问题（打嗝胀气）、眩晕、进食后嗜睡、疲倦、夜尿繁多、偏头痛或头痛伴有头胀和头重、怕冷怕热、失眠、烦躁易怒、记忆力减退或注意力不集中、性欲减退、腰痛、乏力、月经紊乱、紧张焦虑、右肩胛骨区疼痛和肩痛（也可能由胆结石引发）、眼睛和／或面部水肿、红鼻头、皮肤红斑（光滑或突起，坚硬，也称为樱桃状血管瘤）以及窦炎。

过敏反应、念珠菌感染、便秘、痔疮、脂肪团和经前期综合征都与肝功能障碍有关。

改善肝功能重点在于清理、保护和滋养肝脏。这正是下面我们要进行的。

小贴士：如果你有肝病，请在排毒前咨询医生。

肝脏排毒的益处

面色改善

黑眼圈消失

色斑消失

消化功能增强

体重减轻，脂肪团消失

增强活力

睡眠改善，夜尿减少

疼痛消失

头痛减轻

记忆力增强

改善情绪

过敏反应消失

面部水肿消失

窦炎消失

七天肝脏排毒法

现在要介绍的是七天肝脏排毒法。该方法具有累积效果，不按规定执行或中途结束都会导致排毒失败。如果你漏做一天或不按规定执行，则需要重新开始排毒。

第一步：每天早起食用柠檬和热水。将 1/4 个柠檬榨成汁，加入 250~280 毫升热水和少量辣椒。

第二步：配制胆囊／肝脏排毒汁

将一个柠檬和一个酸橙制成的果汁倒入搅拌器。如果你对较甜水果没有不良反应，可以再加入 120 毫升鲜橙汁。

接下来，加入 1~5 个去皮蒜瓣。第一天加入 1 瓣，每天增加 1 瓣，直至第五天加入 5 瓣。接下来的第六天和第七天每天加入 5 瓣。

加入一片 2.5~5 厘米大小的新鲜去皮姜片。

加入 1~5 汤匙特级初榨橄榄油。第一天加入 1 汤匙，每天增加 1 汤匙，直至第五天加入 5 汤匙。接下来的第六天和第七天每天加入 5 汤匙。

你也可以每天加入 1 汤匙初榨椰子油（可选）。

加入 4~5 块冰块。

加入 180~250 毫升纯净水。

搅拌均匀后饮用。

第三步：每日饮用清肝利胆汁（参见 320 页）。

第四步：食用高纤维素食，包括多种蔬菜，其中至少一半为生食（遵循的原则参见 282~283 页的原则一和原则二）。每天饮用几杯蔬菜汁。绿色奶昔是不错的饮食补充。还可以食用一些新鲜水果、果昔、色拉、植物嫩芽、蔬菜汤、蔬菜汤汁以及糙米。避免咖啡、酒、烟、软饮料、垃圾食品、甜食、油炸食品、小麦和所有动物性食品，如红色肉类、鱼、家禽、蛋类、乳制品和黄油。如果可能，晚餐最好在晚上 6：30 以前结束。

第五步：每天食用 1~2 汤匙甜菜根色拉，从早餐后 1 小时开始，每隔 2 小时食用一次，直到晚上 7：30 左右（参见 306 页的甜菜色拉配方）。

第六步：每天饮用一种绿色蔬菜汁（参见 307 页）。

第七步：每天食用一份胡萝卜色拉（参见 306 页的配方）。

益肝蔬菜

在七天排毒期间，要大量食用以下有益于肝脏的蔬菜：

洋蓟	黄瓜	洋葱
甜菜根	茄子	西芹
绿菜花	大蒜	欧洲防风草

球芽甘蓝	青豆	豌豆
甘蓝	羽衣甘蓝	南瓜
胡萝卜	大头菜	菠菜
西兰花	生菜	笋瓜
芹菜	芥菜	红薯或山药
细香葱	秋葵	

第八步：每天喝 1~2 杯蔬菜汤汁 （参见 307 页的配方）。

第九步：每天服用两次清肝补剂，其含有奶蓟、洋蓟和姜黄。每天服用 3 次 L－半胱氨酸和含有维生素、矿物质、氨基酸和草药的补剂。

第十步：每日服用两汤匙胡卢巴芽，胡卢巴芽十分有益于肝脏排毒（这项可选）。最简单的做法是用胡卢巴子发芽。将胡卢巴子浸泡在纯净水中过夜，然后放入坛中或滤锅中，盖上一块布或纸巾直至发芽 （发芽的胡卢巴有一条小尾巴）。放入冰箱冷藏 1 周。

第十一步：每日或隔日进行一次灌肠 （参见 299 页灌肠与洗肠）。

你也可以使用清肝中药方剂进行六周的七日排毒法，这对肝脏排毒很有帮助。

奶蓟 （西利马林）

西利马林是一种最受关注的活性成分，它提取自奶蓟，能够增强肝功能，消除造成肝损伤的各种因素。由于西利马林具有抗氧化功能，它还可以阻止自由基对肝脏造成损害。

洋蓟

Cyranin，这种从洋蓟中发现的物质使洋蓟具有温和的苦味，有助于肝脏排毒的进行。这种化学物质和洋蓟含有的其他化合物一起能够增加胆汁的产生，增强胆管功能使其更好收缩。洋蓟里含有的化学物质还能够加固肝细胞壁，保护它们免受伤害。这些化学物质还能够分解和转移积存在肝脏中的脂肪，将脂肪转化为有用物质，降低胆固醇。

姜黄

在印度草药医学中,姜黄被看做是香料之王。它的主要化学成分是姜黄色素。这种香料有助于清洁肝脏,净化血液,促进食物吸收与排泄,刺激胆囊排出胆汁,并且能够清除自由基。

N－乙酰－L－半胱氨酸（NAC）

NAC 是一种抗氧化剂,能够促进谷胱甘肽合成,有利于氧化应激。NAC 是优质的抗氧化剂,环境污染、香烟的烟雾和酒精导致大量自由基的产生,而 NAC 可以保护机体免受自由基的损害。自然保健医生经常将它作为处方药用来治疗汞中毒或重金属中毒（由环境污染或牙齿的银汞合金填充物造成）,这是因为它可以和这些毒素相结合,便于身体将这些毒素排出体外。

L－蛋氨酸

L－蛋氨酸是一种氨基酸,肝脏利用它来产生谷胱甘肽。它能够提高谷胱甘肽水平,因此增强了肝脏的解毒功能。

甜菜叶和黑萝卜

甜菜叶和黑萝卜一起食用有助于肝脏解毒以及碳水化合物和脂肪的代谢。甜菜叶能够使血液 pH 恢复正常,促进胆汁流动。黑萝卜富含维生素和生物黄酮素,有利于重金属解毒。

蒲公英

人们普遍使用蒲公英解毒已有数百年历史。草药专家特别推荐使用蒲公英保护肝脏。它可以促进肝脏分泌胆汁,对排除代谢废物具有温和的功效。

清肝配方

用柠檬－橄榄油调制的甜菜色拉

2 汤匙特级初榨冷榨橄榄油

1/2 个柠檬制成的柠檬汁

少量肉桂 （可选）

1 杯甜菜根，捣成泥或剁成泥 （或者使用榨汁后的甜菜根酱，这种方法最简便）

将橄榄油、柠檬汁和肉桂 （凭个人喜好加入） 搅拌均匀，然后加入甜菜根搅拌。每隔 1 小时食用 1~2 匙这种色拉，连食 5 日。一整天都吃甜菜根，这或许会使你感到厌倦，但是你要想一想它对你的肝脏是多么的有益。每隔 1 小时食用 1~2 匙色拉不过是对你宝贵肝脏的小小的投资。如果大便和尿液变红，这是由于食用甜菜根引起的，不必大惊小怪。

用柠檬－橄榄油调制的胡萝卜色拉

1 杯胡萝卜，捣成泥或剁成泥 （或者使用榨汁后的胡萝卜酱，这种方法最简便）

2 汤匙特级初榨冷榨橄榄油

1/2 个柠檬制成的柠檬汁

少量肉桂 （可选）

将一杯切成泥的胡萝卜或榨汁后的胡萝卜酱放入碗中。如果你使用的是切碎的胡萝卜，要将它切成细度均匀的糊状，可以使用食品绞切机或磨泥器 （使用榨汁后的胡萝卜酱是最简便的方法）。将橄榄油、柠檬汁和肉桂 （凭个人喜好加入） 搅拌均匀。调料的用量可以增加，但不能减少。将制好的调料倒入切碎的胡萝卜 （或胡萝卜酱） 中，搅拌均匀。

绿色蔬菜汁

最好是在每日下午饮用 280 毫升鲜榨蔬菜汁，所使用的蔬菜可以为黄瓜、西芹、菠菜、羽衣甘蓝、芹菜或其他绿色草药或蔬菜。加入新鲜柠檬汁和／或鲜榨姜汁调节口味。将鲜薄荷加入到黄瓜汁或其他清淡蔬菜汁中也是一个不错的选择。

富钾蔬菜汤汁

此款蔬菜汤汁能够提供重要的营养成分，特别是排毒期间人体所需要的矿物质。每日需饮用 1~2 杯。

2 杯剁碎的青豆（菜豆）（如无新鲜的，冷藏的也可以）

2~3 杯剁碎的西葫芦

2~3 根芹菜梗

纯净水（蒸菜用）

1~3 汤匙剁碎的西芹

1 汤匙剁碎的大蒜

调料和草药（调味用）

椰子油（可选）

将青豆、西葫芦和芹菜用纯净水蒸至柔软，但仍保持绿色而不致呈糊状。将蒸熟的蔬菜、生西芹和大蒜放入搅拌机中搅拌成均匀的蔬菜泥。如果有必要，可加入少量蒸菜水，但要保持蔬菜汤浓稠度。调味料可选择姜末、辣椒、植物调味品，或者药草。根据个人喜好，可添加椰子油在蔬菜汤汁上。

制备以上汤汁 6 份.

清肝利胆豪华套餐

1 把西芹，洗净

4 根胡萝卜中段，洗净后去除顶尖和尾端

少量甜菜根，带叶

1 片皱叶苦苣叶

2 根带叶芹菜梗，洗净去根

1/2 个柠檬，去皮

将西芹捆成一束，和胡萝卜、甜菜根、苦苣、芹菜、柠檬一起推进榨汁机的进料管。搅拌菜汁，将菜汁倒入玻璃杯中，尽快饮用以防止营养成分丢失，或者储存在冰箱或暖瓶中。

小贴士：如果你喜欢浓稠一些的菜汁，你可将菜汁倒入搅拌机，加入一个鳄梨，搅拌后倒入玻璃杯或碗中。或者加入大量的鳄梨使菜汁像汤一样浓厚，用匙食用。

肝脏蔬果汁疗法

人们利用带叶甜菜根来清肝护肝已有几十年的时间了。

皱叶苦苣一般用来促进胆汁分泌，十分有益于肝脏和胆囊。

将甜菜根和苦苣一起服用效果最佳，但口味浓烈，可以加入一些清淡的蔬果汁调节口味，如胡萝卜汁、黄瓜汁、柠檬汁或苹果汁（参见 307 页清肝利胆豪华套餐）。

其他有益的蔬果汁

对肝脏有好处的蔬果汁还有杏汁、细叶芹汁、蒲公英汁、醋栗汁、木瓜汁、萝卜汁、青豆汁、番茄汁和芽草汁。其中大多数蔬果应用于以下配方。

补肝汁 （325 页） 护窦汁 （330 页） 青豆汁 （325 页） 冰草爽口汁 （335 页）

胆囊排石

胆囊的功能是储存和浓缩由肝脏产生的胆汁，需要时将胆汁排入小肠。胆汁由胆固醇、水、卵磷脂、黏蛋白、胆汁酸以及多种有机物和无机物构成。

胆汁酸在这些物质当中起控制和平衡作用，能够使胆固醇可溶而不易形成结石。大部分胆结石都是由典型的高脂肪、低纤维的精细西方饮食引起的，主要表现为腹痛、反胃和呕吐 （更多信息参见 158 页胆结石与肝胆淤滞）。胆汁郁结在胆囊内形成胆结石，由此可能导致细菌滋生。这种情况经常引发胆囊问题，尤其当结石堵塞在连接胆囊与小肠的胆总管中时，会引起剧烈的痉挛和疼痛。

定期使用姜黄色素可以有效预防胆囊问题的发生，姜黄色素能够刺激胆囊排出胆汁，而且具有抗菌消炎的作用，预防胆囊感染与发炎。

这里介绍的排石方法可以帮助你清除胆囊内的结石、"沙子"或"泥"，也包括那些未引起症状的"隐形结石"。

小贴士：在一个反射治疗按摩师建议下，我 30 岁时做了第一次胆囊排石。在他按压我足底的肝胆反射区时，我当时感觉很痛。排石结果令我惊讶不已，所有结石都排了出去。从那以后，我对此方法深信不疑。

如果你知道自己有结石，或者怀疑自己有结石，年龄在 40 岁以上或此前从未做过排石，或有典型的西方饮食习惯，建议你进行完肝脏排毒（300页）和肠道排毒（298 页）之后再使用高级七日排石法。首先进行初级七日排石法。

在进行排石的前几周，你要食用低脂肪、高纤维的食物，绝大部分为蔬菜，如果你觉得你需要一些动物蛋白，可偶尔吃一些鱼和鸡。重要的是，在排石期间也要保持这种饮食结构。

这种排石法与肝脏排毒法相似。做完肝脏排毒就可以直接进行胆囊排石了。

初级七日排石法

第一步：每天早起食用柠檬和热水。将 1/4 个柠檬榨成汁，加入 250~300 毫升热水和少量辣椒。

第二步：配制胆囊／肝脏排毒汁（参见 302 页）。

第三步：饮用至少 2 杯（250 毫升杯）鲜榨苹果汁，挑选金黄色或红色的甜苹果、绿苹果或其他种类苹果，确保是有机苹果。如果你血糖代谢紊乱，如患有低血糖症或糖尿病，只能选用绿色苹果（绿苹果或其他种类苹果），用至少 120 毫升纯净水稀释苹果汁。如果你不喜欢苹果，蔓越莓也能达到同样的功效。将蔓越莓榨成汁，加入 180~250 毫升水，或者将不含糖的蔓越莓浓缩汁与水混合（不含糖的蔓越莓浓缩汁或用浓缩苹果汁增甜的蔓越莓浓缩汁在保健食品店有售)。同时，每天还要饮用以下混榨蔬菜汁中的一种：

胡萝卜、甜菜根和黄瓜混榨汁

胡萝卜、芹菜和苦苣混榨汁

第四步：食用低脂肪、高纤维素食，包括多种蔬菜，其中至少一半为生食。每天饮用几杯蔬菜汁。绿色奶昔是不错的食物补充。还可以食用新鲜水果、果昔、色拉、植物嫩芽、蔬菜汤、蔬菜汤汁以及糙米。避免咖啡、酒、烟、软饮料、垃圾食品、甜食、油炸食品、乳制品和小麦。

第五步：每日或隔日进行一次灌肠以温和清理肠道 (参见 299 页灌肠与洗肠)。

第六步：使用抗脂肪肝补剂配方，配方包括胆碱、蛋氨酸、甜菜碱、叶酸和维生素 B_{12}。同时还要食用一种草药配方，其包括奶蓟、洋蓟和姜黄。这种草药配方还有助于增加胆汁溶解度。

第七步：将两小匙凝胶纤维，如欧车前壳、梅干纤维、苹果胶和／或亚麻纤维与 250 毫升新鲜蔬果汁或水混合，每日食用 2~3 次。

高级七日排石法

第一天至第五天

第一步：每天早起食用柠檬和热水。将 1/4 个柠檬榨成汁，加入 250~300 毫升热水和少量辣椒。

第二步：配制胆囊／肝脏排毒汁 (参见 302 页)

第三步：饮用至少 2 杯 (250 毫升杯) 鲜榨苹果汁或蔓越莓汁。根据自己喜好选择苹果种类，如金黄色或红色的甜苹果、绿苹果或其他种类苹果，只是确保所选苹果是有机苹果。如果你血糖代谢紊乱，如低血糖症或糖尿病，只能选用绿色苹果 (绿苹果或其他种类苹果)，用至少 120 毫升纯净水稀释苹果汁。如果你不喜欢苹果，蔓越莓也能达到同样的功效。将蔓越莓榨成汁，加入 180~250 毫升水，或者将不含糖的蔓越莓浓缩汁 (或用浓缩苹果汁增甜的蔓越莓浓缩汁) 与水混合 (不含糖的蔓越莓浓缩汁或用浓缩苹果汁增甜的蔓越莓浓缩汁在保健食品店有售)。

第四步：食用低脂肪、高纤维素食，包括多种蔬菜，其中至少一半为生食。每天饮用几杯蔬菜汁。绿色奶昔是不错的食物补充。还可以食用新鲜水果、果昔、色拉、植物嫩芽、蔬菜汤、蔬菜汤汁以及糙米。避免咖啡、酒、烟、软饮料、垃圾食品、甜食、油炸食品、乳制品和小麦。

第五步：每日或隔日进行一次灌肠以温和清理肠道（参见 299 页灌肠与洗肠）。

第六天

只喝鲜榨蔬菜汁和果汁，不要食用固体食物（参见 297 页蔬果汁断食法食谱示例）。将 120 毫升温热特级初榨冷榨橄榄油与 120 毫升鲜榨柚子汁、柠檬汁和苹果汁混合，放入罐内摇匀，一次喝完，晚上睡觉前饮用。

也可使用吸管慢慢啜饮，只是这样做口感很糟糕。喝完后立即上床向右侧躺下。尽可能长时间地保持这种姿势；你可能很快就能进入梦乡（这一步非常重要，事实上，有些人甚至在床上啜饮后就立即躺下，可见它有多么重要）。

第七天

第七天早晨喝 250 毫升梅干汁（这一步最好在家中进行）。如果你糖代谢有问题，用 120 毫升纯净水稀释梅干汁，静置 1 小时后饮用。在这一天其余的时间里，你最好只食用蔬菜汁、蔬菜汤汁或轻微蒸过的蔬菜，蒸过的蔬菜除了可添加柠檬汁和草药汁以外，不能添加别的东西（不能吃肉、蛋、奶制品、谷物或食用油）。几个小时内，胆囊就会被清理干净。

你期望得到什么样的效果呢？你的身体会排出结石，小的像橘子子那么大，大的可以像一角硬币那么大，如果结石被蔬菜汁软化了，你也可能排出浓稠的液体（与胆囊内的泥沙有关）。排出结石的颜色从浅绿到深绿到蓝绿色不等。如果你有结石和泥沙排出，这就提示你还应该再进行一次排石，因为胆囊或肝脏还要清空包埋在深处的少量积淀。随着排毒的继续进行，你的身体会将肝脏清理干净。因此，你还应该继续进行 3~4 周的排毒，直到身体没有了淤血症状。每年进行至少一次，最好两次肝胆排毒对身体十分有益。

肾脏排毒

肾脏有许多重要功能，包括：

清除废物；排尿

调节血压

调节 pH —— 酸碱平衡

调节体液和电解液平衡

不良饮食习惯如食用精加工的碳水化合物（甜食和用白面焙烤的食品）、过量饮酒、食用过多动物蛋白和脂肪、食用黏稠食品如乳制品、摄入过量的盐、处方药、杀虫剂以及环境污染都会加重肾脏负担，削弱肾脏功能。

肾功能降低是由肾淤血、肾结石和其他肾病引起的。

可能由肾淤血或其他肾病引发的症状包括尿灼痛、尿浊、下肢畏寒、黑眼圈、尿频（尤其夜间）、秽臭或茶色尿、小便失禁、眼痛和血尿（如果你怀疑患有肾结石或尿道感染，请立即看医生）。

当你进行肾脏和泌尿系统的排毒和养护时，肾脏内的毒素和废物将会从肾脏排出。下面将要介绍的肾脏排毒法可减轻肾脏的毒素负担，使肾脏得以做好本职工作，清除血液中的毒素。如果你患有肾病，进行排毒前要咨询医生。

五日清肾法

每天最少喝10杯（250毫升杯）纯净水（1.425升）。肾脏需要水来进行高效排毒，因此每天必须保证喝足够的水才行。

晨起

服用1杯药茶如荨麻、龙芽草、药属葵、杜松或布枯叶（以上草药在保健食品店有售）。这些利尿草药有助于排出多余的水分，有利于泌尿系统的健康。从以下列表中选择新鲜蔬果汁或选用蔓越莓－苹果汁（参见320页）饮用。

早餐　　　上午 8：00

怪味绿果昔 （316 页） 或一种蔬菜汁 （315~335 页）

可选的：向选择的蔬菜汁中加入浓缩蔬菜末

上午加餐　荨麻茶

　　　　　　蔓越莓－苹果汁

午餐　　　中午 12：00

　　　　　　第一天和第五天：可以食用蔬菜色拉、生蔬菜梗、轻微蒸过的蔬菜如西兰花或煮熟的洋蓟。你也可以从蔬果汁、果昔或生汤配方中选择。对于色拉调料，可以选择橄榄油、柠檬汁、鳄梨、大蒜以及其他调味品或草药。

　　　　　　第二天至第四天：从配方部分中选择蔬果汁、果昔或生汤配方。在这几天里，不能食用固体食物。

下午加餐　蔓越莓－苹果汁 （如需要可服用利肾补剂）

晚餐　　　下午 5：00 至 6：00

　　　　　　第一天和第五天：可以食用蔬菜色拉、生蔬菜梗、轻微蒸过的蔬菜如西兰花或煮熟的洋蓟。你也可以从蔬果汁、果昔或生汤配方中选择。对于色拉调料，可以选择橄榄油、柠檬汁、鳄梨、大蒜以及其他调味品或草药。

　　　　　　第二天至第四天：从配方部分中选择蔬果汁、果昔或生汤配方，或 1 杯富钾蔬菜汤汁 （参见 307 页）。在这几天里，不能食用固体食物。

睡前餐　　药茶 （也可饮用草药补剂）

清肾配方及产品

每天饮用 2 杯 （250 毫升杯） 新鲜蔬果汁，有助于清洁和滋养肾脏。可以从以下蔬菜中选择：

芦笋、番茄、黄瓜和柠檬

带子哈密瓜

胡萝卜、芹菜和西芹

胡萝卜、甜菜根和椰子

黄瓜和薄荷

西瓜

荨麻、黄瓜和柠檬

良好的利尿剂有黄瓜汁、西瓜汁、哈密瓜汁、芦笋汁、柠檬汁、猕猴桃汁和西芹汁。

蔓越莓汁

将 1~2 茶匙无糖蔓越莓浓缩汁与 250~300 毫升水混合 （无糖蔓越莓浓缩汁或用浓缩苹果汁增甜的蔓越莓浓缩汁在保健食品店有售）。如果喜欢，可加入一点甜菊 （不要食用任何人工甜味剂）。

荨麻茶

荨麻一般用来清肾和护肾，有助于清除尿酸。每天饮用 1 杯荨麻茶。

有益于肾脏的草药

布枯叶

菝葜根

绣球花根

姜

伏牛花

胡卢巴

如果你患有尿道感染，每天饮用蔓越莓汁 （更多信息参见 59 页膀胱感染）。

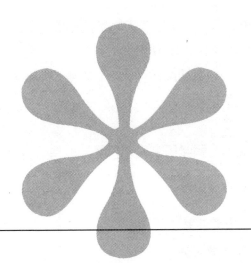

蔬果汁配方

午后提神汁

1 根中长有机黄瓜，如果是有机黄瓜，洗净；如果不是有机黄瓜，去皮

1/2 个中小柠檬，去皮

将以上原料切成适当大小，以便能放入榨汁机进料管。榨汁，搅拌，倒入杯中尽快饮用。

1 人份

消敏汁

一小捆西芹

1/4 至 1/2 个中小柠檬，洗净；如果不是有机柠檬，去皮

2 根带叶芹菜梗

2~3 根长胡萝卜，洗净，去除绿顶和根

将以上原料切成适当大小，以便能放入榨汁机进料管。将捋好的西芹放入进料管，榨汁。然后将柠檬放入进料管，放好进料棒。将余下的原料榨汁

搅拌，倒入杯中尽快饮用。

1 人份

抗溃疡甘蓝汁

1/4 个小头绿甘蓝

3 根胡萝卜，洗净，去除绿顶和根

4 根芹菜梗，可带叶

将以上原料切成适当大小，以便能放入榨汁机进料管。榨汁，搅拌，倒入杯中尽快饮用。

1 人份

小贴示：科学研究表明甘蓝汁能有效治疗胃溃疡。

抗病毒蔬果汁

1 个绿色苹果

一大瓣带皮蒜

1 个芜菁，洗净

1 捆豆瓣菜，洗净

5 根胡萝卜，洗净，去除绿顶和根

将以上原料切成适当大小，以便能放入榨汁机进料管。榨汁，搅拌，倒入杯中尽快饮用。

1~2 人份

怪味绿果昔

1/2 个黄瓜，去皮，切成大块

1 个鳄梨，去皮、去子，切成 4 块

1 杯生菠菜汁

1/2 杯椰子汁

1 个酸橙榨成的酸橙汁

1 茶匙绿色蔬菜末（可选）

2~3 茶匙杏仁粉 （可选）

除杏仁粉外，将其他原料放入搅拌机搅拌均匀。根据个人喜好，将杏仁粉撒在搅拌好的汁液上。

1~2 人份

健骨汁

1 个绿色苹果

1~2 片羽衣甘蓝叶

1 把西芹

1 根有机芹菜梗

1/4 个中小柠檬，去皮

0.5~2.5 厘米大小的姜片，去皮

将苹果切成适当大小，以便能放入榨汁机进料管。捋好羽衣甘蓝和西芹，与苹果、芹菜、柠檬和姜片一起推入进料管。搅拌后倒入杯中，室温或冷藏后饮用。

1 人份

美肤汁

1 根黄瓜，去皮

1 根欧洲萝卜，去皮

2~3 根胡萝卜，洗净，去除顶和根

1/2 个柠檬，去皮

1/4 个绿甜椒，去子

将以上原料切成适当大小，以便能放入榨汁机进料管。榨汁，搅拌，倒入杯中尽快饮用。

1~2 人份

小贴士：黄瓜和甜椒富含微量元素硅，硅在健骨的同时可以紧致皮肤，强健发质和指甲。研究表明，硅可以增强皮肤厚度，减少皱纹，减轻岁月痕迹。

甜菜 – 黄瓜排毒汁

1 根黄瓜，去皮

3 根胡萝卜，洗净，去除顶和根

1 根带茎叶甜菜根，洗净

2 根芹菜梗

1 把西芹

2.5~5 厘米大小姜片，洗净，或去皮 （如果是老姜）

1/2 个柠檬，去皮

将以上原料切成适当大小，以便能放入榨汁机进料管。榨汁，搅拌，倒入杯中尽快饮用。

1~2 人份

膀胱滋补汁

1 个中等大小番茄 （蔓上成熟）

1 根有机黄瓜；如果不是有机黄瓜，去皮

8 根芦笋梗

1/2 个中等大小柠檬，洗净；如非有机柠檬，去皮

少量热调味汁

将以上原料切成适当大小，以便能放入榨汁机进料管。榨汁，搅拌，倒入杯中尽快饮用。

1~2 人份

圆白菜汁

1.4~1.8 千克的绿色圆白菜 （最好是春夏圆白菜）

1 个番茄或 1 个柠檬，去皮

0.5 千克带叶有机芹菜

将以上原料切成适当大小，以便能放入榨汁机进料管。榨汁，搅拌，倒入杯中尽快饮用。

1 人份

富钙鸡尾果汁

1 根黄瓜，去皮

1~2 片大片或中片羽衣甘蓝叶

1 把西芹

1 根芹菜梗

1/2 个柠檬，去皮

2.5 厘米大小姜片，洗净，或去皮 （如果是老姜）

将以上原料切成适当大小，以便能放入榨汁机进料管。榨汁，搅拌，倒入杯中尽快饮用。

1~2 人份

切丽绿果昔

1/2 个黄瓜，去皮，切成块

1 个鳄梨，去皮，去子，切成 4 块

1 杯生菠菜汁

1 个酸橙榨成的酸橙汁

1 茶匙绿色蔬菜末 （可选）

2~3 茶匙杏仁粉 （可选）

除杏仁粉外，将其他原料放入搅拌机搅拌均匀。根据个人喜好，将杏仁粉撒在搅拌好的汁液上。

2 人份

女士活力汁

$1\frac{1}{4}$ 杯新鲜胡萝卜汁 （5~7 个中等大小或重约 0.5 千克的胡萝卜可出汁 1 杯）

1 个鳄梨，去皮，去子

1/2 茶匙莳萝粉

将胡萝卜榨汁，倒入搅拌器，加入鳄梨和莳萝搅拌至均匀，冷藏饮用。

1 人份

清肠汁

2 个绿色苹果

1/2 个中等大小的柠檬

1 捆菠菜

1 把西芹

将以上原料切成适当大小，以便能放入榨汁机进料管。榨汁，搅拌，倒入杯中尽快饮用。

1 人份

蔓越莓 – 苹果汁

2 个有机绿苹果

1/4~1/2 杯新鲜或冰冻（解冻）蔓越橘

1/4 个中小柠檬，洗净；如非有机柠檬，去皮

1/2 杯纯净水（可选）

将以上原料切成适当大小，以便能放入榨汁机进料管。先将一个苹果榨汁，关闭榨汁机，加入蔓越莓，放入进料管，然后开机榨汁；接下来将第二个苹果和柠檬榨汁搅拌，最后倒入杯中，尽快饮用。

1 人份

清肝利胆汁

1/2 个有机黄瓜，洗净

1/2 个中等大小的柠檬，去皮

5 根胡萝卜，洗净，去除绿顶和根

1/2 个中小带茎和叶的甜菜根，洗净

将以上原料切成适当大小，以便能放入榨汁机进料管。榨汁，搅拌，倒入杯中尽快饮用。

1 人份

护胆汁

1/4 个紫甘蓝

3~4 根胡萝卜，洗净，去除绿顶和根

1/2 个带茎和叶的甜菜根，洗净

1/2 个柠檬，去皮

1/2 个绿色苹果

2.5 厘米大小的姜片，洗净，或去皮（如果是老姜）

将以上原料切成适当大小，以便能放入榨汁机进料管。榨汁，搅拌，倒入杯中尽快饮用。

1~2 人份

醒神大蒜汁

1 把西芹

1 片生菜叶

1/2 个中等大小的黄瓜，去皮

1 瓣大蒜

3 根胡萝卜，洗净，去除绿顶和根

2 根芹菜梗

将西芹用生菜叶卷好，将黄瓜和卷好的西芹榨汁。加入大蒜瓣，将胡萝卜推入榨汁机，然后将芹菜推入榨汁机，搅拌，倒入杯中。

1~2 人份

活力姜汁饮

1/2 个绿色苹果

1~2 厘米大小的姜片，去皮

5 根中等大小胡萝卜，洗净，去除绿顶和根

将以上原料切成适当大小，以便能放入榨汁机进料管。榨汁，搅拌，倒

入杯中尽快饮用。

1 人份

姜汁饮

1 把西芹

1/2 个柠檬，去皮

4 根胡萝卜，洗净，去除绿顶和根

2 厘米大小的姜片，去皮

将以上原料切成适当大小，以便能放入榨汁机进料管。榨汁，搅拌，倒入杯中尽快饮用。

1 人份

抗痛风滋补汁

1 个绿色苹果或 1/2 个有机樱桃 （去核）

2 根芹菜梗

1/2 个柠檬，去皮

将以上原料切成适当大小，以便能放入榨汁机进料管。榨汁，搅拌，倒入杯中尽快饮用。

1 人份

怡晨汁

1/2 个绿苹果

4~5 根胡萝卜，洗净，去除绿顶和根

3 根带茎和叶的茴香梗

1/2 个黄瓜，去皮

1 把菠菜

2 厘米大小的姜片，去皮

将以上原料切成适当大小，以便能放入榨汁机进料管。先将苹果榨汁，然后再将其他原料榨汁。搅拌，倒入杯中尽快饮用。

1 人份

小贴士：茴香汁被用作传统补药帮助大脑释放使人感觉愉快的内啡肽至血液中。内啡肽有助于消除焦虑和不安情绪，令人精神愉悦。

润肺汁

1 把豆瓣菜

1 个小芜菁，洗净，去除顶和根

5 厘米大小豆薯片，洗净，去皮

2~3 根胡萝卜，洗净，去顶和根

1 瓣大蒜

1/2 个柠檬，去皮

将豆瓣菜捆成一束。将以上原料切成适当大小，以便能放入榨汁机进料管。将豆瓣菜卷起放进进料管，然后和芜菁一起推进榨汁机。将剩余的原料榨成汁，其中胡萝卜最后榨汁。搅拌后倒入杯中尽快饮用。

1 人份

小贴士：芜菁汁常被用来修复和强健肺部组织。

健窦汁

2 个番茄 （蔓上成熟）

1/2 个黄瓜，去皮

6 个小红萝卜，洗净

1/2 个酸橙，去皮

将以上原料切成适当大小，以便能放入榨汁机进料管。榨汁，搅拌，倒入杯中尽快饮用。

1 人份

小贴士：小红萝卜汁经常被用来修补和疏通窦道，并且能够滋养黏膜。

热姜 – 柠檬茶

5 厘米大小姜片

少量豆蔻粉

1/2 个中小柠檬，洗净；如果不是有机柠檬，去皮

2 杯纯净水

1 茶匙散装洋甘草茶或者 1 袋茶 （可选）

1 根肉桂，折断

4~5 个整丁香

少量肉豆蔻粉

将所有原料放入炖锅中，用文火炖 10 分钟。过滤后立即饮用汤汁。

2 人份

冰火番茄汁

2 个中等大小番茄 （蔓上成熟）

2 片深绿色生菜叶

2 个小红萝卜，洗净

4 根嫩西芹

1/2 个酸橙或柠檬，去皮

将以上原料切成适当大小，以便能放入榨汁机进料管。榨汁，搅拌，倒入杯中尽快饮用。

1 人份

增强免疫汁

1 把豆瓣菜

1 个芜菁，洗净，去除顶和根

3 根胡萝卜，洗净，去除顶和根

1~2 瓣大蒜

1/2 个绿色苹果，如绿苹果或其他种类苹果

将豆瓣菜捆成一束。将以上原料切成适当大小，以便能放入榨汁机进料管。将豆瓣菜卷起放进进料管，然后和芜菁一起推进榨汁机。将剩余的原料榨成汁，将一根胡萝卜最后榨汁。搅拌后倒入杯中尽快饮用。

1 人份

小贴士：研究表明大蒜中含有一种具有抗生素作用的天然化合物，它具有抗菌、抗真菌、抗寄生虫和抗病毒的作用，但只有在生食的情况下才有效。

青豆汁

1 个大番茄 （蔓上成熟）

2 片长叶生菜叶

8 个有机青豆

3 个抱子甘蓝

1/2 个中小柠檬，去皮

将以上原料切成适当大小，以便能放入榨汁机进料管。榨汁，搅拌，倒入杯中尽快饮用。

1 人份

补肝汁

1 把蒲公英叶

3~4 根胡萝卜，洗净，去除顶和根

1/2 根黄瓜，去皮

1/2 个柠檬，去皮

将蒲公英叶捆成一束。将以上原料切成适当大小，以便能放入榨汁机进料管。将蒲公英叶卷起放进进料管，然后和胡萝卜一起推进榨汁机。将剩余的原料榨成汁，将一根胡萝卜最后榨汁。搅拌后倒入杯中尽快饮用。

1 人份

小贴士：蒲公英汁经常被用来修护和清洁肝脏。

富镁汁

3~4 根胡萝卜，洗净，去顶和根

2 根芹菜梗，可带叶

1/2 根小甜菜根，洗净

2~3 个甘蓝花

1/2 个柠檬，去皮

将以上原料切成适当大小，以便能放入榨汁机进料管。榨汁，搅拌，倒入杯中尽快饮用。

1 人份

健脑汁

2 个中等大小番茄 （蔓上成熟）

1/2 个中小柠檬，洗净；如果不是有机柠檬，去皮

1/4 个小头卷心生菜

4 个西兰花，洗净

将以上原料切成适当大小，以便能放入榨汁机进料管。榨汁，搅拌，倒入杯中尽快饮用。

1~2 人份

醒神薄荷汁

2 根带叶茴香梗

1/2 根黄瓜，去皮

1/2 个绿色苹果，如绿苹果或其他种类苹果

一小把薄荷

2.5 厘米大小姜片，洗净，或去皮 （如果是老姜）

将以上原料切成适当大小，以便能放入榨汁机进料管。榨汁，搅拌，倒入杯中尽快饮用。

1~2 人份

静心汁

3 根茴香梗，带叶和花

3 根胡萝卜，洗净，去除顶和根

2 根芹菜梗

1/2 个梨

1~2 厘米大小的姜片，洗净，或去皮（如果是老姜）

将以上原料切成适当大小，以便能放入榨汁机进料管。榨汁，搅拌，倒入杯中尽快饮用。

1~2 人份

小贴士：茴香汁用来帮助大脑分泌内啡肽由来已久，内啡肽是一种使人感觉愉快的肽，由大脑释放至血液中，能够消除紧张和不安情绪，令人心情愉悦。

清晨活力汁

3~4 根胡萝卜，洗净，去除顶和根

1 根黄瓜，去皮

1/2 根甜菜根（可带梗和 1~2 片叶），洗净

1/2 个柠檬，洗净

2 厘米大小姜片，洗净，或去皮（如果是老姜）

将以上原料切成适当大小，以便能放入榨汁机进料管。榨汁，搅拌，倒入杯中尽快饮用。

1~2 人份

天然利尿汁

1 个中等大小的番茄（蔓上成熟）

1/2 个中小柠檬，洗净；如果不是有机柠檬，去皮

1 小把西芹，洗净

1 根有机黄瓜，去皮

4 根芦笋梗，洗净

将以上原料切成适当大小，以便能放入榨汁机进料管。将番茄和柠檬榨汁。关闭榨汁机，加入西芹，然后再加入半根黄瓜。放好进料棒，开启榨汁机。最后将剩下的原料榨汁，搅拌。倒入杯中尽快饮用。

1 人份

小贴士：柠檬、西芹、黄瓜和芦笋都可作为利尿剂使用。

东方快车调理汁

2~3 根胡萝卜，洗净，去除顶和根

1 个白萝卜，去除根须，洗净

2.5 厘米大小姜片，洗净，或去皮（如果是老姜）

将以上原料切成适当大小，以便能放入榨汁机进料管。榨汁，搅拌，倒入杯中尽快饮用。

1 人份

健胰汁

2 片长叶生菜叶

1/2 根黄瓜，去皮

1 个大番茄（蔓上成熟）

8~10 个青豆

2 个抱子甘蓝

1/2 个柠檬，去皮

将生菜叶捆好。把原料切成适当大小，以便能放入榨汁机进料管。将生菜叶塞进进料管，黄瓜推进进料管。再将剩余的原料榨汁，最后榨汁的是番茄。倒入杯中尽快饮用。

1 人份

小贴士：抱子甘蓝汁和黄瓜汁常用来治疗胰腺病并可以强健胰腺。饭前饮用（如果榨出来的汁味道浓烈，可加少量水稀释）。要想达到养护胰腺的最佳效果，还要避免食用精加工的碳水化合物食品，如白面制品，所有糖类、苏打和所有甜食。

活力西芹汁

1 捆西芹

2 根芹菜梗

1~2 根胡萝卜，洗净，去除顶和根

1/2 根黄瓜，去皮

1/2 个柠檬，去皮

将以上原料切成适当大小，以便能放入榨汁机进料管。榨汁，搅拌，倒入杯中尽快饮用。

1 人份

粉红洋葱汁

1 个大的黄色洋葱

2.5 厘米大小姜片，洗净

1 个大葡萄柚（能榨出两杯汁），去皮

1 个中小柠檬，洗净；如果不是有机柠檬，去皮

将以上原料切成适当大小，以便能放入榨汁机进料管。榨汁，搅拌，倒入杯中尽快饮用。

1 人份

绿芽汁

1 根有机黄瓜，洗净

一小把丁香芽

一大把向日葵芽

一小把荞麦芽

将以上原料切成适当大小，以便能放入榨汁机进料管。榨汁，搅拌，倒入杯中尽快饮用。

1 人份

萝卜汁

5 根胡萝卜，洗净，去绿顶和根

5~6 个小红萝卜（去绿顶），洗净

1/2 个中小柠檬，洗净；如果不是有机柠檬，去皮

将以上原料切成适当大小，以便能放入榨汁机进料管。榨汁，搅拌，倒入杯中尽快饮用。

1 人份

醒脑汁

2 个番茄

1/2 个黄瓜，去皮

6~8 个青豆

1/2 个柠檬或酸橙，去皮

少量热沙司

将以上原料切成适当大小，以便能放入榨汁机进料管。榨汁，搅拌，倒入杯中尽快饮用。

1 人份

无双辣沙司

1 个中等大小的番茄 （蔓上成熟）

1/2 个黄瓜，去皮

一小把芫荽

1/2 个酸橙，去皮

少量热沙司

将以上原料切成适当大小，以便能放入榨汁机进料管。榨汁，搅拌，倒入杯中尽快饮用。

1 人份

护窦汁

2 个中等大小的番茄 （蔓上成熟）

4 个带绿顶的小红萝卜，洗净

1/2 个中小酸橙或柠檬，去皮

将以上原料切成适当大小，以便能放入榨汁机进料管。榨汁，搅拌，倒入杯中尽快饮用。

1 人份

甜睡汁

2 片长叶生菜叶

1/2 个柠檬，去皮

5 个中等大小的胡萝卜，洗净，去除绿顶和根

4 个菜花，洗净

将以上原料切成适当大小，以便能放入榨汁机进料管。榨汁，搅拌，倒入杯中尽快饮用。

1 人份

超能菠菜汁

1/2 根黄瓜，去皮

3 根胡萝卜，洗净，去除顶和根

2 根芹菜梗，可带叶

1/2 个甜菜根，洗净 （可带茎和 1~2 片叶）

一小把西芹

1/2 个柠檬，去皮

将以上原料切成适当大小，以便能放入榨汁机进料管。榨汁，搅拌，倒入杯中尽快饮用。

1~2 人份

春季滋补汁

1 个番茄 （蔓上成熟）

1 根黄瓜，去皮

8 根芦笋梗

1/2 个柠檬，去皮

将以上原料切成适当大小，以便能放入榨汁机进料管。榨汁，搅拌，倒入杯中尽快饮用。

1~2 人份

小贴士：芦笋是一种天然利尿剂，有助于排出体内毒素，促进肾脏排毒。

甜梦汁

1 小把西芹

2 片长叶生菜叶

1/2 根黄瓜，去皮

3 根胡萝卜，洗净，去除顶和根

1/2 根黄瓜，去皮

1 根芹菜梗

将西芹扎成一束卷进一片生菜叶。将黄瓜榨汁后关闭榨汁机。将西芹和生菜叶放入进料管，再次启动榨汁机，用一根胡萝卜将西芹和生菜叶推进榨汁机。将剩余原料榨汁，搅拌。倒入杯中尽快饮用。

1 人份

超级绿芽汁

1 根黄瓜，去皮

一大把向日葵芽

一小把荞麦芽

一小把丁香芽

一大把菠菜

将黄瓜切成适当大小，放入榨汁机的进料管。先将一部分黄瓜榨汁。将所有蔬菜芽捆扎，然后用菠菜叶将蔬菜芽包好，关闭榨汁机，把用菠菜包好的蔬菜芽放入进料管。开启榨汁机，用黄瓜将蔬菜芽和菠菜轻轻推进榨汁机，最后将剩余的黄瓜榨汁，搅拌，倒入杯中尽快饮用。

1 人份

香甜调理汁

1 个梨，洗净

1 个有机苹果，任何种类均可，洗净

将以上原料切成适当大小，以便能放入榨汁机进料管。榨汁、搅拌、倒入杯中尽快饮用。

1 人份

甲状腺滋补汁

5 根胡萝卜，洗净，去除顶和根

1/2 个中等大小柠檬，去皮

5~6 个小红萝卜，带绿顶

将以上原料切成适当大小，以便能放入榨汁机进料管。榨汁，搅拌，倒入杯中尽快饮用。

1 人份

小贴士：小红萝卜传统上用来治疗甲状腺疾病。

佛罗伦萨番茄汁

2 个番茄 （蔓上成熟）

4~5 个罗勒

一大把菠菜

1/2 个柠檬，去皮

将 1 个番茄榨汁。用菠菜叶将罗勒包上。关闭榨汁机，加入菠菜和罗勒。开启榨汁机，轻轻推进菠菜和罗勒，榨汁。最后，将剩余的番茄和柠檬榨汁，搅拌，倒入杯中尽快饮用。

1 人份

三蔬汁

1/4 个小头甘蓝

4 根有机带叶芹菜梗

4 根胡萝卜，洗净，去除绿顶和根

将以上原料切成适当大小，以便能放入榨汁机进料管。榨汁，搅拌，倒入杯中尽快饮用。

1~2 人份

芜菁汁

1 个芜菁，洗净

1/2 个中小柠檬，去皮

2.5 厘米大小豆薯片，洗净；如果不是有机豆薯，去皮

1 把豆瓣菜

4 根胡萝卜，洗净，去除绿顶和根

1 瓣带皮蒜，洗净 （可选）

将以上原料切成适当大小，以便能放入榨汁机进料管。榨汁，搅拌，倒入杯中尽快饮用。

1~2 人份

美味素食汁

1 根黄瓜，去皮

2~3 根芹菜梗 （可带叶）

1/2 个柠檬，带皮，去子 （只能用有机柠檬）

2.5 厘米大小姜片

将以上原料切成适当大小，以便能放入榨汁机进料管。榨汁，搅拌，倒入杯中尽快饮用。

1~2 人份

沃尔多夫蔬果汁

1 个绿色苹果

3 根有机带叶芹菜梗

1/2 个柠檬，去皮

将以上原料切成适当大小，以便能放入榨汁机进料管。榨汁，搅拌，倒入杯中尽快饮用。

1 人份

减肥伴侣

一小块洋姜，洗净

3~4 根胡萝卜，洗净，去除顶和根

1/2 个甜菜根，洗净

1/2 根黄瓜

1/2 个柠檬

将以上原料切成适当大小，以便能放入榨汁机进料管。榨汁，搅拌，倒入杯中尽快饮用。

1 人份

小贴士：洋姜汁与胡萝卜汁和甜菜汁混合常常能够满足人们对甜食和垃圾食品的渴求。需要注意的是，当你有了想吃含高脂肪高碳水化合物食物的欲望时，可以饮用本品，但饮用时要一口一口地慢慢喝。

冰草爽口汁

1 个绿色苹果，洗净

1 把冰草，洗净

2~3 根带叶薄荷枝 （可选）

1/2 个中小柠檬，洗净；如果不是有机柠檬，去皮

将以上原料切成适当大小，以便能放入榨汁机进料管。先将苹果榨汁，再将剩余的原料榨汁，搅拌后倒入杯中尽快饮用。

1 人份